中国人工智能学会系列研究报告

# 智慧医疗助力抗击疫情

中国人工智能学会　组编

班晓娟　罗　涛　张　勤　编著

U0250973

中国科学技术出版社
·北京·

图书在版编目（CIP）数据

智慧医疗助力抗击疫情 / 中国人工智能学会组编；
班晓娟等编著 . -- 北京：中国科学技术出版社，2021.6
（中国人工智能学会系列研究报告）
ISBN 978-7-5046-9017-3

Ⅰ.①智… Ⅱ.①中… ②班… Ⅲ.①人工智能—应
用—日冕形病毒—病毒病—肺炎—疫情管理—研究报
告—中国 Ⅳ.① R563.1-39

中国版本图书馆 CIP 数据核字（2021）第 067589 号

| | | |
|---|---|---|
| 责任编辑 | 韩　颖 | |
| 装帧设计 | 中文天地 | |
| 责任校对 | 焦　宁 | |
| 责任印制 | 李晓霖 | |

| | | |
|---|---|---|
| 出　　版 | 中国科学技术出版社 | |
| 发　　行 | 中国科学技术出版社有限公司发行部 | |
| 地　　址 | 北京市海淀区中关村南大街16号 | |
| 邮　　编 | 100081 | |
| 发行电话 | 010-62173865 | |
| 传　　真 | 010-62173081 | |
| 网　　址 | http://www.cspbooks.com.cn | |

| | | |
|---|---|---|
| 开　　本 | 787mm×1092mm　1/16 | |
| 字　　数 | 325千字 | |
| 印　　张 | 17.5 | |
| 版　　次 | 2021年6月第1版 | |
| 印　　次 | 2021年6月第1次印刷 | |
| 印　　刷 | 北京九州迅驰传媒文化有限公司 | |
| 书　　号 | ISBN 978-7-5046-9017-3 / R·2696 | |
| 定　　价 | 112.00元 | |

# 《智慧医疗助力抗击疫情》编写组

**参编单位：**

中国电子信息产业集团有限公司

东华医为科技有限公司

北京鹰瞳科技发展股份有限公司（Airdoc）

成都卫士通信息产业股份有限公司

清华大学

北京科技大学

北京邮电大学

首都师范大学

重庆大学

中山大学中山眼科中心

中国科学技术信息研究所

中国科学院计算技术研究所

国家超级计算天津中心

国家人口健康科学数据中心

**参编作者：** 方滨兴　张　勤　班晓娟　康　波　韩　旭　彭　岩　艾冬梅

张　熙　罗　涛　李金斌　郝　然　贺　晋　罗　妍　古　恒

姚　超　林浩添　李勇明　孟祥飞　郭　佳　王　枞　李　峥

刘　婕　王新宴　李　晓　冯婷婷　高　斐　于航舶　刘乾宇

何　静　闫思桃　孙亚伟　傅群超　于　宁　石　宇　邓晓雨

胡凤明　郭壮壮　王丹阳　邱　铮　陈益强　蒋鑫龙　张德政
张道强　张雅斓　钟世蕊　马镜璇　邓　琪　张铎川　韩士斌
高　航　刘志君　闫利军　赵连军　李玉祥　傅四保　涂序彦

本书得到国家重点研发计划 2017YFC1307705 课题的资助。

# 引 言

新冠肺炎疫情是一次洗礼，自疫情暴发以来已经彻底改变了人们的生产和生活。在这场疫情防控攻坚战中，人工智能凭借高效、精准的技术应用成为当之无愧的"智慧"担当。它不仅被称为防控疫情的"援兵"，也是经济复苏的"后手"。人工智能技术在疫情监测分析、人员物资管控、医疗救治、药品研发、后勤保障、复工复产等方面发挥了重要作用。早在疫情暴发之初，国家卫生健康委员会发布《关于加强信息化支撑新型冠状病毒感染的肺炎疫情防控工作的通知》（国卫办规划函〔2020〕100号），要求各地积极运用大数据、人工智能技术高效跟踪、筛查、预测疫情发展。教育部、国家发展改革委员会、财政部三个部门也联合制定了《关于"双一流"建设高校促进学科融合 加快人工智能领域研究生培养的若干意见》（教研〔2020〕4号），将人工智能纳入"国家关键领域急需高层次人才培养专项招生计划"支持范围。这是对人工智能技术防疫抗疫的希冀，也是对人工智能技术发展的肯定。

本书聚焦于人工智能技术在智慧医疗领域的发展，通过调研在抗击疫情中的实际应用案例，以期总结智慧医疗助力抗击疫情的技术发展现状及存在的问题，为进一步推动智慧医疗技术的发展提供重要科学支撑。本书对人工智能技术在智慧医疗应用中相关多学科概念和交叉应用案例进行了梳理，并提供了清晰简明的解释，其中也列举了大量翔实、可靠的资料和数据，相信本书的出版有助于具有相关学科背景的读者了解、学习相关技术。

本书第1章综述了人工智能在医疗领域研究与应用的现状，总体介绍了人工智能技术，尤其是深度学习技术在医疗影像分析、辅助诊断以及在新冠肺炎相关研究的进展；第2—3章针对临床智能辅助诊断系统以及影像辅助分析技术进行了具体概述，详细分析了相关技术的特点和应用案例，其中特别针对新冠肺炎的诊疗分析了其当前的应用情况；第4—6章针对大数据技术与5G通信技术在疫情防、管、控方面的应用，阐述了知识图谱、疫情数据分析以及5G通信技术在防疫抗疫过程的特点和应用情况，其中特别针对"群体免疫"的说法，从统计计算的角度分析了在新冠肺炎疫情防控过程中的可行性；第 7—9 章综合利用医学、统计学分析新冠病毒的生物、病理特性，结合机器学习方法为疫情防控提供了具体的管理措施和建议；第 10—14 章主要针对智慧医疗的具体项目在抗疫过程中的应用情况进行了介绍，总结了当前实际智能平台在防疫抗疫中的技术特色、管理机制以及可能存在的短板或问题。

由于本书内容广泛，涉及学科较多，书中不足在所难免，恳请读者批评指正。

# 目 录
CONTENTS

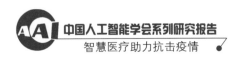
中国人工智能学会系列研究报告

智慧医疗助力抗击疫情

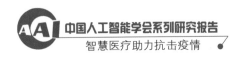

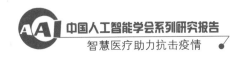

# 第1章

## 医疗应用中的深度学习技术

### 1.1 引言

随着医疗信息化和数字化诊断的发展，医疗监测指标不断增长，数据量越来越庞大，亟须强大的数据处理能力为医疗领域提供有力的支持。深度学习作为大数据分析所涉及的关键技术之一，由于其克服了传统机器学习算法依赖人为特征建立与筛选的限制，在疾病诊断、视觉对象识别、目标检测、药物发现等诸多领域都取得了较好的实践结果[1]。目前，深度学习主要集中于对医学图像、电子病历、药物研发和基因组学分析等应用中，并在 2019 年发现的新型冠状病毒肺炎（COVID-19，以下简称新冠肺炎）的分析工作中也发挥了重要作用。根据 PubMed 近十年的文章发布数目及趋势（图 1-1）可以看出，医学图像领域是当前深度学习研究和应用的热门领域，并且深度学习已迅速为医疗领域带来了巨大的变革，为之提供了前所未有的高速度、超精度的数据分析能力。

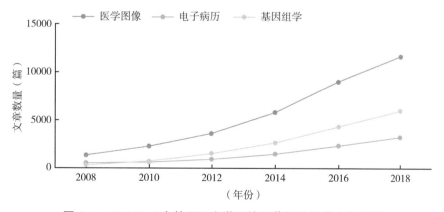

图 1-1　PubMed 中基于深度学习的医药领域相关文章数量

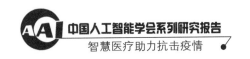

本章主要介绍深度学习在医疗图像分析、智能医疗辅助诊断以及新冠肺炎三个方面的应用研究，从而对深度学习在健康医疗领域的应用以及相关技术进行分析、总结。

## 1.2　医疗图像分析

近年来，深度学习技术在计算机辅助检测 / 诊断（以下简称 CAD）方面被广泛应用，驱动医学影像学和诊断放射学取得了巨大进展。在计算机视觉任务中取得了巨大成功之后，各种深度学习模型很快就应用于 CAD。这些应用包括乳腺癌、肺癌、青光眼和皮肤癌的早期发现和诊断。

近年来，在深度网络中结合不同类型的领域知识成为一种趋势。例如，要结合放射科医生确定病变分类（良性或恶性）的重要特征，一种简单的方法是将手工制作的特征与从深度学习模型中提取的特征进行组合，然后将其输入分类器中；对网络体系结构进行修改，以模拟放射科医生读取图像时的模式。注意力机制可以使网络更加关注图像的特定区域，这种技术可以将放射科医生对他们通常关注医学图像的区域知识纳入其中。另外，多任务学习和元学习也被广泛用于将医学领域知识引入深度学习模型。

根据医学影像分析的三个任务进行分类，可以分为疾病诊断，病变、器官和异常检测以及病变和器官分割。这三个任务涵盖了大多数医学图像分析。将深度学习的方法应用于这三个任务，能够有效促进计算机辅助诊断的发展。

### 1.2.1　疾病诊断

疾病诊断是指根据图像确定可能疾病的类型和状态的任务。传统疾病的诊断是由放射科医生根据他们的经验进行的。为了减少操作者的依赖性并提高诊断准确性，在过去的几十年中已经开发了基于机器学习技术的 CAD 系统[2]。本质上，疾病诊断是一项分类任务，可以将图像分类为正常或患病、良性或恶性等。这些 CAD 系统通常首先从图像中提取一些特征，然后将它们输入分类器中以给出最终结论。但通常由放射科医生确定要选择的特征。

最近，深度学习技术（尤其是卷积神经网络）在各种计算机视觉任务中取得了巨大成功，这主要归功于其自动提取区分特征的能力。不同类型的卷积神经网络（以下简称 CNN）可以直接应用于疾病诊断。

图 1-2 展示了用于胸部 X 线图像中疾病诊断的典型 CNN 的结构。CNN 采用交替的卷积和池化层，每层包含可训练的滤波器组。滤波器组中的每个单独的滤波器都可以生成特征图。这个过程是交替进行的，CNN 可以学习越来越多的抽象特征，这些特征随后将由全连接层用来完成分类任务。

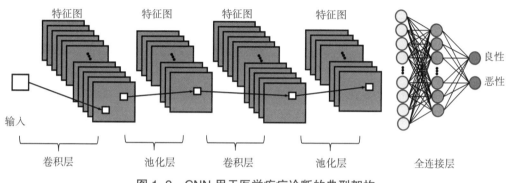

图 1-2　CNN 用于医学疾病诊断的典型架构

不同类型的 CNN 架构已在各种疾病的诊断中取得了巨大成功。例如，AlexNet 用于糖尿病性视网膜病变（DR）的诊断，在标准 KAGGLE 眼底数据集上达到 97.93% 的分类准确率。GoogLeNet、ResNet 和 VGGNet 模型用于犬溃疡性角膜炎的诊断，当对浅表和深层角膜溃疡进行分类时，大多数模型的准确率均超过 90%。DenseNet 被用于在胸部 X 光片上诊断肺结节，可以检测到超过 99% 的肺结节[3]。在各种 CNN 架构中，发现 VGGNet 和 ResNet 在许多医学诊断任务上更为有效[4]。

## 1.2.2　病变、器官和异常检测

医学图像中检测对象（如病变、器官和异常）的任务很重要。在许多情况下，病变检测是疾病诊断的关键部分。同样，器官检测也是图像配准、器官分割和病变检测必不可少的预处理步骤。

在医学图像中检测异常，如大脑 MRI 图像中的大脑微出血和视网膜图像中的硬渗出物，在许多应用中也是重要的内容。这些目标的检测是医生们较繁重的工作之一。因此，设计 CAD 系统来完成这项工作是十分重要的[5]。近年来，深度学习模型已被应用于医学图像中的目标检测，包括 CT 图像中的肺结节检测、超声图像中的乳腺肿瘤检测、视网膜底图像中的视网膜疾病检测。深度学

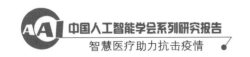
习模型的应用在保证准确性的前提下，有效地提升了这些疾病的检测效率。

为了在目视检查 CT 图像时定位可能的病变，放射科医生会结合在不同设置（例如亮度和对比度）下收集的图像。为了模仿此过程，有研究提出了特征金字塔网络（FPN），其中从以变化的亮度和对比度渲染的图像中提取多视图特征，使用位置感知的关注模块来组合多视图信息。此外，放射科医生广泛采用双侧的图像信息辅助筛查诊断[6]。例如，在标准的钼靶筛查中，图像是从两个乳房中采集的，经验丰富的放射科医生通常会比较双侧的钼靶图像以发现肿块。为了结合这种模式，有相关研究提出对比双边网络（CBN），其中双边图像首先粗略地对齐，然后输入到一对网络中以提取用于检测的特征（图 1-3）。双侧乳房 X 线图像的对比对于发现肿块非常重要，特别是在致密的乳房中，这一项技术的提出对乳腺肿块的检测起到了重要作用。

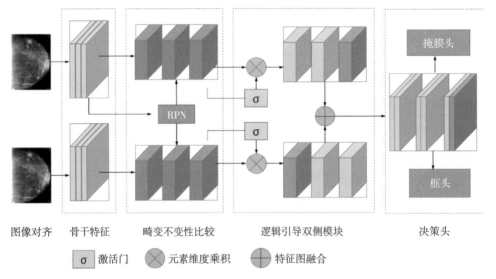

图 1-3　整合双侧信息进行乳腺肿块检测

根据结构的不同，现有的医学图像目标检测模型可以分为三类。在第一类中，原始图像首先根据颜色或纹理等特征裁剪成小块，然后使用 CNN 将裁剪后的小块分类为目标区域或非目标区域，最终将具有相同标签的区域合并以获得目标候选对象。第二类方法通常采用两级检测器，如 Faster R-CNN 和 Mask R-CNN。这些检测器在计算机视觉领域得到了广泛的应用。它们通常包括假设候选对象位置的区域建议网络和细化区域建议的检测网络。这一类的例子包括 CT 图像中的结肠炎检测、X 线图像中的椎间盘检测和乳腺摄影中的结构畸变检测。第三类方法采用一级对象，如 YOLO、SSD 和 RetinaNet。这些网络跳过区域建议阶段，直接通过考虑对象出现在图像中每个点的概率来运行检测。与两阶段模型相比，该方法中的模型通常更快、更简单。这一类的例子包括超声图像中的乳腺肿瘤检测和乳腺 X 光片以及 CT 图像中的肺结节检测。上述网络主要用于检测二维图像中的目标。为了在三维图像（如 CT 和 MRI）中检测物体，一种简单的方法是基于单个切片使用传统的 2D CNN，并按顺序处理切片。这种解决方案忽略了三维的上下文信息，因此其性能会降低。或者，一些模型聚合相邻的切片或正交平面以增强互补的空间信息。另外，RNN（Recurrent Neural Network）和 LSTM（Long Short Term Memory）被用于在视频的一些检测任务中合并时间信息。最近，3D CNN 被设计并应用于医学图像领域[7]。

### 1.2.3　病变和器官分割

医学图像分割致力于从背景中识别病变或器官的像素点，通常被认为是病变评估和疾病诊断的前提步骤。与传统的基于边缘检测滤波器和数学方法的分割方法不同，基于深度学习模型的分割方法近年来已成为主流技术，并被广泛应用于脑肿瘤、乳腺肿瘤等病变，以及肝脏、胰腺等器官的分割。用于医学图像分割的深度学习模型一般是基于 CNN、FCN、U-Net 和 GAN，这几类模型具有不同的结构，在病变和器官分割中也有着不同的应用。

由于医学图像分割可以看作是像素级分类问题，因此在疾病诊断中表现良好的 CNN 也可以用于医学图像分割。对于这些基于 CNN 的方法，原始医学图像被裁剪成小块，然后用这些裁剪后的小块训练一个基于 CNN 的分类网络，最后将这些斑块的分类结果组合起来作为最终的分割结果。这一类的例子可以在脑瘤分割中找到[8]。如图 1-4 所示，多种基于 CNN 的模型能够对脑部图像中的脑瘤进行有效的分割，其中有的模型能够同时学习全局上下文特征和局部细节特征，在全局范围内校正以及在局部范围内识别肿瘤的精细细节都具有优势，从而能够产生更好的分割效果，对于分割病变和辅助诊断有着重要的作用。

作为经典 CNN 的扩展，全卷积网络（以下简称 FCN）是一种流行的基于像素的分割网络结构。FCN 结合深层的抽象和浅层的精细细节，已经被证明在各种医学图像分割任务中表现良好。此外，FCN 的一些变体也被广泛用于医学图像分割。

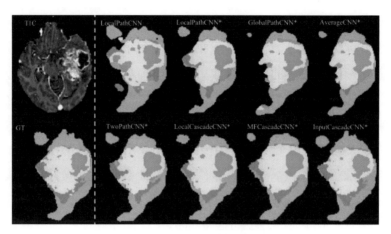

图 1-4  基于 CNN 模型的脑瘤分割

第三类用于医学图像分割的网络结构是 U-Net 及其变体。U-Net 建立在 FCN 结构之上，主要由一系列卷积和反卷积层组成，各层之间具有等分辨率的短连接。通过向相应的反卷积层提供高分辨率特征，U-Net 及其变体在许多医学图像分割任务中表现良好。此外，3D U-Net 和 V-Net 也被广泛应用于三维医学图像的分割。

第四类用于医学图像分割的是基于 GAN 的模型[9]。在这些方法中，生成器是基于某种编解码器结构来预测目标掩码的。鉴别器充当形状调节器，帮助生成器获得满意的分割结果。GAN 在医学图像分割中的应用包括大脑分割、心肌和血池分割、脾肿大分割、皮肤分割、视网膜眼底图像血管分割和异常分割、乳腺肿块分割。

## 1.3  智能医疗辅助诊断

在医疗辅助诊疗应用中，目前的智能医疗技术主要是依赖基于大数据硬件和神经网络芯片等计算能力，对医疗领域大量数据进行系统训练和优化，运用自然语言处理、认知技术、自动推理、机器学习、信息检索等技术，实现自动问答、挂号、临床决策、诊疗决策等全方位的智能诊疗。原理上，首先通过自然语言处理学习病历、有关疾病的资讯著作等医疗知识，形成医学知识库；然后运用深度学习算法和框架学习海量临床诊断案例，建立疾病模型，在对比专家诊断数据后持续优化模型，不断提高疾病诊断能力，辅助一线医生进行临床诊断决策。

医疗辅助诊断作为患者治疗的核心环节，主要应用场景有病例文本分析、智能化医疗器械。

### 1.3.1　病例文本分析

电子病历中包含了病患症状描述信息，病例文本分析是利用深度学习技术对大量的电子病历文本进行处理分析，从而得到病历对应的疾病类型以及挖掘病历中包含的潜在信息。可以辅助医生在面对具有相似症状的病患时快速做出病情的初步诊断。这对于疑难杂症的初诊或者急症病患的快速查因具有重要的指导意义，同时也有利于通过共享医生的诊疗经验，提高医生的应急诊断能力，充分发挥这些数据对医疗的辅助作用。

在目前已有的研究中，基于粗糙集的词袋（以下简称 BOW）模型结合支持向量机（以下简称 SVM）的文本分类算法被用于高血压的病例文本分类任务中[10]，采用 BOW 模型对特征词提取构建高维度文本空间向量，然后利用粗糙集的属性约简算法对文本特征处理，把模糊的、冗余的属性从决策规则中清除，降低空间向量维数，最后利用所提纯的特征与 SVM 分类器交叉结合进行文本分类。典型的 SVM 和多层感知机（MLP）以及深度学习中长短期记忆模型（Long-Short Term Memory，LSTM）也被分别用于处理电子病历文本[11]，得到病历对应的疾病，包括糖尿病、脑梗死和慢性阻塞性肺病三类疾病。有研究[12]用主成分分析法结合 C5.0 算法构建的优化决策树模型对肺癌电子病历的特点进行分析，从而辅助肺癌临床试验。

深度学习在电子病历抗菌药物使用方法分类及数据挖掘应用中也有相应的研究[13]，在现有的疾病和电子病历抗菌药物使用方法的文本数据挖掘过程中，利用基于注意力机制的长短期记忆网络模型训练抗菌药物语料数据，通过自我学习特征的方式表示和理解问题，避免人工特征的提取误差，使分类的准确率最大值较传统数据挖掘方法提高至 89.97%，从而更好地为不同疾病患者提供相应的抗菌药物治疗方案。根据实验结果，该方法在不需要人工制定特征规则的条件下，可以自主学习生成治疗方案知识库，从而为医生治疗患者提供最佳的辅助决策支持。

从患者电子病历中得到首程和病程记录数据，里面记录了患者的既往史、身体特征、检验检查结果、抗菌药物使用等数据，将这些数据作为输入数据。

系统或子系统在特定约束条件下输入、输出时，参数或状态变化的一种抽象描述。抗菌药物使用分类分为训练过程和测试过程。如图 1-5 所示。

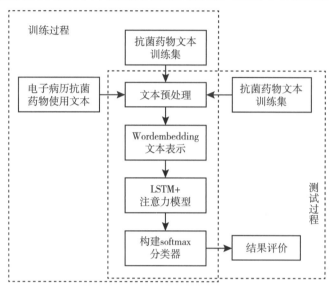

图 1-5　抗菌药物使用分类流程

### 1.3.2　智能化医疗器械

智能化医疗器械指现代通信与信息技术、计算机网络技术、行业技术、智能控制技术、人工智能技术在医疗器械上的应用。但智能化医疗器械不只是拥有智能功能的普通医疗器械，可以摆脱对医生操作的依赖，通过机器学习等底层技术实现自我更新迭代。一方面帮助医生减少工作量，另一方面提高器械使用的精准度。

当前实用的医用机器人中的 RP-VITA 是由 iRobot 和 InToch Heath 公司联合研发的远程医疗机器人。如图 1-6 所示，作为远程医疗助手，设计者希望医生们可以通过它远程实时监控患者的情况。因此，包括 B 超和电子听诊器等诊断设备均被内嵌在机器人上。RP-VITA 通过 iPad 应用进行控制。

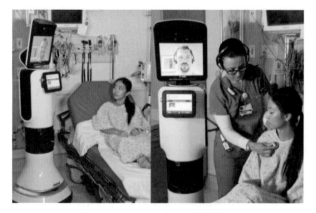

图 1-6　RP-VITA 医疗机器人

来自 Intuitive Surgical 公司

的达芬奇手术机器人，是专为外科手术技术而生的新一代智能科技产品。其手术系统专门服务于成人和儿童的普通外科、胸外科、泌尿外科、妇产科、头颈外科以及心脏手术（通过美国食品药品监督管理局批准），目前国内已有几十家医院引进这款达芬奇手术机器人。达芬奇手术机器人由外科医生控制台、床旁机械臂系统和成像系统三大部分组成。主刀医生可以利用外科医生控制台控制手术器械尖端同步动作；助手医生在床旁机械臂系统边工作，协助主刀医生完成手术；成像系统内装有外科手术机器人的核心处理器以及图像处理设备，除了可以放置辅助设备外，在手术过程中能帮助医生更好地把握操作距离、辨别结构，大大提高了手术的精确度。

国内则在 2019 年 6 月，由青岛大学第一临床医学院副院长、青岛大学附属医院泌尿外科主任牛海涛教授带领团队成功开展华东地区首例远程手术机器人辅助手术，借助智能医疗感知交互技术联通网络通信，通过国产手术机器人"妙手"为身处 300 千米外的威海威高国产机器人"妙手"研发中心外科实验室中的小猪实施了远程精准手术，如图 1-7 所示。

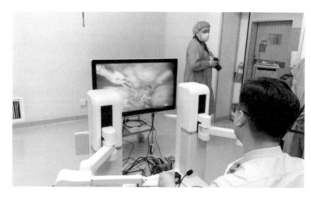

图 1-7　国产机器人"妙手"正进行手术操作

肝胆胰外科副主任郭卫东教授操作国产机器人"妙手"的主手机械臂，通过互联网远程控制放置在 300 千米外的威海威高国产机器人"妙手"研发中心外科实验室的从手机械臂，进行妙手机器人辅助腹腔镜下胆囊＋肝部分切除术，用时 44 分钟。随后由牛海涛教授进行"妙手"机器人辅助腹腔镜下左肾切除术，用时 40 分钟，术中无周围脏器损伤等并发症，机器人手术系统无明显抖动等不良状况，手术全部顺利完成。

## 1.4　深度学习与新冠肺炎

随着新冠肺炎大流行的持续增长，全世界的研究人员都在努力更好地理解、减轻和抑制其传播。主要研究领域包括研究新冠肺炎传播，促进其检测，开发可能的疫苗和治疗方法以及了解该流行病的社会经济影响。其中深度学习技术在加强正在进行的研究工作、提高现有方法的效率和速度以及提出原创性研究思路方面做出了重大贡献。

如图 1-8，根据最近发表的文献，深度学习在新冠肺炎上的应用主要在以下三个方面：分子方面，包括与药物发现相关的研究；临床方面，包括个体患者的诊断和治疗；社会方面，包括流行病学和信息流行病学研究。

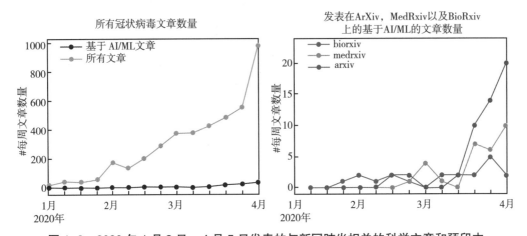

图 1-8　2020 年 1 月 2 日—4 月 5 日发表的与新冠肺炎相关的科学文章和预印本

注：文章计数来自 CORD-19 研究数据集和 ArXiv API。忽略了 2020 年没有具体发表日期的文章和 2020 年 1 月 1 日发表的文章，因为这似乎是许多文章的默认日期；我们还删除了缺少标题和摘要的 CORD-19 文章[18]。

### 1.4.1　分子方面

深度学习可用于估计 SARS CoV-2（新型冠状病毒的病毒名）相关蛋白的结构。蛋白质具有 3D 结构，这由其遗传编码的氨基酸序列决定，该结构影响蛋白质的作用和功能。蛋白质结构传统上是通过实验方法（例如 X 线晶体学）确定的，但是这些方法可能既昂贵又耗时。最近，计算模型已用于预测蛋白质结构。Senior 等人[19] 已经开发了一个名为 AlphaFold 的系统，该系统专注于预测未知相关蛋白质挑战，结构如图 1-9 所示。AlphaFold 的模型是基于扩张的 ResNet 架构，使用氨基酸序列以及使用多序列比对，从相似氨基酸序列中提取的特征来预测氨基酸残基之间的距离和角度分布。这些预测用于构建"平均力潜力"，以表征蛋白质的形状。该系统已用于预测与 SARS-CoV-2 相关的六种蛋白质的结构（SARS-CoV-2membrane protein，protein 3a，Nsp2，Nsp4，Nsp6，and papain-like proteinase）。在 Ge 等人[20]的研究中，作者使用实体关系的数据库来构建连接人蛋白质、病毒蛋白质和药物的知识图。该图用于预测潜在有效的候选药物。又使用自然语言处理（NLP）模型进一步完善和过滤此列表，来提及候选药物化合物、冠状病毒或其相关蛋白。作者确定了多聚（ADP-核糖）聚合酶 1（PARP1）抑制剂 CVL218 是有前途的候选药物，目前正在临床测试中。此外，深度学习还能用在确定潜在的疫苗目标，改善诊疗方案和更好地了解病毒的感染性和严重性。

### 1.4.2 临床方面

迄今为止，深度学习技术在新冠肺炎反应中的大多数临床应用都集中在基于医学成像的诊断上。其中很多项研究已将诊断视为二元分类问题，即健康 v.s. COVID19 阳性，来进行诊断。例

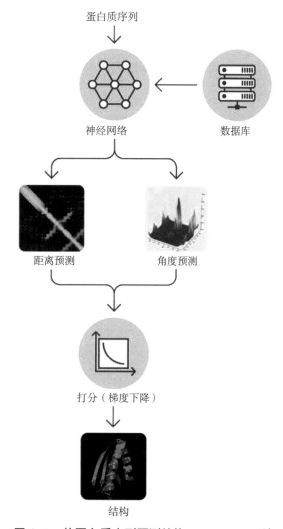

图 1-9 从蛋白质序列预测结构 ALphaFold 系统的结构示意图

如，Wang 等人[21]使用经过改进的 Inception 神经网络架构，对经过放射科医生识别的目标区域进行训练，以对健康患者和感染新冠肺炎的患者进行二分类，能够训练一个能够识别潜在新冠肺炎病例的模型，然后将其传递给放射科医生进行进一步验证，具体结构如图 1-10 所示。同样，Chen 等人[22]发现，通过在放射线专家标记的健康和感染患者的 6000 多张 CT 图像切片上训练 UNet++ 神经网络，可以实现与放射线专家相媲美的性能。该研究的训练模型随后被部署在武汉大学人民医院，以帮助放射科医生加快对新病例的分析，并在互联网上开源以快速查看新图像。还有些研究将诊断问题归为三类分类任务，如 xu 等人[23]和 Song 等

人[24]将健康患者与其他类型的肺炎患者和新冠肺炎患者区分开。都是在 ResNet 骨架架构加上其他神经网络结构，将新冠肺炎与其他具有类似症状的疾病区分开。深度学习在这方面的研究还包括提供使用非侵入性设备追踪疾病进展的替代方法，基于包括电子健康记录在内的多种数据输入生成对患者结果的预测。

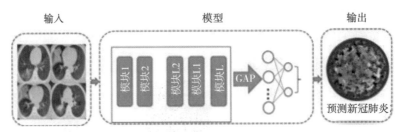

图 1-10　使用卷积网络进行检测的结构示意图

### 1.4.3　社会方面

流行病学采用深度学习技术专注于分析国家和地方统计数据，如 Hu 等人[25]收集了世界卫生组织（WHO）和其他参与者在 2020 年 1 月 11 日—2 月 27 日收集的数据，以开发中国 31 个省区市的累积和新确诊病例的数据集。此信息用于训练修改后的自动编码器（MAE），以便实时预测新病例，并可以用于估计流行病的程度和持续时间。同样，Al-qaness 等[26]提出了一种新的预测模型，其基于自适应神经模糊推理系统（ANFIS），增强的花粉传粉算法（FPA）和蜂群算法（SSA）优化模型的参数，可以使用历史数据提前 10 天预测确诊病例的总数。在信息学研究上基于深度学习的应用也很广泛，比如在真假信息的检查与传播，相关的社交媒体内容的互动和参与等方面都利用了深度学习技术。

## 1.5　本章小结

综上所述，基于深度学习的人工智能技术能在一定程度模拟人类的思维，并从新的信息中进行学习，建立自组织学习机制，为其在复杂的医疗领域提供了新的解决方案。目前，深度学习的应用仍主要集中于医学图像、智能医疗辅助诊断、新冠肺炎分析等方面，但是随着大数据时代的来临，以及计算资源和人工智能技术的大幅度提升，新模型、新理论的验证周期将大大缩短，深度学习技术将在医学诊疗等方面与传统医学技术进行更加深入的整合和拓展，推动智能化医疗技术的进步。

# 参考文献

[1] 赵霞，陈瑶，郑晓南，等. 深度学习在医药大数据中的应用研究进展［J］. 药学进展，2019，43（1）：64-69.

[2] T. Hirai，Y. Korogi，H. Arimura，et al. Intracranial aneurysms at mr angiography：effect of computer-aided diagnosis on radiologists' detection performance［J］. Radiology，2005，237（2）：605-610.

[3] R. F. Mansour. Deep-learning-based automatic computer-aided diagnosis system for diabetic retinopathy［J］. Biomedical engineering letters，2018，8（1）：41-57.

[4] J. Liu，W. Li，N. Zhao，et al. Integrate domain knowledge in training CNN for ultrasonography breast cancer diagnosis，in International Conference on Medical Image Computing and Computer-Assisted Intervention［M］. Springer，2018：868-875.

[5] K. Drukker，M. L. Giger，K. Horsch，et al. Mendelson，Computerized lesion detection on breast ultrasound［J］. Medical Physics，2002，29（7）：1438-1446.

[6] Y. Liu，Z. Zhou，S. Zhang，et al. From unilateral to bilateral learning：Detecting mammogram masses with contrasted bilateral network［M］. Medical Image Computing and Computer-Assisted Intervention，2019：477-485.

[7] Chen H，Dou Q，Ni D，et al. Automatic fetal ultrasound standard plane detection using knowledge transferred recurrent neural networks［C］//International Conference on Medical Image Computing and Computer-Assisted Intervention. Springer，Cham，2015：507-514.

[8] M. Havaei，A. Davy，D. Warde-Farley，et al. Brain tumor segmentation with deep neural networks［J］. Medical image analysis，2017（35）：18-31.

[9] Dong Y，Xu D，Zhou S K，et al. Automatic Liver Segmentation Using an Adversarial Image-to-Image Network［J］. International Conference on Medical Image Computing and Computer-Assisted Intervention，2017：507-515.

[10] 胡婧，刘伟，马凯. 基于机器学习的高血压病历文本分类［J］. 科学技术与工程，2019，19（33）：296-301.

[11] 陈钦界. 基于机器学习的智能医疗诊断辅助方法研究［D］. 北京：国防科学技术大学，2017.

[12] 冯云霞，张润. 基于电子病历的肺癌诊断决策树算法［J］. 计算机系统应用，2019，28（10）：257-263.

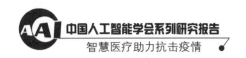
［13］梁治钢，王一敏. 深度学习在电子病历抗菌药物使用方法分类中的应用［J］. 计算机系统应用，2019，28（8）：71–77.

［14］祁瑞娟，吕伟通. 人工智能辅助诊断技术在医疗领域的作用与挑战［J］. 中国医疗器械信息，2018，24（16）：27–28.

［15］韩忠义. 深度学习算法及其医学影像分析应用研究［D］. 济南：山东中医药大学，2019.

［16］Han Z，Wei B，Ashley M，et al. Spine–GAN：Semantic Segmentation of Multiple Spinal Structures［J］. Medical Image Analysis，2018，50：S136184151830642X.

［17］Bullock J，Luccioni A，Pham K H，et al. Mapping the Landscape of Artificial Intelligence Applications against COVID–19［J］. arXiv，2020.

［18］Senior, A.W., Evans, R., Jumper, J. et al. Improved protein structure prediction using potentials from deep learning. Nature 577，706–710（2020）. https：//doi.org/10.1038/s41586–019–1923–7.

［19］Tian G Y，Huang T Z，Wan S L，et al（2020）. A data–driven drug repositioning framework discovered a potential therapeutic agent targeting COVID–19. 10.1101/2020.03.11.986836.

［20］Wang S，Kang B，Ma J L，et al（2020）. A deep learning algorithm using CT images to screen for Corona Virus Disease（COVID–19）. 10.1101/2020.02.14.20023028.

［21］Chen J，Wu L，Zhang J，et al. Deep learning–based model for detecting 2019 novel coronavirus pneumonia on high–resolution computed tomography. Sci Rep 10，19196（2020）. https://doi.org/10.1038/s41598–020–76282–0.

［22］Xu X W，Jiang X G，Ma C L，et al. A Deep Learning System to Screen Novel Coronavirus Disease 2019 Pneumonia – ScienceDirect［J］. Engineering，2020，6（10）：1122–1129.

［23］Song Y，Zheng S，Li L，et al. Deep learning Enables Accurate Diagnosis of Novel Coronavirus（COVID–19）with CT images［J］. IEEE/ACM Transactions on Computational Biology and Bioinformatics，2021（99）：1.

［24］Hu Z，Ge Q，Li S，et al. Artificial Intelligence Forecasting of Covid–19 in China［J］. Quantitative Biology，arXiv：2002.07112.

［25］Al–Qaness M，Ewees A A，Fan H，et al. Optimization Method for Forecasting Confirmed Cases of COVID–19 in China［J］. Journal of Clinical Medicine，2020，9（3）：674.

［26］Cinelli M，Quattrociocchi W，Galeazzi A，Valensise CM，Brugnoli E，Schmidt AL，et al. The COVID–19 Social Media Infodemic. arXiv preprint arXiv：200305004. 2020.

［27］Vel´asquez N，Leahy R，Restrepo NJ，Lupu Y，Sear R，Gabriel N，et al. Hate multiverse spreads malicious COVID–19 content online beyond individual platform control. arXiv preprint arXiv：200400673. 2020.

# 第**2**章
## 疫情下的智能全科临床辅助诊断系统

## 2.1 背景

  当前，新冠肺炎疫情仍在继续，并可能长期存在。患者到大医院就诊存在交叉感染和不便等问题，急需能进行全科临床诊断的"基层首诊"，而非仅仅是新冠肺炎筛查。这个问题是我国"分级诊疗"制度建设的重要内容。新冠肺炎疫情的出现更加凸显了基层全科临床诊断的重要性和紧迫性。

  从长期来看，"健康中国"是习近平总书记提出的重大战略目标。国家卫生健康委员会发布的 2018 年统计数据显示，全国共有医疗卫生机构 99.7434 万个，其中基层（乡镇以下）医疗卫生机构 94.3639 万个，占 94.6%，三甲医院 1442个，仅占 0.14%；全年就诊总人次 83.1 亿，其中基层 44.1 亿人次，占 53%。为解决"看病难，看病贵"的问题，中央提出了医疗资源下沉，"90% 大病不出县"的目标，并大力推行"基层首诊，双向转诊，急慢分治，上下联动"的"分级诊疗"制度。其中"基层首诊"是分级诊疗的基础，基层首诊若无较高正确率，"转诊""分治"和"联动"就失去了科学依据。然而，目前我国基层医疗机构优质资源不足。其中硬件设施可以通过加大政府投入逐步改善，但临床医生的水平却难以大幅度提高。远程医疗和专家巡诊并不能从根本上解决问题，因为我国首先是高水平医生数量不足，其次才是分布不均。

  "基层首诊"的主要任务之一是就近和早期诊治疾病，减少患者到大医院就诊的交叉感染风险、高成本和不方便。这一任务主要包括四个部分：①形成患者个体动态优化排序的临床检查路径，尽可能正确完备地掌握患者病情信息，包括问诊（例如患者可以回答的各种症状和风险因素）、查体（例如体温、血压、心跳、外观、听诊、反应、气味等）、简单设备检查（例如各种常规实验室检查和心电图、B 超、X 射线等影像学检查）、复杂设备检查（例如抗体、CT、MRI、PET、细胞培养等）。其中本地或附近能做的检查则查之，不能做的检查也应知道其对于诊病的重要程度和已做检查所掌握信息的完备程度。②基于所收集到的信息对患者所患疾病做出正确的诊断，即推断可能疾病疑似度，包括单一疾病和多重疾病、常见病和非常见病。③对于能够在本地治疗的疾病，采取正确的治疗措施（例如开药、打针、医嘱和简单手术），否则转诊。④撰写患者的规范化病历。

其中①是基础，因为若不能精准掌握患者病情信息，就难以避免漏诊误诊。其中的基层专业检查可随着国家推进第三方检测中心建设的进展而逐步解决。②是关键，是"基层首诊"要解决的主要问题，不能出现较多的漏诊误诊。特别是对非常见病的诊断，因为非常见病尽管患者不多，但容易漏诊误诊。而一旦误诊漏诊，就会对患者及其家庭造成重大损失，导致因病致贫和因病返贫。

上述①和②共同为基层医生决定是否转诊提供依据，是"基层首诊"的要义所在。①和②完成不好，"分级诊疗"中的"转诊""分治"和"联动"就失去了基础。③是实施早期治疗，实现医疗资源下沉，方便患者，降低医疗费用，是"分级诊疗"的应有之义。④是记录患者病情，为进一步诊病和检查诊疗质量提供依据，也为政府决策提供可信的统计信息，必须真实、详尽和规范，但这要花费医生大量的时间和精力。

要做好上述四条，需要医生有丰富的临床知识和经验。但现实是我国绝大多数基层医生不具备这样的知识和经验。特别是基层医生通常要面对全科疾病的诊断和治疗，增加了培养难度，生活条件和职业上升空间却远逊于有专业分科的大型医院。我国大力推行的全科医生培养计划目前面临学生生源不足、质量不高、学习难度大、时间长、不愿在基层执业等问题，而且这个局面短期内难以改变。

为解决上述问题，"AI+ 医疗"（或"医疗 +AI"）作为主要的技术手段受到国家高度关注。其着眼点在于通过"AI+ 医疗"赋能现有基层医生，提高其诊断水平。2015 年 3 月，国务院颁布了《关于印发全国医疗卫生服务体系规划纲要》，提出推动惠及全民的健康信息服务和智慧医疗服务，将智慧医疗列入"十三五"规划纲要。2015 年 9 月，国务院办公厅颁布了《关于推进分级诊疗制度建设的指导意见》，要求建立和完善"基层首诊，双向转诊，急慢分治，上下联动"的分级诊疗制度。2017 年 7 月，国务院《关于印发新一代人工智能发展规划的通知》提出统筹布局我国人工智能创新平台，研发人机协同临床智能诊疗方案。

2018年4月，国务院办公厅发布《关于促进"互联网＋医疗健康"发展的意见》。2020年，财政部和卫生健康委员会又推出了"医疗卫生机构能力建设（家庭医生临床服务能力建设）试点项目"，用一个多亿资金开发和试点使用人工智能临床辅助决策系统，延伸优质医疗资源到基层医疗卫生机构。但迄今为止，少有令人满意的 AI 解决方案。

当前做"AI+ 医疗"的单位众多，但几乎都基于大数据机器学习，没有充分融入医学专业知识，多数仅用于医学影像识别和特定疾病（如眼底黄斑、肺结节、乳腺癌）的筛查，或流为导医之类的浅层之作，并不能解决"基层首诊"全科看病问题，或仅在其测试集上有较高的正确率，在基层应用时正确率显著下降（样本空间变了），尤其不能正确诊断非常见病（这恰好是漏诊误诊的重灾区），更无可解释性，而可解释性是辅助诊断所必需的。

大数据机器学习模型在医学影像识别和声音识别领域取得了不少成功，这是因为这些数据相对规范、边界相对封闭、不同应用场景的差异性相对较小。但对于基层最需要的全科疾病诊断来说，变量多、维度高、边界开放、差异性大、难度大。具体体现为：①高质量（记载翔实规范、诊断正确）的医学大数据（例如著名三甲医院的临床病历数据）获取困难。②数据加工困难，包括去隐私和脱密。首先要筛查质量不高的病历；其次要结构化病历，因为病历几乎都是用自然语言写成的，必须从不同表达的自然语言中辨识和提取实质相同的实体（各种临床变量，如疾病、风险因素、症状、体征、实验室检查和影像学检查等）。加工过程要么采用专业人工，但成本太高；要么采用专业的自然语言智能识别，但准确性堪忧。这部分是大数据人工智能耗资最大的部分。③用数据训练出来的模型（主要是深度神经网络）泛化能力差。因为数据集通常来自著名三甲医院，但应用场景通常是基层医院或诊所，训练和测试数据中的病情信息与基层医生的病情信息有很大不同，加之检查条件差别大，表达方式也不同（例如发热和发烧、体温正常和不发烧），即样本空间显著不同，导致诊断正确率大幅降低。④机器学习模型本身存在拟合不足或过拟合问题。⑤训练模型缺乏可解释性（黑箱问题）。⑥非常见病由于数据量相对少，在拟合过程中存在被边缘化的问题，而非常见病的正确诊断恰好是基层最需要的。⑦缺乏如何正确搜集病情的动态和个性化的临床检查路径（病历中无路径记载或差异很大）。权威机构颁布的临床指南路径通常只体现最广泛的共识，但患者情况千差万别，指南中静态的路径不能体现患者的个体和动态特性以及就诊条件的差异，因而实用性不强，难以照搬。

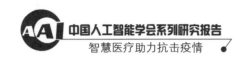

2011 年图灵奖得主、美国 UCLA 大学教授 Judea Pearl 在其新著《The book of why》中系统批判了基于大数据机器学习的技术路线，指出：机器学习不过是在拟合数据和概率分布曲线。变量的内在因果关系不仅没有被重视，反而被刻意忽略和简化。如果要真正解决科学问题，甚至开发具有真正意义智能的机器，因果关系是必然要迈过的一道坎（参见 https://baijiahao.baidu.com/s?id=1636702437908995804&wfr=spider&for=pc）。2019 年度中国"吴文俊人工智能最高成就奖"获得者、清华大学人工智能研究院院长张钹院士在 2019 年 5 月接受《经济观察报》采访时指出："AI 奇迹短期难再现，深度学习潜力已近天花板"，并提出了构建新一代人工智能的构想（参见 https://baijiahao.baidu.com/s?id=1634428503892520094&wfr=spider&for=pc），目前已纳入科技部重大专项计划。谭铁牛院士在 2018 年中国科学院院士大会报告中也指出深度学习存在六大技术瓶颈：数据瓶颈、泛化瓶颈、能耗瓶颈、语义鸿沟瓶颈、可解释性瓶颈、可靠性瓶颈，并指出"大数据 ≠ 人工智能"（参见 http://www.sohu.com/a/236689819_312708）。

当前流行的知识图谱（Knowledge Graph，KG）也难以代表知识，因为 KG 是基于数据统计产生的，图中的变量关系仅为相关关系（Association），未必是因果关系（Causation）。例如我们都知道吸烟导致肺癌，但吸烟的人往往也喜欢饮酒。因此肺癌、吸烟史和饮酒史常出现在同一份病历中。按照大数据模型，很容易在 KG 中建立饮酒史和肺癌之间的相关关系。然而饮酒与肺癌并无因果关系。

以 Judea Pearl 为代表的许多学者认为，只有因果关系才能真正表达知识并解决实际问题，为此提出了因果贝叶斯网络（Causal Bayesian network，CBN）模型。但 CBN（也包括非因果的贝叶斯网络 BN）的条件概率表（Conditional Probability Table，CPT）涉及父变量的状态组合，导致条件概率参数众多，且须归一，无法人工给定。通过数据学习产生的 CBN 对数据反映变量独立性和相关性的精度要求高，且所得 CBN 并不唯一，需要用奥卡姆剃刀（最简化）和稳定性等经验原则来取舍，与领域专家的知识结构未必一致。在数学定义上，CBN 和 BN 不允许出现逻辑循环，且计算复杂度高。故迄今 CBN 或 BN 应用有限。

传统的基于规则的专家系统不能严谨处理不确定性，且规则一旦较多，就可能产生重复、冲突和循环，难以合理解决全科临床诊断问题。

医学影像识别问题已有很多文献，且不同的问题方法各异，在本书其他章节有大量介绍。本章仅重点介绍我国原创的全科临床辅助诊断系统——动态不确定因果图（Dynamic Uncertain Causality Graph，DUCG）。

## 2.2 DUCG 理论

DUCG 属于新一代 AI 理论模型，采用全图型直观显式表达和与之匹配的推理算法，既表达和利用了第一代 AI 所采用的领域专家因果知识，又充分表达和计算了知识中广泛存在的不确定性（第二代 AI 的重要特征），并具有强可解释性和泛化能力（新一代 AI 的重要特征）。由于其建模不依赖大数据，因此不存在大数据机器学习中存在的上述问题。

DUCG 的核心思想是创新性地将单一的直接原因（父事件）与直接结果（子事件）之间的任何不确定因果作用机理表达为虚拟随机作用事件，这些事件的发生概率和父子间的因果关系强度表达了因果关系的不确定性，并自动满足同一变量不同状态的概率归一性。不同父事件变量对同一子事件变量之间的关系在单赋值情况下（以下简称 S-DUCG，子变量只有一个状态的原因被表达，另一个状态为其补集）是"逻辑或"关系；在多赋值情况下（以下简称 M-DUCG，无上述 S-DUCG 限制）是"权重逻辑或"关系。两者可以同时出现在同一系统的不同父子模块中，统称 DUCG。S-DUCG 严格满足现有概率论。M-DUCG 满足新建立的"权重集合论"（在集合论基础上增加事件权重而构建的一种新的数学理论，满足结合律、交换律、分配律、幂等律、迪摩根定律等，是对概率论的扩展）。对更复杂的逻辑关系，DUCG 采用逻辑门中的逻辑表达式来显式表达。最复杂的全组合逻辑门可以表达任意逻辑组合关系，与 CBN 或 BN 中的 CPT 等价。所不同的是 DUCG 允许静态逻辑循环（已经给出了具体实例、统计数据和求解方法）。因此，CBN 或 BN 可看成是 DUCG 的一个特例。但实践中，逻辑组合通常比较简单，复杂逻辑关系只是偶尔出现，目前尚未遇到必须用全组合逻辑关系表达知识的情况（换句话说，CPT 把现实中的简单问题复杂化了）。通过引入权重虚拟随机作用事件，DUCG 成功解耦了父变量的状态组合，并在 DUCG 推理中的概率计算之前引入了逻辑运算，包括基于已知证据应用 DUCG 化简规则把当前不可能存在的因果关系和变量去掉，从而对 DUCG 图进行化简，大幅降低具体问题的规模和复杂度；运用矛盾律对因果静态逻辑循环进行解环；提出了基于已知局部（父子）因果关系构建全局因果关系（包括静态或稳态逻辑循环结构）并用局部样本数据求全局联合概率分布的 DUCG 方法；基于 DUCG

的自动归一化定理，引申出了 DUCG 因果链的自我依赖性，利用这一特性进行因果关系矩阵的不完备表达和精确计算，使实际应用中的建模和参数选取及逻辑运算更加简单，并可采用模块化建模和计算机自动合成方式对大型复杂问题建模，使得模型的修改更新或进化非常容易。此外还引入了条件不确定因果关系及其算法、连续变量离散化算法、不确定证据实时建模及其算法（纠正了此前 Judea Pearl 的错误算法）等。

针对工业系统中存在的动态负反馈和静态逻辑循环难题，提出了立体 DUCG 方法，可基于原始 DUCG 和实时收到的证据，现场动态生长出反映当前实际动态因果关系的立体 DUCG（增加了时间维度），并且因果关系穿越时间片的层数不受限制（不受一阶马尔科夫独立性假设限制）、时间片间隔不固定（根据收到新证据的时长自动确定），提出了新增时间片后以前生成的立体 DUCG 的回溯重构方法、立体 DUCG 的概率递归算法以及实际应用中可能出现的带故障运行（有的故障不影响系统继续运行）情况下诊断新故障的方法。

针对临床诊断问题，DUCG 中进一步提出了"推荐检测"算法以解决证据获取中的临床路径个体优化问题（可大大提高诊断精准度和节省检查费用）；提出了检测完备度的概念和算法以解决信息获取完备程度的度量和计算；提出了证据关注度的概念和算法以解决孤立证据纳入推理计算；提出了金标准证据（含确信度）、组合证据（反向逻辑门）等概念和算法；提出了风险因素在 DUCG 中的表达方式和计算方法；提出了疾病危险度、检测代价等概念和算法。这些概念和算法的引入使 DUCG 更加符合临床诊断的理论和实际。

从数学上看，DUCG 是一套基础理论可用联合概率分布的数学语言描述的、同时又引入了很多解决现实问题的概念和算法的严谨的理论体系。

从工程角度看，DUCG 的递归算法和并行算法大幅度提高了计算的时效性（绝大多数推理计算在普通计算机上 1 秒钟内完成）；DUCG 主要的计算公式都是分子除以分母，不确定性参数取值只具有相对意义，从而可以不通过收集样本数据进行参数学习来获取参数（尽管 DUCG 的参数学习方法已经建立），而只需由领域专家根据经验和简单统计给出参数值，在参数的相对值无显著变化的情况下，推理计算结果也无显著变化。这归因于 DUCG 实现了将因果关系的结构和参数解耦（其他模型的结构和参数往往是耦合在一起的）。

## 2.3　云上 DUCG 全科临床辅助诊断系统的特点

云上 DUCG 全科临床辅助诊断系统有如下特点。

（1）以患者为中心，围绕主诉症状构建小全科专家知识库进行全科诊断，免除患者挂错号的烦恼。已完成 41 个主诉知识库［关节痛、呼吸困难（含新冠肺炎诊断）、呕血、鼻塞、鼻出血、咳嗽与咳痰（含新冠肺炎诊断）、腹痛、腹泻、便血、恶心与呕吐、发热（含新冠肺炎诊断）、咯血、下尿路症状（肉眼血尿、尿频、尿急、尿痛、漏尿、多尿、排尿困难）、胸痛、黄疸、贫血、水肿、肥胖、消瘦、发绀、咽痛、淋巴结大、心悸、儿童发热、4 个妇科相关主诉、头晕、头痛、皮疹、吞咽困难、便秘、颈腰背痛、四肢麻木］。每个知识库含几十个到一百多个疾病的构建、内测和第三方验证，并已上线运行。

（2）具有强可解释性，不但能诊断疾病，而且给出图形和文字解释，边诊断边教学，符合辅助诊断要求，可显著减轻基层医生的学习困难。

（3）无须向病历学习，不因应用场景变化而降低诊断正确率，不涉及患者隐私。

（4）诊断正确率 95% 以上，且经过第三方多家三甲医院高质量病历验证（正确率测试报告由医院盖章）。

（5）不但能诊断常见病，而且能诊断非常见病。在第三方验证中，将相关主诉病历按库中疾病分类，每类随机抽取等量病历验证，病历不足的全部纳入验证，然后统计正确率，能有效验证 DUCG 诊断非常见病的能力。

（6）"推荐检测"功能可动态生成患者个体优化临床检查路径。DUCG 首先提示基层医生对某类主诉症状做必需的问诊和查体，然后给出按推荐度排序的各项检查列表（包括问诊查体、实验室检查、影像学检查和病理检查等），推荐度计算综合考虑了可能疾病的危险度、检查效率和检查代价（成本），基层医生可根据情况选择检查项。如此"诊""断"交替迭代，直到基本确诊（疾病排序基本稳定，检测完备度达到合理程度）。通常推荐检测的项数远少于验证病历记载的项数，诊断结论相同。可见 DUCG 能大幅减少不必要的检查，有效实现精准医疗，省钱省事。

（7）几乎不需要撰写文字，只需鼠标点击输入可选的风险因素、症状、体征、实验室检查和影像学检查结果，支持模糊证据精确计算，一键诊断，一键查阅治疗指南，一键生成符合卫生健康委员会规定的电子病历，大幅减轻医生

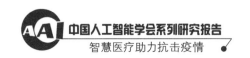

的工作量，并能保证病历质量和表述统一规范。

（8）由于 DUCG 是完全透明的模型，其修改更新依靠建库专家。即每一项新的知识或确认为错误的知识或参数可很方便地在 DUCG 云平台上通过修改模块而更新，更新的知识不会干扰其他知识，易于维护改进。

（9）占用资源少（仅需简易终端和普通云服务器）、计算效率高、能耗低（通常一次推理不到 1 秒）、适用面广（任何能上网的地方都可用，当然也能在医疗专网内用），与医院信息系统（以下简称 HIS 系统）对接并通过 HIS 与其他系统（LIS、PACS、转诊等系统）对接，不干扰医疗机构现有流程。

（10）能及时响应疾病谱的变化和新疾病的出现，包括新检查手段的出现。2020 年春节前暴发新冠肺炎，DUCG 团队放弃休假，基于卫生健康委员会发布的第五版临床指南，在三位临床专家协助下，一天时间就在咳嗽与咳痰主诉库中加入了新冠肺炎模块，与原有的数十个疾病模块合成为咳嗽与咳痰主诉库，进行多个疾病的鉴别诊断，新冠肺炎病历验证正确率 100%，其他疾病也重新进行了验证，以确保未影响其他疾病的诊断正确率。已及时投入使用。

（11）使用手机通过公网接入手机版 DUCG 进行预诊或自诊，其中预诊时由患者录入的信息可传入医疗机构使用的专业版 DUCG，节省医生询问和录入病情的时间。

（12）DUCG 虽然可做全科疾病诊断，但不能做医学影像（X 线、CT、PET、B 超、心电图等）和声音（心音、肠鸣音、肺部啰音等）识别，这些识别是大数据机器识别的长项。因此，DUCG 与大数据机器识别是互补关系：DUCG 发出做医学影像和声音识别的检查任务，影像和声音数据可传给大数据机器学习模型来识别以代替人工识别，识别结果回传 DUCG 进行综合诊断。由于 DUCG 发出的检查识别任务（指标或检查点）很具体，可以减轻大数据机器识别的难度，有效提高识别准确率。两者相得益彰。

## 2.4　DUCG 诊病示例

### 2.4.1　系统性红斑狼疮

四川遂宁市中心医院（三甲）某关节痛青年女性患者。DUCG 在仅输入必选项（仅包含风险因素、症状和体征）后，点击"诊断"按钮得到诊断结果如图 2-1 所示（绿色为阴性或正常，其他颜色代表异常或对发病率有影响，无色为状态未知）。

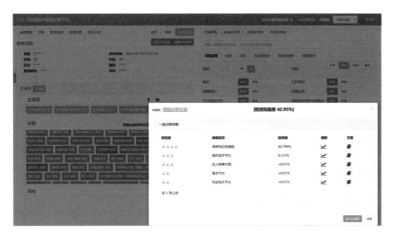

图 2-1　输入主诉和必选变量状态后的诊断结果

图 2-1 中显示已经正确诊断患者所患疾病。但为了进一步确诊，点击"推荐检测"按钮，做了靠前的两项共计 7 个指标的检查，其中第一项是三个查体，第二项是含 5 个指标的自身免疫性抗体检查（其中抗 SM 抗体因该医院病历中没有记载，状态为未知，因而只有 4 个指标的检查结果），如图 2-2 所示。

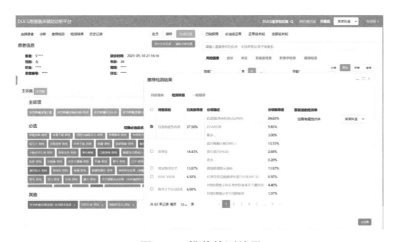

图 2-2　推荐检测结果

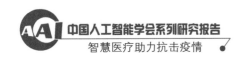

增加这 7 个指标的检查结果后，再次诊断结果如图 2-3 所示。这时系统性红斑狼疮已基本确诊（80% 把握），其原因是有一项金标准抗体指标为阳性（如图 2-4 中六边形所示，该图由点击"诊断结果"中的"图解"按钮生成）。

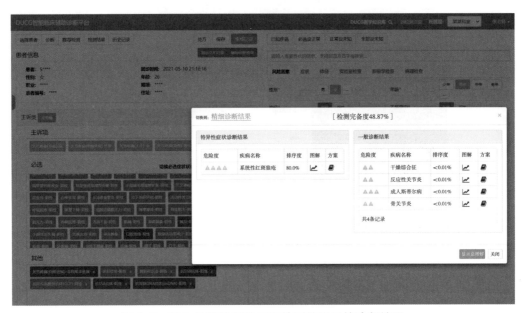

图 2-3　输入推荐检测的 7 项检测结果后的诊断结果

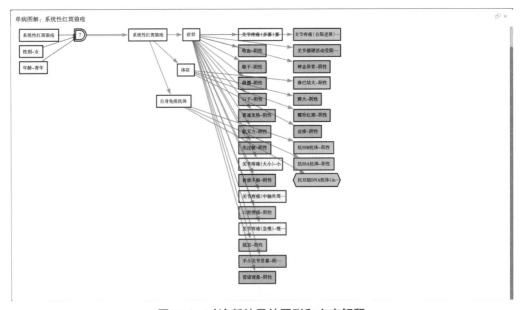

图 2-4　对诊断结果的图形和文字解释

该患者患其他疾病的可能性很低，其原因是其他疾病有多项不能被解释的呈阳性的检查结果，被称为孤立症状，如图 2-5 所示。

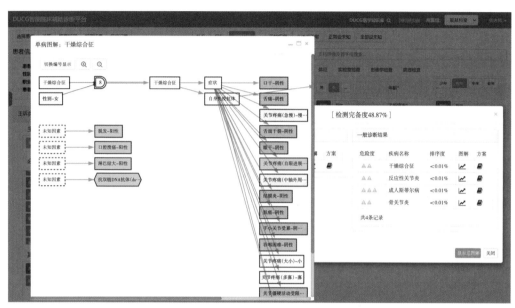

图 2-5　对有孤立证据的可能疾病的图形和文字解释

此外，DUCG 可一键生成患者个体规范病历，如图 2-6 所示，其中红字部分为本次诊断未涉及、但按照规定应在病历中记载的部分。所生成的病历和诊

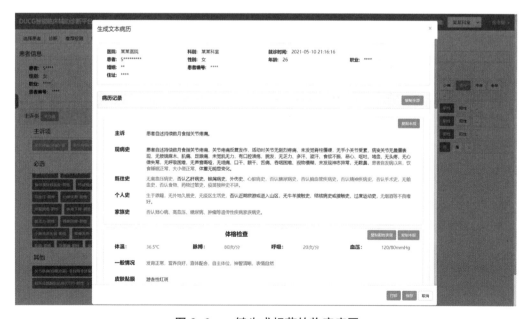

图 2-6　一键生成规范的临床病历

断结果均须用户确认，当然用户也可以修改。这样，即使用户诊断路径和结果与 DUCG 不一致，也可以帮助用户生成患者个体的病历模板，避免套用统一模板生成非患者本人的假病历所带来的问题。

上述患者的真实病历记载该患者做了 24 个指标的检查，诊断结果与 DUCG 推荐的 7 个指标检查的诊断结果完全一致（图 2-7）。也就是说，DUCG 有能力实现精准诊断和治疗（推荐的治疗方案由点击"诊断结果"中的"方案"按钮显示，如图 2-8 所示），从而减少大量不必要的检查和用药，节省大量医保开支和患者费用。

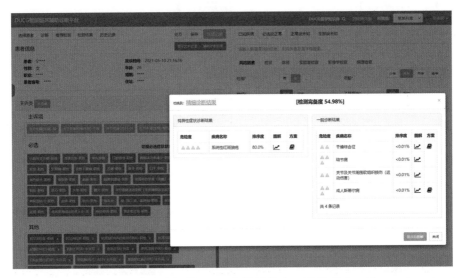

图 2-7　真实病历做了 24 个指标检查，结果完全一致

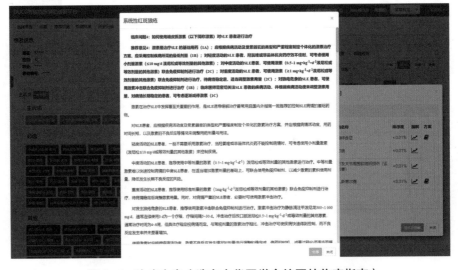

图 2-8　治疗方案（选自中华医学会编写的临床指南）

## 2.4.2　新冠肺炎

当前举国上下关注的新冠肺炎某病例诊断如图2-9所示。其解释如图2-10所示。

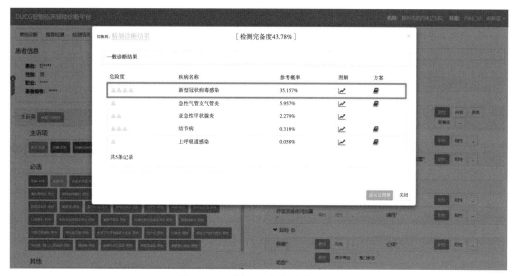

图 2-9　某新冠肺炎诊断结果

单病图解：新型冠状病毒感染

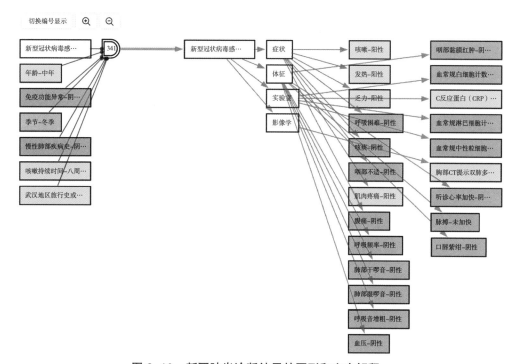

图 2-10　新冠肺炎诊断结果的图形和文字解释

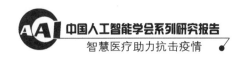

## 2.5　DUCG 的应用情况

现已在山东胶州市 18 个乡镇及其下辖 500 多个社区医疗机构和两个县级医院与 HIS 系统对接，在医疗专网上开通了应用服务（DUCG 服务器安装在胶州市卫生健康局信息中心）；在重庆忠县与 HIS 系统对接，开通了 29 个镇卫生院医疗专网服务（DUCG 服务器安装在重庆市卫生健康委员会信息中心）。截至 2021 年 4 月 28 日，两地已使用 DUCG 诊病 6 万余例，异议率小于 0.7%，其中绝大多数是使用 DUCG 不当或误以为 DUCG 诊断错误。仅 7 例为 DUCG 诊断错误，原因是没有包含该疾病（现已包含并能正确诊断）。仅就诊断是否新冠肺炎而言，胶州市在 2020 年 2 月 1—14 日就使用 DUCG 对 147 名疑似患者进行了诊断，确诊了所患疾病，减轻了患者到大医院看病交叉感染的风险，极大地方便了群众。

## 参考文献

［1］Qin Zhang. Dynamic uncertain causality graph for knowledge representation and reasoning：discrete DAG cases［J］. Journal of Computer Science and Technology，2012，27（1）：1–23.

［2］Qin Zhang, Chunling Dong, Yan Cui, et al. Dynamic uncertain causality graph for knowledge representation and probabilistic reasoning：statistics base，matrix and fault diagnosis［J］. IEEE Trans. Neural Networks and Learning Systems，2014，25（4）：645–663.

［3］Qin Zhang. Dynamic uncertain causality graph for knowledge representation and probabilistic reasoning：directed cyclic graph and joint probability distribution［J］. IEEE Trans. Neural Networks and Learning Systems，2015，26（7）：1503–1517.

［4］Qin Zhang. Dynamic uncertain causality graph for knowledge representation and probabilistic reasoning：continuous variable，uncertain evidence and failure forecast［J］. IEEE Trans. Systems，Man and Cybernetics，2015，45（7）：990–1003.

［5］Qin Zhang, Shichao Geng. Dynamic uncertain causality graph applied to dynamic fault diagnosis of large and complex systems［J］. IEEE Trans. Reliability，2015，64（3）：910–927.

［6］Qin Zhang, Zhan Zhang. Dynamic uncertain causality graph applied to dynamic fault diagnoses and predictions with negative feedbacks［J］. IEEE Trans. Reliability，2016，65（2）：1030–1044.

［7］ Chunling Dong，Yanjun Wang，Qin Zhang，et al. The methodology of dynamic uncertain causality graph for intelligent diagnosis of vertigo［J］. Computer Methods and Programs in Biomedicine，2014，113：62–174.

［8］ Chunling Dong，Qin Zhang，Shichao Geng. A modeling and probabilistic reasoning method of dynamic uncertain causality graph for industrial fault diagnosis［J］. International Journal of Automation and Computing，2014，11（3）：288–298.

［9］ 董春玲，张勤. 用于不确定性故障诊断的权重逻辑推理算法研究［J］. 自动化学报，2014，40（12）：2775–2789.

［10］ Shao rui Hao，Shi chao Geng，Lin xiao Fan，et al. Intelligent diagnosis of jaundice with dynamic uncertain causality graph model［J］. Journal of Zhejiang University–SCIENCE B（Biomedicine & Biotechnology），2017，18（5）：393–401.

［11］ Zhenxu Zhou，Qin Zhang. Model event/fault trees with dynamic uncertain causality graph for better probabilistic safety assessment［J］. IEEE Trans. Reliability，2017，66（1）：178–188.

［12］ Qin Zhang，Quanying Yao. Dynamic Uncertain Causality Graph for Knowledge Representation and Reasoning：Utilization of Statistical Data and Domain Knowledge in Complex Cases［J］. IEEE Trans. Neural Networks and Learning Systems，2018，29（5）：1637–1651.

［13］ Qin Zhang，Kun Qiu，Zhan Zhang. Calculate joint probability distribution of steady directed cyclic graph with local data and domain casual knowledge［J］. China Communications，2018（7）：146–155.

［14］ 包新杰，范阳华，张湛，等. 动态不确定因果图（DUCG）在鞍区疾病中的诊断价值［J］. 中国微侵袭神经外科杂志，2018（6）：249–253.

［15］ 焦洋，张湛，黄晓明，等. 基于动态不确定因果图人工智能诊断模型对以关节痛为主诉风湿性疾病的诊断价值［J］. 中华临床免疫和变态反应杂志，2019（4）：288–293.

［16］ Chunling Dong，Qin Zhang. The cubic dynamic uncertain causality graph：a methodology for temporal process modeling and diagnostic logic inference［J］. IEEE Trans. Neural Networks and Learning Systems，DOI：10.1109/TNNLS.2019.2953177，2020：1–15.

［17］ Xusong Bu，Lin Lu，Zhan Zhang，et al. A general outpatient triage system based on dynamic uncertain causality graph［J］. IEEE Access，DOI：10.1109/ACCESS.2020.2995087，2020.

［18］ Dongping Ning，Zhan Zhang，Kun Qiu，et al. Efficacy of intelligent diagnosis with a dynamic uncertain causality graph model for rare disorders of sex development［J］. Frontiers of Medicine，DOI：10.1007/s11684–020–0791–8，2020.

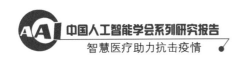

［19］Chunling Dong，Yanjun Wang，Jiang Zhou，et al. Differential Diagnostic Reasoning Method for Benign Paroxysmal Positional Vertigo Based on Dynamic Uncertain Causality Graph［J］．Computational & Mathematical Methods in Medicine，2020（7）：1–13.

［20］Yang Jiao，Zhan Zhang，Ting Zhang，et al. Development of an artificial intelligence diagnostic model based on dynamic uncertain causality graph for the differential diagnosis of dyspnea［J］．Frontiers of Medicine，2020，14（4）：488–497.

# 第3章

# 新冠肺炎智能影像辅助分析技术

根据国家卫生健康委员会 2020 年 2 月 4 日发布的《新型冠状病毒感染的肺炎诊疗方案（试行第五版）》，肺部 CT 影像是新冠肺炎临床确诊的参考依据之一，在疫情严重期间，更是作为湖北地区临床诊断的一个"金标准"予以使用。借助先进的医学影像辅助诊断系统进行影像处理，对于加快疫情的检测诊断具有重要现实意义。

## 3.1 医学影像辅助诊断概述

医学影像是指为了医疗或医学研究，对人体或人体某部分，以非侵入方式取得内部组织影像的技术与处理过程。它包含以下两个相对独立的研究方向：医学成像系统（medical imaging system）和医学图像处理（medical image processing）[1]。其中的医学图像处理是指对已经获得的影像做进一步的处理，目的是使原来不够清晰的图像复原，或者是为了突出图像中的某些特征信息。专业医生正是利用这种方式完成对患者病灶区的直观展示和诊断，早期对于医学图像的处理是由专业医生利用人工标注的手段完成的，在人工处理这些医学影像的过程中，可能由于工作经验不足、工作量大等原因造成不必要的漏诊，不论对医生还是患者都会带来极其不利的影响。除了漏诊，假阳性过多同样也会造成过度医疗，不但给医生带来巨大的工作压力，而且会给患者带来恐慌心理，对后续的治疗、观察、随访造成影响[2]。

随着计算机智能化的普及，以计算机进行医学影像的辅助诊断可以有效地减少人工处理造成的问题，同时计算机能够迅速给出辅助建议，大大减轻医生的工作量。医生只需经过短时间的培训及适应，就能依靠计算机智能化处理技

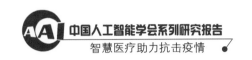

术快速得出诊断意见。为了更好地完成辅助工作，提高医生的工作效率，医学影像辅助技术也经历了以下三个发展阶段。

第一是简单的影像处理阶段，该阶段由于医学成像系统相对落后，成像效果会受到遮挡、光照等问题的影响，无法直观反映出想要的成像内容，因此需要计算机辅助完成简单的图像处理使目标内容更加直观，此时典型的技术是滤波器[3]，应用滤波器可以完成图像的平滑、锐化、归一化等操作[4]，比如利用高通滤波和锐化骨折影像增强[5]。滤波器能够有效地更改或增强图像。通过滤波，可以强调一些特征或者去除图像中一些不需要的部分。但是滤波器的操作较为粗糙，有助于简单目标的辅助处理，但是对于复杂目标由于滤波器只能对数值范围的像素进行统一处理，无法以目标为单位，因此辅助效果较差。

第二是传统机器学习处理阶段，该阶段随着硬件发展的突飞猛进，医学成像技术也有了长足的发展，包括 MR、CT 等硬件的发展[6]。这些成像技术能够让医生得到更好的影像，这样的影像使得病灶区域的清晰成像已成为现实，而医学影像在疾病判别中也发挥着越来越重要的作用。计算机借助优质的医学影像发展出诸多影像分析技术来进行辅助诊断，包括影像分类、病灶区域目标识别、病灶区域目标分割等。同时借助复杂数学工具等技术，可以对医学影像进行重建、分析与处理，从而能够更好地完成医学影像辅助处理工作。本阶段较为典型的辅助诊断技术是以 SVM 为代表的机器学习算法[7]。这类算法的目的就是通过机器搭建的模型完成对影像中目标的识别判定。由于模型中包含了目标可能的特征，因此能够快速准确地完成影像处理的辅助工作，但是这类算法在搭建模型的过程中需要引入专家系统进行特征抽取以便在此基础上优化模型，因此仍然没有减轻影像分析医生对影像特征描述的工作。同时由于模型较为依赖人工特征[8]，因此对于辅助的结果不够精确。

第三是深度学习处理阶段，为了进一步减轻医生的工作压力，实现真正的计算机辅助诊断，深度学习的方法被引入了影像辅助处理模型的搭建中。深度学习模型能够从医学图像大数据中自动学习提取隐含的疾病诊断特征，已成为近几年医学影像辅助系统研究的热点。利用深度学习完成影像处理的典型模型是卷积神经网络模型[9]，以卷积神经网络为基础的图像分类模型，如 VGGNet[10]、InceptionNet[11]、ResNet[12] 等模型能够有效借助医学影像辅助诊断人体内是否有病灶，并对病灶的轻重程度进行量化分级，自动识别图像中的病灶区域和正常组织器。以卷积神经网络为基础的目标检测与识别模型，如 YOLO[13]、Faster

R-CNN[14]等模型能够辅助医生精度定位病灶区域。而以卷积神经网络为基础的图像分割模型，如 U-Net[15]、FCN[16]等模型能够有效获取感兴趣的目标区域及其轮廓特征，辅助完成临床手术图像导航和图像引导肿瘤放疗。

由于医学影像本身是一门极为复杂的学科，而且很多疾病在影像上的特点非常复杂，它们出现的位置、大小、形状个体差异很大，因此计算机的辅助诊断涉及的算法或模型对异常病灶区检测、识别和分割充满了挑战。在应用深度学习进行医学影像分析时，获取大规模的学习训练样本数据集非常困难，特别是病灶样本数据集，因为其变化很大且需要临床专家标注，这都给医学影像辅助技术的发展带来了困难，但是随着影像数据的共享、医疗资源的开放，医学影像辅助技术会不断地向前发展。

## 3.2 新冠期间医学辅助诊断系统

肺部 CT 影像是诊断新冠肺炎的重要参考依据。根据国家卫生健康委员会 2020 年 2 月 4 日发布的《新型冠状病毒感染的肺炎诊疗方案（试行第五版）》，肺部 CT 影像是新冠肺炎临床确诊的参考依据之一，在疫情严重期间，更是作为湖北地区临床诊断的一个"金标准"予以使用。然而，由于患者数量多、肺内病灶多、进展变化快、短时间内需要多次复查等问题，影像医生的精准诊断、量化分析面临巨大的挑战。因此，借助先进的医学影像辅助诊断系统进行影像处理，对于加快疫情的检测诊断具有重要现实意义。同时人工智能技术快速落地支撑抗击新冠的实践，也为后期类似突发疫情提供了重要经验和参考。

在疫情期间，国内各大科研机构与医院开展密切合作，推出了许多优秀的辅助诊断系统。这些系统着力于解决肺炎筛查、新冠肺炎特征分析、肺炎影像处理流程改进等问题，从不同方面提升了诊断效率，减轻了医生诊断的繁重负荷。目前现有的应用于新冠肺炎的医学辅助诊断系统可以大致分为病灶区域的识别和检测，以及病灶区域的分割两类系统，系统发展过程如图 3-1 所示。

### 3.2.1 新冠肺炎病灶区域识别和检测系统

病灶识别类系统主要基于目标检测模型进行系统的构建。目标检测的效果就是根据医学图像找到相应病灶的位置，用圆圈或者方框进行标示，虽然无法

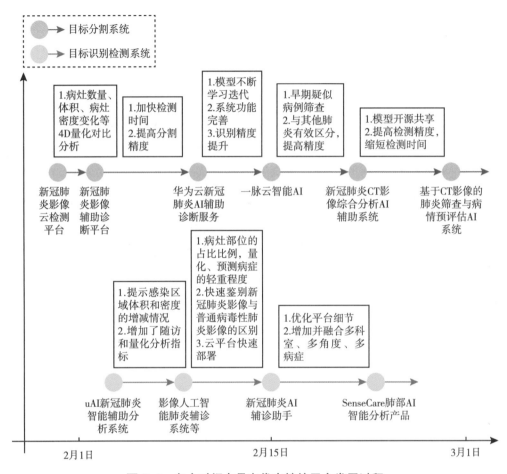

图 3-1　各个时间点具有代表性的平台发展过程

实现病灶的精准识别，但其能够快速有效地提供疑似区域供医生参考，极大地提高了医生的工作效率。

### 3.2.1.1　uAI 新冠肺炎智能辅助分析系统

uAI 新冠肺炎智能辅助分析系统由联影智能和上海公共卫生临床中心的医生共同研制[17]。uAI 系统第一版"新冠肺炎 CT+AI 智能辅助分析系统"于 2 月 8 日研发完成，经过持续迭代更新，目前的版本包括疑似肺炎者优先阅片提醒、感染区域自动勾画、提供 HU 直方图、对同一个患者全肺和肺叶、肺段体积和密度提供随访评估等功能。系统能够根据患者不同扫描体位，自动调整扫描床的高度、进床深度等，实现智能定位和摆位，还可智能识别人脸及全身位置信息。该平台利用高敏感性的检测算法，能检测到微小的、不明显的疑似病灶，助力医生对疑似病例进行有效筛查、甄别。不仅如此，针对确诊病患，系统能够进行分级评估获得新冠肺炎严重指数，进而结合临床指征，按危重程度对患者进行分诊，区分轻症患者和重症患者，从而给出更明确的分流指引，制订科学有效的治疗方案。医生在操作使用该系统时，无须进入扫描间，通过隔室操控便可完成扫描，大大降低了医患间交叉感染的风险。使用本系统可节省一半以上的操作时间，单日可完成 300 名患者的大通量高效扫描，uAI 系统如图 3-2 所示。

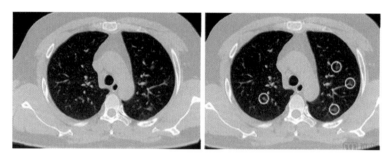

图 3-2　uAI 新冠肺炎智能辅助分析系统

在上千例离线数据的测试验证下，uAI 分割算法的敏感性和特异性都可以达到 96%，对上百例新冠肺炎确诊患者图像自动勾画与手动勾画对比中，重合率达到 91%，感染区域的体积百分比误差小于 1%。截至 2020 年 2 月 13 日，已经在武汉火神山医院、上海交通大学医学院附属瑞金医院等多家医院上线并投入运营。

### 3.2.1.2　影像人工智能肺炎辅诊系统

影像人工智能肺炎辅诊系统由北京推想科技有限公司基于武汉同济医院的真实病例进行模型训练，与同济医院医生合作研发[18]。该系统由快速筛查及提示功能、精准辅助诊断功能、全自动智能病情及疗效评估功能三部分组成。通过处理患者胸部 CT 影像，辅助医生评估患者情况。对于疑似病例，系统会用红字给出"疑似肺炎"的提示，医生可进一步诊断，及时决定是否采取隔离或治疗措施。

2020 年 2 月 9 日，该系统的第二版已完成更新升级，在第一版肺炎识别和测量的基础上，增加 CT 影像前后对比功能。如果患者在治疗期间进行了多次检查，系统会自动进行前后对比，精确提示感染区域体积和密度的增减情况，帮助医生及时了解病情以便给予治疗。目前系统测试数据的敏感率在 95% 左右，

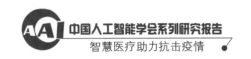

因为样本量较小，需要累积一段时间，达到并保持在 95% ~ 98% 的水平。

该系统提出的对患者进行多次检查的影像进行前后对比是十分必要的，同一时间内出现的由广州柏视医疗科技有限公司研制的新冠肺炎 AI 辅助系统以及由数坤（北京）网络科技有限公司研制的新冠肺炎影像 AI 辅助诊断系统为了此次新冠肺炎疫情，这两个系统同样对于影像的处理增加了随访和量化分析指标，并帮助医生完成对同一患者各时期历史影像的对比提供可视化的评估参考。由此表明影像对比能够减少漏诊和误诊。

影像人工智能肺炎辅诊系统经过测试，能够达到 300 幅胸片仅需 10 秒即可处理完成的效果，辅助诊断、量化评估新冠肺炎疑似病例，大幅提高了诊断效率。

### 3.2.1.3　新冠肺炎 AI 辅诊助手

达摩院联合阿里云针对新冠肺炎临床诊断研发了一套全新的 AI 诊断技术，2020 年 2 月 15 日新冠肺炎 AI 辅诊助手上线[19]，可在 20 秒内对疑似案例的 CT 影像进行判读，区分新冠肺炎、普通病毒性肺炎及健康的影像，根据纹理特征计算疑似新冠肺炎的概率，并直接算出病灶部位占比，分析结果准确率达到 96%。此外，这套技术还将计算病灶部位的占比比例，量化、预测病症的轻重程度，大幅度提升诊断效率，为患者的治疗争取宝贵时间。尤其对未接诊过新冠肺炎病例或低年资医生，可提供有效的诊断鉴别提示。阿里云方面表示，通过 NLP 自然语言处理回顾性数据，使用卷积神经网络训练 CT 影像的识别网络，AI 可以快速鉴别新冠肺炎影像与普通病毒性肺炎影像的区别，最终识别准确率达 96%，系统如图 3-3 所示。

该系统能够对病灶的轻重程度进行预测，可以帮助医生对诊断及时做出调整，提高患者治疗效率。系统在提高疑似病灶检测准确度的同时，进一步强调了新冠肺炎与普通肺炎的影像区别。而由点内（上海）生物科技有限公司研制的肺部 AI 辅助诊断系统同样提出对新冠肺炎筛查进行了专门的强化，针对早期炎症做出快速准确的检测，由此可以快速对无症状感染者和早期患者鉴别和排查，提高新冠肺炎的检出率，有助于疫情的精准防控。

本系统由阿里云搭载能够实现系统的快速部署和应用，能够有效、准确、及时地完成对病患的辅助诊断，提高工作效率，为抗击疫情提供有效支撑。

这样的平台搭载方式能够快速应对疫情的突发状况，由东软医疗系统股份有限公司与广州医科大学附属第一医院联合设立"国家呼吸系统疾病临床医学

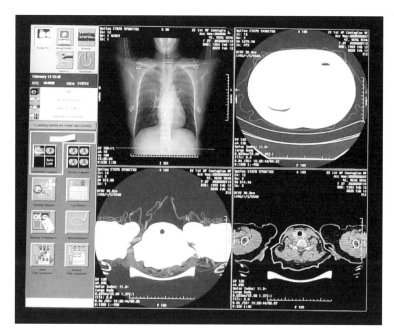

图 3-3 新冠肺炎 AI 辅诊助手

研究中心呼吸影像大数据与人工智能应用联合实验室"研制的"火眼 AI"新冠肺炎智能辅助筛查系统同样考虑到了平台搭载的优势,因此将他们研制的系统搭载在东软医疗 NeuMiva 智能医学影像云平台上,能够应对各个地区的实际应用需求。

### 3.2.1.4 肺部 AI 智能评价系统

2020 年 2 月 21 日,肺部 AI 智能评价系统由北京市商汤科技开发有限公司研制[20]。该系统通过先进的图像算法实现了对新冠肺炎 CT 影像的智能化诊断与定量评价,自动筛查疑似新冠肺炎患者,在 2—4 秒就能完成定量分析,极大提升了精准定量分析的效率;同时可根据诊断结果实时给出预警提示,帮助医生快速筛选疑似新冠肺炎患者并采取隔离、核酸检验等措施,最大限度减少交叉感染;还可以精确测算双肺肺炎的受累程度,多维分析全面诊断,有助于临床判断病情,评估疗效,预测预后。除了满足定点医院新冠肺炎的筛查需求,该系统也在更多医院落地应用,帮助临床医生进行高精度肺部疾病检测、分型、良恶性预测等多维分析以及内镜手术的 3D 术前规划与模拟等治疗方案的设计,从诊、疗、愈全栈流程出发,在非常时期也能为多科室的临床诊疗需求提供全方位支持。

苏州体素信息科技有限公司研制的胸部 CT 多病种辅助诊断系统(肺炎特别

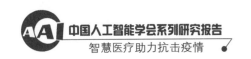

版）[21] 在满足对新冠病灶的检测评估的同时，保留了原系统针对肺结节、肺气肿、肺大泡等肺内其他慢性病灶的检出功能，能够对肺结节进行定量测量与风险评估，筛查慢性阻塞性肺疾病（COPD）等慢性肺部疾病，能够同时满足目前仍有体检需求场景的医院和筛查机构的体检诊断的研究需求。

#### 3.2.1.5 小结

综上所述，新冠肺炎病灶区域识别和检测类系统能够有效地对病灶区域进行标注识别，完成病例筛查。为了应对新冠肺炎疫情的突然暴发，早期的研究者在数据资源不充分的情况下，提出了功能精简且能够快速用于病灶的识别检测平台，从而减少医生的诊断时间。随着许多专业人员对于新冠肺炎的深入了解和分析，各大平台积极调整解决方案，提高了系统对新冠肺炎病灶区域的检测精度，优化了平台细节，使随后出现的平台能够更加精准地完成辅助检测工作。

### 3.2.2 新冠肺炎病灶区域分割系统

病灶分割类系统主要基于图像分割模型进行系统的构建。图像分割的效果就是根据医学图像找到相应病灶的感兴趣区域（Region Of Interest，POI），标记出病灶的轮廓，相比于目标检测的画框标示，更具有参考价值，实现难度也更大。

#### 3.2.2.1 新冠肺炎影像云检测平台

新冠肺炎影像云检测平台由上海人工智能研究院、杭州健培科技有限公司研制而成[22]。于2020年1月28日完成了新冠肺炎影像云检测系统的阶段性研发工作，随后开展上线应用。

该系统以多模态胸部影像为切入点，以大数据深度学习技术研发新冠肺炎影像云检测平台，向政府和医疗机构免费开放，协助新冠肺炎 DR 和 CT 影像的智能化诊断与定量评价。该平台基于健培科技"数字肺"分析技术研发，可开展肺炎症性渗出病灶的自动化跟踪管理，能够高效完成肺炎时序分析及生长变化情况，进一步提高诊断精确度，在临床前期筛查、临床随访和预后方面都能发挥作用。该技术得到中华放射学会常委心胸学组组长郭佑民教授等专家指导，能够实现对新冠肺炎影像的智能化检测与定量分析，供对病灶的位置、形状、体积、密度、与气管关系、与血管关系等关键特征的智能量化报告，并对结节、炎症性渗出等各类肺炎征象严重程度进行分级，精确评估肺功能情况，平台如图3-4所示。

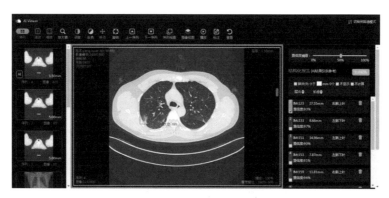

图 3-4 新冠肺炎影像云检测平台

目前，通过平台上的数据整合、分析和筛选，对结节、炎症性渗出等各类肺炎病灶检出和定量分析，整个过程大约 1 分钟就可完成。

目前平台在复旦大学附属华东医院开展试点，伴随着疫情的发展，研究院、医院和企业协同迭代 AI 辅助诊断模型，同时，华东医院对医联体医院的远程支持能力也得到提升。在浙江省人民医院，该平台上线后，通过线上方式查看、诊断和分享患者的影像检查资料，能降低医院拥挤程度，减少交叉感染。此外，浙江省长兴县全县医疗机构的影像检查已经成功接入平台进行快速分析筛查，实现每日检查预警。

### 3.2.2.2 新冠肺炎影像辅助诊断平台

新冠肺炎影像辅助诊断平台由科大讯飞股份有限公司研制[23]。2020 年 2 月初，科大讯飞推出了"新冠肺炎影像辅助诊断平台"。相对于以往的辅助诊断工具，此次推出的辅助诊断平台具有多期影像数据病灶数量、体积、病灶密度变化等 4D 量化对比分析功能。该系统可在 3 秒内完成一例新冠肺炎病例辅助诊断，阳性病例全召回，病灶召回率达到 90%。相较于传统阅片工具，新冠肺炎影像辅助诊断系统提供的 4D 对比分析功能，实现多期影像中的病灶数量、病灶体积变化、病灶密度变化等量化对比分析功能，使影像科医生快速掌握病灶变化，大幅提高医生分析患者病情变化的效率，平台如图 3-5 所示。

### 3.2.2.3 华为云新冠肺炎 AI 辅助诊断服务

2020 年 2 月 10 日，华为云新冠肺炎 AI 辅助诊断服务由华为云与华中科技大学、蓝网科技等团队合作推出[24]。

该服务运用计算机视觉与医学影像分析技术，对患者肺部 CT 多发磨玻璃密度影（GGO）以及肺实变进行分割及量化评价，并结合临床信息和实验室结果，

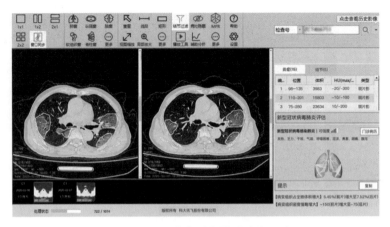

图 3-5　新冠肺炎影像辅助诊断平台

辅助医生更高效、精准地区分早期、进展期与重症期，有利于新冠肺炎的早期
筛查和早期防控。对于院内收治确诊新冠肺炎的患者，该 AI 服务可以对短时间
内多次复查的 4D 动态数据进行配准以及量化分析，帮助医生有效评估患者病情
进展以及用药疗效等，产品界面和基于 4D 放入量化分析结果如图 3-6 所示。

基于AI的4D动态数据量化分析

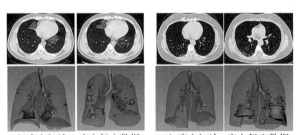

1）病人初诊　病人复查数据；　2）病人初诊　病人复查数据；
第一行表示原始CT数据；
第二行表示重建肺部、气管重建以及新冠病灶重建效果图

图 3-6　华为云新冠肺炎 AI 辅助诊断服务

该服务基于华为云领先的计算机视觉与医学影像分析等 AI 技术，可全自动、
快速、准确地为影像及临床医生提供 CT 量化结果，缓解可精准诊断新冠肺炎影
像医生紧缺的局面及隔离防控压力，减轻医生诊断工作负荷。同时，基于华为
自研昇腾（Ascend）系列 AI 芯片强大算力，该服务可实现单病例量化结果秒级输
出，AI+ 医生复核的总体效率是纯人工量化评估速度的数十倍，可大幅提升诊断
效率。能提供一站式医学影像数据治理、数据标注、模型训练、模型评估、可视

化渲染等能力，为高校、医院等提供海量 AI 算力、平台以及算法的强有力支持。

通过对数百例新冠肺炎案例以及正常案例进行分析，结果显示，华为云 AI 量化辅助诊断服务实现病灶区域分割 DICE（预测病灶和真实病灶的重合度）及 AVD（预测病灶体积与真实病灶体积误差）指标业界领先，与医生用手工精准勾勒的结果高度一致。同时，基于华为昇腾 AI 系列芯片，该服务可以实现 CT 量化结果秒级输出，相较于医生手工勾画感兴趣区域（ROI）进行量化评估的传统方式，极大地提升了诊断效率。

在疫情结束之前，华为云将免费对定点收治医院开放新冠肺炎 AI 辅助医学影像量化分析服务。

### 3.2.2.4　一脉阳光云影像协作平台

一脉阳光云影像协作平台[25]是由一脉阳光影像医院集团联合 AI 开发公司于 2020 年 2 月 15 日上线的"肺部疾病智能解决方案（新冠肺炎增强版）"。

该平台连接影像中心和各医疗机构。一脉阳光江西省区的 26 家影像中心协助定点收治机构确诊了 170 例确诊病例，占江西省所有确诊人数的 1/4。一脉阳光利用远程医疗的方式，通过"云影像平台 +AI"的方式承担了海量的患者阅片工作。系统功能包括炎症病灶阅片、病灶筛选、病毒性肺炎提示、可疑炎症征象检出、其他征象检出、病灶发展数据导出、病灶发展分析、肺结节系统、3D 及全肺分析等，系统如图 3-7 所示。

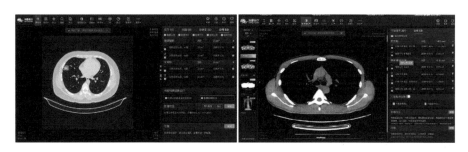

**图 3-7　一脉云智能 AI 系统**

该平台有以下优点：①肺结节检出率高：对于 2 毫米以上的结节，系统的检出率可以达到 95% 以上，而用人眼去辨别时，由于结节太小，往往很容易漏诊。②每一分钟都是同质化工作：当人一直坐在电脑前阅片时，诊断准确程度与用眼疲劳程度呈负相关，即随着诊断时间的延长，眼睛疲劳程度的加深，读片的准确率会逐步下滑。而系统没有疲劳一说，可以保证每一分钟都在同质化工作，读片的准确率不会受时间影响。③对结节的成分判断准确：该系统最让人惊喜的功能是它对结节内含成分的判断，它对小结节里面的成分，尤其是小的钙化以及小的实心的病灶及其含量都能够做出准确的判断。④优秀的自我学习能力：当工作人员把遇到的结节病理输入系统后，在 AI 碰到类似的结节病理时，可以立刻呈现以往的诊断明细。

### 3.2.2.5　新冠肺炎 CT 影像综合分析 AI 辅助系统

新冠肺炎 CT 影像综合分析 AI 辅助系统[26]是 2020 年 2 月 19 日由国家超级计算天津中心联合中国抗癌协会肿瘤人工智能专业委员会、中国人工智能学会智慧医疗专业委员会以及国内多家医院组成的"CT 影像综合分析 AI 辅助系统"项目团队研制。

由于核酸检测有一定假阴性率，因此该团队搭建了一个影像分析的 AI 辅助系统，为 CT 等影像学检查判断新冠肺炎提供参考。虽然典型的 CT 影像有助于早期筛查疑似病例，但由于各种病毒性肺炎的影像比较相似，影像科医生很难通过肉眼直接判断。因此 CT 影像的 AI 辅助诊断系统能够提供有力的参考，提高筛查诊断能力。国家超级计算天津中心依托天河人工智能创新一体化平台构建了新冠肺炎 CT 影像综合分析 AI 辅助系统，实现了基于 CT 影像的新冠肺炎特征检测功能，可作为临床辅助诊断手段，将有效提高新冠肺炎的筛查能力。

该系统以改进的 Inception 迁移学习模型为基础，对于新冠肺炎鉴别的总准确率可达 83%，特异性为 80.5%，灵敏度为 84%，检测分析时间达到每例 10 秒，这使得模型能够大大降低肉眼分辨时间，提高检测率，有效地帮助医生完成对疑似病例的筛查。系统如图 3-8 所示。

目前该系统已在国家超算天津中心运行，由天津、北京、山东、陕西、江西、安徽、福建等地 40 余家医院和科研机构的科研人员提供临床辅助诊断。

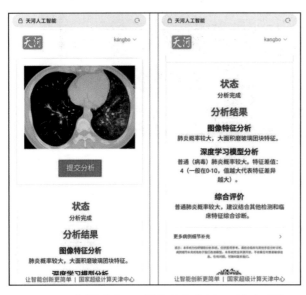

图 3-8　新冠肺炎 CT 影像综合分析 AI 辅助系统

根据当前疫情新的变化，特别是国外疫情扩大的影响，为了更有效发挥公共开放平台作用，团队推出英文版系统，目前得到了全球二十多个国家的医院与科研机构的使用。

#### 3.2.2.6　平安智慧医疗新冠肺炎智能阅片系统

平安智慧医疗新冠肺炎智能阅片系统[27]由北京平安联想智慧医疗信息技术有限公司研制，并于 2020 年 2 月 19 日正式上线。

该系统支持远程AI阅片和电子胶片影像共享，可以帮助医生全面识别病灶，出具诊断报告更快、更权威、更精准；电子胶片影像共享功能，减少重复拍片；对同一患者不同次扫描图像进行对比分析，定量测量病灶的改变情况，可以辅助医生对患者的病情发展趋势、治疗效果、转归情况等进行智能评估，帮助医生快速、有效地完成对新冠肺炎患者的检出、分诊和评估。效果如图 3-9 所示。

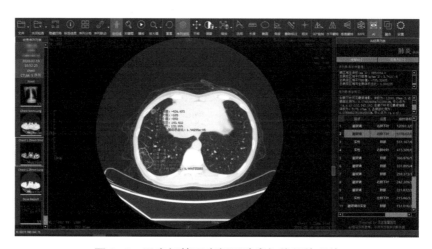

**图 3-9　平安智慧医疗新冠肺炎智能阅片系统**

平安智慧智能阅片系统一方面可以提升一线放射科医生的效率，15 秒钟左右就能出具智能分析结果，准确率高达 90% 以上。另一方面，针对疫情期间 CT 阅片需求激增的情况，该系统还可以通过远程 AI 阅片的方式进行支援，让全国专家参与义诊。

#### 3.2.2.7　肺部 CT 图像辅助诊断系统（新冠肺炎增强版）

肺部 CT 图像辅助诊断系统（新冠肺炎增强版）[28]于 2020 年 2 月 25 日由深圳视见医疗科技有限公司研制。

该系统是在视见科技肺部 CT 图像人工智能辅助诊断系统（Lung-Sight）的

基础上针对新冠肺炎推出的增强版，可在数秒内完成病例影像分析诊断，可实现自动检测定位病灶、定性定量分析、直观展示病灶参数、结合临床指南生成结构化报告及病例随访等功能，能更快速、高效地开展新冠肺炎患者的筛查和诊疗工作，有效节约医生诊断时间，减少交叉感染的风险，为抗击疫情争取时间。产品功能包括检出磨玻璃和实性结节密度影；从体积分割、解剖位置（分叶、分段）、HU 密度等指标进行分析；针对相同位置病灶体积、密度变化及总体病灶体积变化等情况进行比较，并输出趋势图，直观展示病灶变化情况。系统如图 3-10 所示。

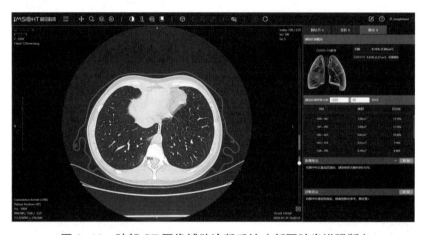

图 3-10　肺部 CT 图像辅助诊断系统（新冠肺炎增强版）

### 3.2.2.8　基于 CT 影像的肺炎筛查与病情预评估 AI 系统

基于 CT 影像的肺炎筛查与病情预评估 AI 系统[29]是基于连心医疗在医学影像领域积累的核心 AI 技术，结合飞桨开源框架和视觉领域技术领先的 PaddleSeg 开发套件研发，系统开发上线时间为 2020 年 2 月 28 日。

该系统基于 U-NET+ 的肺炎 CT 影像分析模型（Pneumonia-CT-LKM-PP）。同时该模型作为预训练模型也已通过 EasyDL 定制化训练和服务平台开放，开发者可通过在 EasyDL 图像分割模型中选择"肺炎 CT 影像识别专用算法"，少量数据训练即可获得基于实际场景进一步优化的模型，并提供可灵活支持多种部署形式的可即用型模型服务。该系统在研发过程中，由湘南学院附属医院为模型的训练数据提出了严谨的标注标准，为模型的上线提出了严格的验收要求，在系统的功能模块设计上也提供了专业的临床指导意见。同时系统采用的深度学习算法模型充分训练了所收集到的高分辨率和低分辨率的 CT 影像数据，能极好地适应不同等级 CT 影像设备采集的检查数据，有望为医疗资源受限和医疗水平有限的基层医院提供有效的肺炎辅助预诊断工具。

系统如图 3-11 所示。该系统能够接收批次的 CT 影像 DICOM 文件，完成对 CT 影像的病灶检测、病灶轮廓勾画、双肺密度分布直方图及肺部病灶的数量、体积、肺部占比等全套定量指标的计算与展示。其在测试数据集上的病灶检测精度和召回率分别达到 92% 和 97%。系统对一个 DICOM 文件的处理时间为几十秒，由于模型是对批次的文件进行处理，能够很好地完成对整体病灶区域的描绘，能够帮助医生了解病情的严重程度。

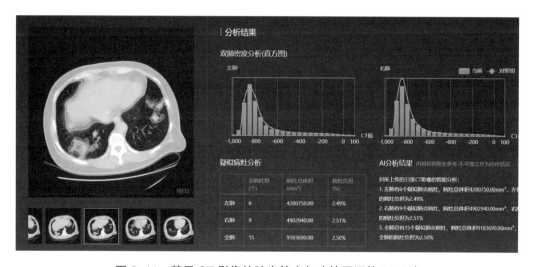

图 3-11　基于 CT 影像的肺炎筛查与病情预评估 AI 系统

目前该系统已在湖南郴州湘南学院附属医院投入使用，该系统后续还将陆续于湖北、成都等地医院部署，协助当地医生对抗疫情。

#### 3.2.2.9　小结

综上所述，新冠肺炎病灶区域分割系统同样经历了分割精确度由低到高的发展，系统在不断优化分割模型的同时，也实现了功能的由单一到全面的改进，尽可能地为一线工作人员减轻工作压力，提高工作效率。医疗辅助诊断系统的出现是 AI 在医学领域迅速发展的体现。此次疫情也让大家认识到如何更好地使用人工智能来辅助做出诊断，为后续的医学发展指出了新的方向，奠定了良好的基础。

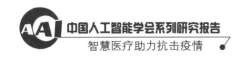

## 3.3　主要技术与亮点

本次疫情对于各行业的挑战是前所未见的，各行业全情投入为疫情积极做出贡献。计算机相关领域也希望借助全新的技术来应对这次挑战。随着计算机硬件和神经网络、机器学习、大数据等技术的发展，特别是 GPU 并行计算技术的广泛应用[30]，使得以深度学习为基础的医学影像辅助诊断技术变得更加快速、实用、有效。

应用于本次疫情的深度学习模型也经历了由简单到复杂的演变，早期模型相对简单，是为了尽可能快速地完成对病症的筛查，因此希望模型能够对疑似病患的健康状况做出简单的分类区分，而随着研究者对疫情了解的加深，这些模型也被要求能够对病灶区域进行精确的识别，从而满足精准抗"疫"的目标。同样，搭载这些模型的平台的功能也逐步完善，尽可能便捷高效地完成辅助诊断的任务。本文将对本次疫情中被提到的能够有效地应用于影像辅助诊断的具有代表性的模型进行详细的技术分析和总结。

### 3.3.1　用于新冠肺炎分类的深度学习模型

该类模型主要完成的任务是对新冠肺炎患者的影像与健康的影像进行简单的分类，这是由于在新冠肺炎发生初期人们对病灶特征的研究不充分，有效的影像数据量相对较少，因此需要利用这类模型迅速获取疑似病例。虽然简单的分类工作无法精确地获取病灶的信息，但是能够为病情的初筛提供有效的辅助信息，节省医生的工作时间。

#### 3.3.1.1　利用 ResNet 网络对新冠肺炎感染患者的胸部 X 线评估的诊断评估

微生物感染是引起肺炎的重要原因，其中包括细菌、病毒和真菌。由病毒引起的肺炎的分化，尤其是放射影像学上的新冠肺炎的分化是一项非常艰巨的任务，需要在放射学领域拥有丰富的经验和强大的能力。开发基于计算机视觉的程序以检测肺部放射图像上与新冠肺炎相关的放射学特征是一个非常有用的工具，可帮助专业人员对抗影响整个世界的致死病原体。Rosebrock 的研究[31]评估了基于计算机视觉的系统对感染新冠肺炎的患者肺部放射学变化的识别的有用性和诊断准确性。

在此研究中，一共评估了 278 张胸部 X 线图像，这些图像是从蒙特利尔大学和国立卫生研究院提供的公共存储库中获得的。胸部 X 线的数字图像分为三组：第一组包括没有放射学异常的 93 张胸部 X 线数字图像，该组被标记为正常；第二组由 96 张具有肺炎放射学特征的胸部 X 线数字图像组成，这些患者由于非新冠肺炎感染的原因而发展为肺炎，该组被标记为肺炎；第三组包含诊断为新冠肺炎感染的患者的胸部 X 光片的 89 张数字图像，并将其标记为新冠肺炎。为了评估所有三组胸部 X 线的数字图像，计划采用 ResNet-50 卷积神经网络体系结构。由于数据集有限，使用了迁移学习方法，并使用 ImageNet 数据对模型进行了预训练。可用的 X 线数据集分为两类，包括训练集（占总数据集的 80%，即 223 张图像）和测试集（占总数据集的 20%，即 55 张图像）。训练集进一步分为 192 幅图像进行训练和 31 幅图像进行验证。为了避免过度拟合，模型采用了多种增强技术以及 0.5 的 Dropout。在将所有图像送入网络之前，将所有图像调整为 224×224 像素。

使用经过预训练的 ResNet-50 体系结构来诊断肺部 X 线图像上的新冠肺炎感染病例。数据分析表明，基于计算机视觉的程序可实现 98.18% 的诊断准确度，F1 评分为 98.19%。

在卷积神经网络中，为了提高网络的性能，通常通过增加网络的宽度和深度的方法对网络进行优化。为了解决深层网络梯度下降和梯度爆炸等问题，Kaiming He 等人提出了残差网络（ResNet）。在残差网络中通过短路机制添加了残差单元用于训练更深的神经网络，残差单元如图 3-12 所示。

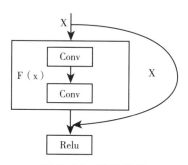

图 3-12 残差单元

ResNet-50 模型由 5 个阶段组成，每个阶段都有一个卷积和恒等块。每个卷积块有 3 个卷积层，每个单位块也有 3 个卷积层。ResNet-50 有超过 2300 万个可训练参数。ResNet-50 模型如图 3-13 所示。

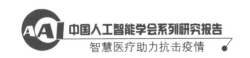

由于本次新冠肺炎与其他类型肺炎在影像特征上有一定相似度，因此要求模型能够充分提取病灶特征。由于残差网络在特征提取中能够同时兼顾浅层特征和深层的优势，已成为应用于新冠肺炎特征提取的首选模型之一。而后续研究也将该模型应用于新冠肺炎患者的 CT 影像之中。

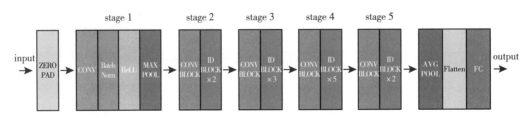

图 3-13　ResNet-50 模型

### 3.3.1.2　基于 ResNet 的胸部 CT 扫描影像识别新冠肺炎

基于冠状病毒特异性核酸的 RT-PCR 的检测被认为是诊断新冠肺炎的标准方法。然而，基于从上呼吸道收集的样品的核酸检测的阳性率令人不满意。在对大量样本的调查中，在发病后 0—7 天，根据咽拭子样本得出的阳性率为重度病例和轻度病例的比例分别为 60.0% 和 61.3%，而重度病例和轻度病例的咽拭子阳性率降至 50.0% 和 29.6%，由于无法令人满意的核酸检测阳性率和大量无症状患者的出现，需要应用其他有效的方法来进行新冠检测。实际上，通过 CT 扫描检测感染患者具有一些显著优势。根据 Ai T 等人的报告[32]，疑似新冠患者的胸部 CT 成像阳性率为 88%，优于 RT-PCR 检测的 59%。

Ai T 等人将 ResNet-50 模型应用于 CT 影像检测中。针对以下 5 种类别：新冠肺炎、非新冠肺炎、细菌性肺炎、肺结核及正常肺进行分类。训练集和验证集来自武汉金银潭医院，测试集来自厦门大学中山医院和厦门第五医院。在验证数据集上得到模型识别正常肺、新冠肺炎、非新冠肺炎、细菌性肺炎和肺结核的准确度分别为 99.4%、98.8%、98.5%、98.3% 和 98.6%。对于测试数据集，识别新冠肺炎的准确性、敏感性、特异性、PPV 和 NPV 分别为 98.8%、98.2%、98.9%、94.5% 和 99.7%。这一结果有效地证明卷积神经网络模型能够辅助医生完成早期筛查诊断。

由于新冠肺炎疫情暴发的突发性，使得一些地区医疗资源相对匮乏，尽管对患者的早期辅助筛查有一定的效果，但是后续对病灶大小、严重程度的分析同样需要花费专业医生的大量时间。因此，为了进一步减轻医生的工作压力，提高辅助模型的工作效率，研究者提出了相关的目标识别检测模型，帮助医生完成对病灶的简单定位和尺寸描述。

### 3.3.2 用于新冠肺炎病灶区域识别检测的深度学习模型

深度学习模型用于目标识别和检测的有 Faster R-CNN 模型、YOLO 模型、SSD 模型等，这些模型中一步法 YOLO 系列模型对目标的快速准确定位的优点被广泛应用。而针对此次新冠肺炎影像的病灶识别能够提供有效的帮助。

#### 3.3.2.1 利用 YOLO 模型完成对新冠肺炎的识别

由于病毒性肺炎患者与新冠肺炎患者进行早期诊断和分离将改变预后并优化医疗资源的分配。然而，除了症状重叠和实验异常外，病毒性肺炎患者和新冠肺炎患者在胸部 CT 影像中表现出很高的相似度，很难区分这两种病毒性肺炎。

因此，研究者希望利用深度学习模型设计一种专门为新冠肺炎患者的胸部 CT 提供准确的早期诊断工具，从而减少误诊并遏制新冠病毒的传播。研究者们首先标注了病毒性肺炎患者和新冠肺炎患者 CT 影像的病变，并分析了它们的胸部 CT 特征的差异。发现新冠肺炎的病变中小于 -500HU 的病变占 78.2%，同时新冠肺炎患者中有 96.1% 的患者出现了双侧肺损伤，而 33.3% 的患者的所有肺叶均受到了影响，这与新冠肺炎的病理生理学一致。

基于以上观察，研究者们构建了一个由两个深度学习模型组成的集成人工智能框架[33]，框架结构如图 3-14 所示。其中的 YOLOv3 模型用于识别病变，然后通过修改后的 VGGNet 对病变进行分类。该框架对来自 8 个中心的 15 台机器的独立验证数据进行了测试，获得结果进一步表明了该框架具有良好的临床适用性。

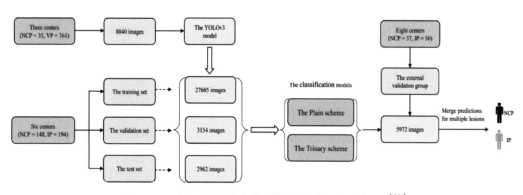

图 3-14    用于新冠肺炎检测的集成人工智能框架[33]

| Type | Filters | Size | Output |
|------|---------|------|--------|
| Convolutional | 32 | 3 × 3 | 256 × 256 |
| Convolutional | 64 | 3 × 3 / 2 | 128 × 128 |
| 1× Convolutional | 32 | 1 × 1 | |
| Convolutional | 64 | 3 × 3 | |
| Residual | | | 128 × 128 |
| Convolutional | 128 | 3 × 3 / 2 | 64 × 64 |
| 2× Convolutional | 64 | 1 × 1 | |
| Convolutional | 128 | 3 × 3 | |
| Residual | | | 64 × 64 |
| Convolutional | 256 | 3 × 3 / 2 | 32 × 32 |
| 8× Convolutional | 128 | 1 × 1 | |
| Convolutional | 256 | 3 × 3 | |
| Residual | | | 32 × 32 |
| Convolutional | 512 | 3 × 3 / 2 | 16 × 16 |
| 8× Convolutional | 256 | 1 × 1 | |
| Convolutional | 512 | 3 × 3 | |
| Residual | | | 16 × 16 |
| Convolutional | 1024 | 3 × 3 / 2 | 8 × 8 |
| 4× Convolutional | 512 | 1 × 1 | |
| Convolutional | 1024 | 3 × 3 | |
| Residual | | | 8 × 8 |
| Avgpool | | Global | |
| Connected | | 1000 | |
| Softmax | | | |

图 3-15　YOLOv3 模型

该智能框架中的 YOLO（You Only Look Once）模型是一种单次检测模型，能够通过卷积神经网络直接输出目标物体的边界框和分类结果，而且能够满足实时检测的需求。YOLOv3 网络由 53 个卷积层组成，称为 Darknet-53。Darknet-53 在 Darknet-19 中添加残差网络的混合方式，使用连续的 1×1 卷积层和 3×3 的卷积层进行网络的搭建。其中，1×1 卷积层用于跨通道的信息整合。YOLOv3 模型如图 3-15 所示。

目标识别与检测模型能够有效地为医生提供病灶的位置信息和粗略的尺寸信息，这是由于为了能够快速完成这类模型的训练，研究者往往使用了简单的人工标注信息。但是随着对新冠肺炎的认知度提高，医生在后续的工作中需要完成对新冠肺炎的定量分析，这就要求辅助模型能够更进一步精确地标注病灶区域的轮廓，即对新冠肺炎病灶区域进行精确分割。

### 3.3.2.2　利用 Faster R-CNN 模型完成对新冠肺炎的识别

根据世界卫生组织的报告，截至 2020 年 5 月 8 日，已有 210 个国家或地区受到新型冠状病毒的影响。逆转录聚合酶链反应（RT-PCR）是测试冠状病毒的重要方法之一，该测试是对呼吸道进行样本提取，检测结果能够在几小时到两天内产生。由于时间和成本的关系，一线工作者往往会使用胸部 X 光扫描来判定肺部病灶。基于武汉对于新冠 CT 影像进行的研究表明，CT 影像对新冠肺炎感染率的敏感性约为 98%，而 RT-PCR 敏感性仅为 71%。此外，专家们也注意到在新冠肺炎症状出现之前患者的 X 光影像已开始发生变化。

由于深度神经网络模型已成功应用于许多问题，例如皮肤癌分类、乳腺疾病、癌症检测、脑疾病分类、胸部 X 线检查中的肺炎和肺分割，可见准确和快速的图像识别模型可以有效辅助医生完成对新冠肺炎的诊断。因此，相关研究人员[34]提出了一种基于 Faster R-CNN 模型的用于 X 光影像检测新冠肺炎识别的方法，所提出的 Faster R-CNN 模型如图 3-16 所示。

由图 3-16 可知，该方法充分应用了 Faster R-CNN 模型中提出的 Region Proposal Networks 结构，该结构就是在原始的 X 光影像中设置大小不同的病灶候选区域，然后用分类模型去判断这些区域里是否包含真实的病灶特征。相比于其他候选区域筛选方法，该结构利用一个简单的二分类操作并与分类模型共享卷积部分就能够有效缩短模型的检测时间，同时该方法将 VGG-Net 作为分类模型的基础。

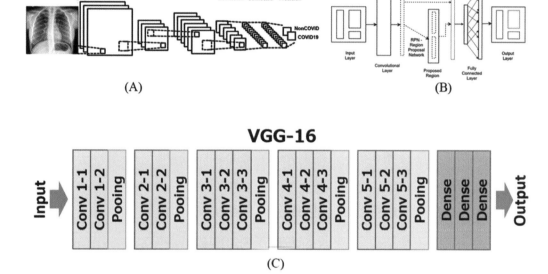

图 3-16　用于新冠肺炎识别的基于 Faster R-CNN 模型[34]

该研究组合并修改了两个不同的公开可用数据集：蒙特利尔大学博士后研究员约瑟夫·科恩博士策划的新冠肺炎胸部 X 线数据集，以及 Kaggle 的 RSNA 肺炎检测挑战数据集。同时还引入了 5450 个自定义的图像数据集。通过这些有效数据集进行方法的训练，最终测试结果证明该方法对送检的 X 光影像能够达到 97.36% 的分类精度、99.75% 的灵敏度和 99.28% 的精度，由此证明该方法有助于医务工作者对疑似病例进行初步评估。

### 3.3.2.3　基于自适应特征选择深度森林的模型

Liang Sun[35] 等人提出了一个基于深度森林的新冠肺炎分类模型。该模型利用深度森林模型在处理小规模数据上的优势，实现基于 CT 图像的新冠肺炎分类任务。该模型结构如图 3-17 所示。具体而言，该模型的输入为根据医生先验知识提取的特征向量，然后通过深度森林实现新冠肺炎分类。为了选取与新冠肺

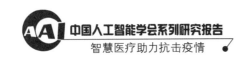

炎任务更为相关的特征对新冠肺炎患者与普通肺炎患者进行分类，模型在深度森林层间引入特征选择模块，根据随机森林计算特征的重要性，选取更重要的特征用于后续的分类任务。他们的模型在新冠病毒数据集上取得了 91.79% 的准确率。

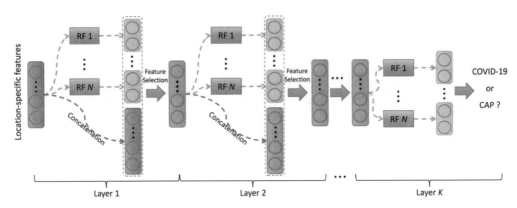

图 3-17 自适应特征选择深度森林模型 [35]

### 3.3.3 用于新冠肺炎病灶区域分割的深度学习模型

在深度学习模型中，经过研究表明 U–Net 模型能够很好地应用于医疗影像的分割任务，但是随着研究的深入，研究者发现最初的 U–Net 模型仍然存在浅层特征提取不够精细等问题。因此，为了更好地应对这次疫情，研究者们以 U–Net 模型为基础，提出了很多优秀的分割模型。

#### 3.3.3.1 基于 U–Net 模型的新冠肺炎病灶的分割

非对比胸腔 CT 已被证明是检测、定量和随访疾病的有效工具。因此，研究人员 [36] 开发了基于 AI 的自动 CT 图像分析系统，用于检测、定量和跟踪新冠肺炎病灶。

该系统能够接收胸部 CT 影像，并标记疑似新冠肺炎的诊断结果的病例。此外，对于被归类为阳性的病例，系统能够输出肺异常定位图和测量。图 3-18 显示了已开发系统的框架图。该系统由多个组件组成，从两个不同的层次分析 CT 病例：子系统 A 使用现有先前开发的算法；子系统 B 对结核和焦性不一度的情况进行 3D 分析。

为了解决额外的疾病驱动的不一致，该团队提出了基于每个切片的数据驱动解决方案,如图 3-18 展示的子系统 B 所示。第一步是肺作物阶段:使用 U-Net 肺分割模块提取感兴趣的肺区域,分割步骤允许移除与肺内疾病检测无关的图像部分,从而简化下一步的学习过程。在下面的步骤中,专注于检测冠状病毒相关的异常,使用 Resnet-50-2D 深度卷积神经网络架构,该网络深度为 50 层,可以将图像分类为 1000 个类别。该网络对来自 ImageNet 数据库的 100 多万张图像进行了预训练。最后,为了将病例标记为新冠肺炎阳性,计算肺总切片中正检测切片的比率(正比)。如果正比率超过预定义的阈值,则做出阳性判断。

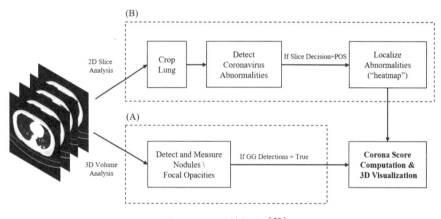

图 3-18　系统框架[36]

最终,模型在测试数据集上进行分析得到的 AUC 结果为 0.996(95%CI:0.989-1.00)。

### 3.3.3.2　基于 U-Net++ 模型的新冠肺炎病灶的分割

为了缓解放射科医生的工作压力,助力疫情控制,同时为了模型开发和验证,相关研究者[37]对武汉大学人民医院的 51 名确诊新冠肺炎患者和 55 名其他疾病控制患者进行了追溯性收集和处理,对 106 名入院患者的 46096 张匿名图像进行了追溯性收集和处理。在模型的帮助下,放射科医生的阅片时间减少了 65%。深度学习模型处理的结果能够与放射科专家处理的结果相匹配,大大提高了放射科医生在临床实践中的效率。它具有缓解前线放射科医生压力、改善早期诊断、隔离和治疗的巨大潜力,从而有助于控制疫情。

该模型利用 U-Net++ 开发,U-Net++ 是一种新颖而强大的医学图像分割架构。首先训练了 U-Net++,使用 289 张随机选择的 CT 图像,提取 CT 图像中的有效区域,并在其他 600 张随机选择的 CT 图像中进行了测试。训练图像被标记在包含所有有效区域的最小矩形上。该模型在测试集中成功提取了 600 个图像的有效区域，精度为 100%。为了在 CT 扫描中检测可疑病变，使用了 691 张放射科医生标记的新冠肺炎感染病变图像，以及从非新冠肺炎患者中随机挑选的 300 张图像。U–Net++ 将原始 CT 扫描图像作为分辨率为 512×512 的输入，并将专家标记的贴图作为输出，U–Net++ 用以图像到图像的方式在 Keras 中训练。在置信截止值 0.50 和预测框像素超过 25 下预测可疑区域。

原始图像首先输入模型中，经过模型处理后，输出了构建可疑病变的预测框。进一步提取有效区域，以避免可能出现的误报。为了按照每个病例进行预测，将连续图像的预测结果链接起来，具有预测结果的 CT 图像被分为四个象限，只有当三个连续图像在同一象限中均有病变时，才会输出结果。用于开发和评估新冠肺炎检测模型的工作流图如图 3–19 所示。

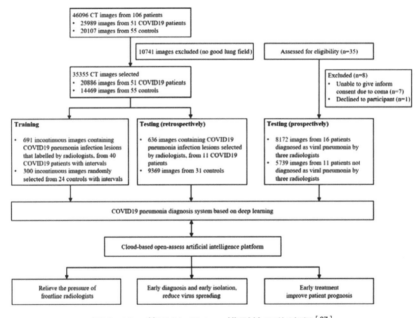

图 3–19　基于 U–Net++ 模型的工作流程[37]

此外，根据该模型在检测新冠肺炎的准确性和效率的基础上，构建了一个基于云的开放访问人工智能平台，免费为全世界的新冠肺炎检测提供援助。

### 3.3.3.3　基于 V–Net 模型的新冠肺炎病灶的分割

胸腔 CT 扫描已经成为除核酸检查外新冠肺炎筛查的重要补充指标，尽管 CT 提供了丰富的病理信息，但由于缺乏准确量化感染区域及其纵向变化的计算机化工具，放射学报告仅提供了定性评估，通常不考虑后续 CT 扫描中的细微变化。在胸部 CT 中勾画出感染区域的轮廓对于定量评估是必要的。然而，手工绘制肺部病变轮廓是一项烦琐且耗时的工作，并且轮廓不一致还会导致随后的评估差异。因此，在现场用于定量疾病评估的应用中，上海研究人员设计了一种用于新冠肺炎感染的快速自动轮廓工具[38]，该系统不仅对感染区域进行自动轮廓，而且在新冠肺炎患者 CT 扫描中准确估计其形状、体积和感染百分比，配合人工检查结果，将 CT 图像的分析时间从数小时减少到大约 4 分钟。

此团队收集了 300 名新冠肺炎患者（来自上海）的 300 张 CT 影像进行验证。从其他中心（上海以外）收集了 249 张新冠肺炎患者的 CT 影像进行训练。由于 CT 图像中感染区域的对比度低，不同患者的形状和位置差异很大，从胸腔 CT 扫描中划分感染区域极具挑战性。为此，该团队开发了一个基于深度学习的网络，称为 VB-Net。它是一个经过修改的三维卷积神经网络，结合了 V-Net 和瓶颈结构。VB-Net 由两条路径组成：第一个是收缩路径，包括向下采样和卷积操作，以提取全局图像特征；第二个是一条广阔的路径，包括向上采样和卷积操作，以集成 14 个细粒度图像特征。与 V-Net 相比，VB-Net 的速度要快得多，因为瓶颈结构集成在 VB-Net 中，如图 3-20 所示。

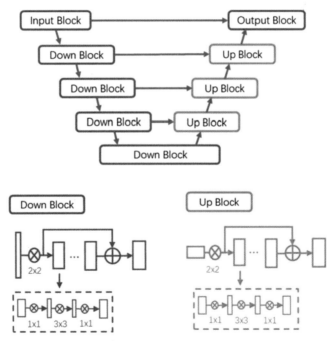

图 3-20　新冠肺炎感染胸部 CT 分割的网络结构（虚线框显示 V 形网络中的瓶颈结构）[38]

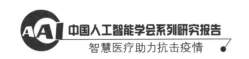

该系统使用249名新冠肺炎患者进行训练，并使用300名新的新冠肺炎患者进行验证。为了加快数据标注的速度，该方法采用了人机回圈（Human-in-the-loop）优化的方法对每个病例进行注解，从而大大减少总分割时间。最终，该系统在自动分割和手动分割之间的戴斯相似系数为91.6%±10.0%，感染百分比（POI）的平均预测误差为0.3%。

### 3.3.4 基于深度学习模型的新冠肺炎辅助诊断框架介绍

由于目前核酸检测存在试剂盒不足以及假阴性等问题，基于CT影像进行筛选则更为便捷，因此胸部CT扫描已成为新冠肺炎检测的重要手段。为了实现基于CT影像的智能诊断，北京大学第三医院与清华大学等联合开发了一套系统[39]用于自动检测、分割出关键病影像学特征。其流程主要分为"数据获取与预处理"和"系统模型训练与部署"。系统结构框架如图3-21所示。该套系统的框架结构能够很好地代表目前针对新冠肺炎的辅助检测平台的结构。

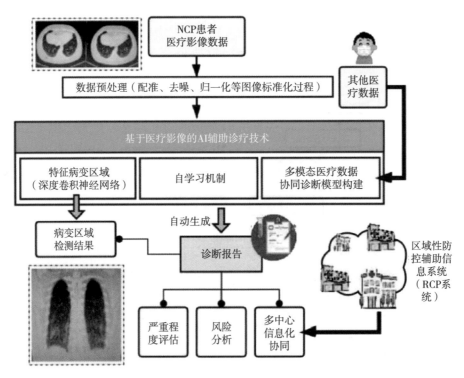

图3-21 北京大学第三医院与清华大学等联合开发的辅助诊疗框架

现有的用于新冠肺炎辅助诊断的系统需要如图 3-21 所示，满足将从感染新型冠状病毒的患者和健康人体肺部采集 CT 影像作为训练数据。将 CT 影像进行预处理以实现数据的标准化，排除 CT 影像采集过程中由于不同的协议或不同的参数（如层厚、像素大小等）造成的图像差异。同时，可以在 CT 影像中提取图层值、几何学、纹理特征、密度、分数及形状等特征作为辅助数据。获取的数据需要经验丰富的医生标注部分数据以作为模型训练用的数据。具体而言，所有患者 CT 图像从图像存储和传输系统工作站以 DICOM 格式导出，由经验丰富的医生对 CT 图像中的关键影像学特征进行标注，作为 ROI。标注的病区将指导神经网络模型学习影像学特征。

图像预处理后，系统还需要将训练数据输入深度神经网络模型进行训练。深度神经网络模型经过训练，能够准确、迅速地分割出影像特征并进行分类。在训练的过程中，CT 影像将进行数据预处理，如去除无关背景、图像增强（如对输入图像进行旋转、翻转、对比度、饱和度等参数调节、裁剪）、图像正则化等。医生的标注和 CT 影像将分别作为标签和数据指导神经网络学习分割影像特征。完成模型的训练后，可进行模型的压缩和加速，集成于医生使用的系统上，给出肺部感染情况的报告，医生可以结合其他数据（流行病学史与临床症状）做出诊断，报告本身可作为客观数据，供远程会诊或不同医生协同会诊。

该团队提出了一套结合多种模态数据综合协同诊断病症的框架，所提出的方法具有自动执行类似人的诊断推理过程的能力，并将多种模态的临床数据、不同量纲的测量指标等转换为一系列可解释的预测指标，辅助促进临床意见达成共识。具体方案如下：结合新冠肺炎患者的完整 CT 影像、患者个人数据信息（包括性别、年龄、体重、体温变化、血象、临床症状等）、核酸测序、主治医师诊断意见与治疗方案等一系列全套数据，获得与专家医师在新冠肺炎实际诊断的结果相匹配的智能诊断结果。

新冠肺炎辅助诊断系统基于患者影像数据特征提取及自动异常区域检测算法，实现患病风险分析和严重程度评估，并生成可解释规范化报告作为辅助诊疗的展示形式。同时，算法结合多模态医疗数据协同诊断，能够极大提高模型对多类数据的适应能力，并能够在数据种类和数目扩充的过程中实现自我验证优化和自学习，不断提升辅助诊疗的性能。

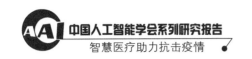

## 3.4 发展趋势与预测

近几十年来，医学影像辅助技术在疾病的检测、诊断和治疗中起着重要作用。在医学影像分析应用机器学习的过程中，有意义的特征提取是辅助任务成功完成的核心。传统意义上的相关特征大多基于人类专家的知识提取。因此，非专家使用机器学习技术进行研究具有挑战性，而深度学习通过自动化的学习过程中进行特征提取有助于解决这一问题。因此，特征提取工程的难题已从人转移到计算机，使非机器学习专家能有效利用深度学习技术进行医学影像等领域研究或应用成为新的挑战。

深度学习技术能取得惊人成功得益于计算能力的进步、大量数据的获得以及学习算法的发展。研究表明，在深层神经网络中发现分层特征表示，从而可以从低层特征中提取高层特征[40]。由于具有从数据中学习分层特征的优良特性，深度学习已在各种人工智能应用中获得了优异的性能。因此，计算机辅助技术取得了巨大进步，并启发其在医学图像分析中的应用，如图像分割、图像配准、图像融合、图像标注、辅助诊断和预后、病变检测和显微成像分析。

目前已经有一些数据证明，在多种病症的影像处理上深度学习能够达到甚至超过医生的诊断水平。但是在临床实践中，如果让机器真正能够有效地辅助医生进行诊断，机器的输出应该能够被医生理解。换句话说，机器应该以生成医生所能理解的自然语言的方式来表述它所看到的图像特征，从而推理得出最后的诊断（比如诊断报告）。而这个能力是现有的医学图像诊断方法所缺乏的。同时在很多类疾病的图像诊断中（尤其是病理学显微镜图像），医生之间的诊断一致性非常低。所以在临床中，一个医生通常需要获得补充性意见作为参考。这一点更加体现了人工智能诊断可解释性[41]的重要性。

综上所述，深度学习技术为机器学习最重要的特征提取带来了新方法，如果深度学习技术能在所有问题上表现良好，将为医学影像分析处理带来巨大的帮助，这是每一位科研人员为之努力的方向。在这一场突如其来的疫情中，各个企事业单位、科研人员团结一致，积极发挥自身所长，用科技成果助力抗击疫情。相信经过本次疫情，对于医疗影像辅助诊断的研究将迎来持续、积极、快速的发展。

# 参考文献

［1］ 赫明锋. 医学影像技术在医学影像诊断中的临床应用［J］. 中国药物经济学，2015（3）：171-172.

［2］ 方国才. 医学影像诊断中心理因素对误诊的影响［J］. 中国误诊学杂志，2011（35）：8681-8682.

［3］ 王修信，胡维平，李永军. 一种多小波滤波器在医学图像融合中的应用［J］. 计算机工程与应用，2007，43（15）：198-200，214.

［4］ Berkner K. Multiscale sharpening and smoothing with wavelets: US, 7599570［P］. 2006-03-14.

［5］ Song T R，Wei Z. The research of X-ray bone fracture image enhancement algorithms［C］// 2010 International Conference on Computer，Mechatronics，Control and Electronic Engineering. IEEE，2010.

［6］ 王俊. 浅析影像医学中 CT、MR 技术的发展［J］. 医学信息，2014（18）：475-475.

［7］ Fan Y，Shen D，Davatzikos C. Classification of structural images via high-dimensional image warping，robust feature extraction，and SVM［C］//International Conference on Medical Image Computing and Computer-Assisted Intervention. Springer，Berlin，Heidelberg，2005：1-8.

［8］ Lu L，Pei-liang Y，Wei-wei S，et al. Similar handwritten chinese character recognition based on CNN-SVM［C］//Proceedings of the International Conference on Graphics and Signal Processing. 2017：16-20.

［9］ Li Q，Cai W，Wang X，et al. Medical image classification with convolutional neural network［C］// 2014 13th international conference on control automation robotics & vision（ICARCV）. IEEE，2014：844-848.

［10］ Simonyan K，Zisserman A. Very deep convolutional networks for large-scale image recognition［J］. arXiv preprint arXiv：1409.1556，2014.

［11］ Szegedy C，Liu W，Jia Y，et al. Going deeper with convolutions［C］//Proceedings of the IEEE conference on computer vision and pattern recognition. 2015：1-9.

［12］ He K，Zhang X，Ren S，et al. Deep residual learning for image recognition［C］//Proceedings of the IEEE conference on computer vision and pattern recognition. 2016：770-778.

［13］ Redmon J，Divvala S，Girshick R，et al. You only look once：Unified，real-time object detection［C］// Proceedings of the IEEE conference on computer vision and pattern recognition. 2016：779-788.

［14］Ren S，He K，Girshick R，et al. Faster r-cnn：Towards real-time object detection with region proposal networks［J］. arXiv preprint arXiv：1506.01497，2015.

［15］Ronneberger O，Fischer P，Brox T. U-net：Convolutional networks for biomedical image segmentation［C］//International Conference on Medical image computing and computer-assisted intervention. Springer，Cham，2015：234-241.

［16］Murthy V N，Maji S，Manmatha R. Automatic image annotation using deep learning representations［C］//Proceedings of the 5th ACM on International Conference on Multimedia Retrieval. 2015：603-606.

［17］中新网上海. uAI 新冠肺炎智能辅助分析系统上线助一线白衣战士甄别新冠肺炎［EB/OL］. http://www.sh.chinanews.com.cn/yljk/2020-02-13/71148.shtml，2020-02-13.

［18］环京津网. 人工智能肺炎辅诊系统 300 幅肺部 CT 影像 10 秒"搞定"［EB/OL］. 20 秒出结果! https://baijiahao.baidu.com/s?id=1657997546573791542&wfr=spider&for=pc，2020-02-09.

［19］雷锋网. AI 辅助诊断新冠肺炎：达摩院出品，96% 准确率［EB/OL］. sohu.com/a/373494651_114877，2020-02-16.

［20］商汤科技新闻中心. 以 AI 驰援，商汤肺部智能分析产品助力多地科技抗"疫"［EB/OL］. https://www.sensetime.com/cn/news-detail/3641?categoryId=72. 2020-02-24.

［21］新闻助手. 体素科技 CT 多病种加入「抗疫」，减少院内交叉感染［EB/OL］. https://www.jiqizhixin.com/articles/2020-03-02-7，2020-03-02.

［22］人民网 - 上海频道. 上海人工智能研究院积极开展产学研合作 正式发布新冠肺炎影像云检测免费平台［EB/OL］. http://sh.people.com.cn/n2/2020/0527/c382166-34043958.html，2020-05-27.

［23］科大讯飞. 揭秘科大讯飞新冠肺炎影像辅助诊断平台［EB/OL］. https://zhuanlan.zhihu.com/p/110480483，2020-03-03.

［24］SOHU 营销观察. 华为云推出新冠肺炎 AI 辅助诊断服务，CT 量化结果秒级输出［EB/OL］. https://www.sohu.com/a/378749586_339728，2020-03-09.

［25］谢梦琳. 新冠肺炎 AI 应用增强版，高效辅助大规模影像筛查［EB/OL］. http://med.china.com.cn/content/pid/159791/tid/1026，2020-05-15.

［26］中国新闻网. 国家超算天津中心搭建"新冠肺炎 CT 影像综合分析 AI 辅助系统"［EB/OL］. https://www.chinanews.com/gn/2020/02-19/9097469.shtml，2020-02-19.

［27］新浪 VR. 新冠肺炎智能阅片更精准 平安智慧医疗火线支援［EB/OL］. http://vr.sina.com.cn/news/hz/2020-02-21/doc-iimxxstf3223691.shtml，2020-02-21.

［28］视见科技. 抗击疫情 | 视见科技新冠肺炎 CT+AI 上线深圳三院等多家医院［EB/OL］. https://www.sohu.com/a/376008960_120150291，2020-02-26.

［29］活动看板. 百度飞桨助力连心医疗开发 CT 影像肺炎筛查和预评估系统，AI 驰援疫情阻击战［EB/OL］. https://health.qq.com/a/20200302/021226.htm，2020–03–02.

［30］Krizhevsky A，Sutskever I，Hinton G E. ImageNet classification with deep convolutional neural networks［J］. Communications of the ACM，2017，60（6）：84–90.

［31］Manapure P，Likhar K，Kosare H. Detecting covid–19 in x–ray images with keras, tensorflow, and deep learning［J］. assessment, 2020，2（3）：5.

［32］Ai T，Yang Z，Hou H，et al. Correlation of chest CT and RT–PCR testing for coronavirus disease 2019（COVID–19）in China：a report of 1014 cases［J］. Radiology，2020，296（2）：E32–E40.

［33］Zhou M，Yang D，Chen Y，et al. Deep learning for differentiating novel coronavirus pneumonia and influenza pneumonia［J］. Annals of Translational Medicine，2021，9（2）：111.

［34］Shibly K H，Dey S K，Islam M T U，et al. COVID faster R–CNN：A novel framework to Diagnose Novel Coronavirus Disease（COVID–19）in X–Ray images［J］. Informatics in Medicine Unlocked，2020（20）：100405.

［35］Sun L，Mo Z，Yan F，et al. Adaptive feature selection guided deep forest for covid–19 classification with chest ct［J］. IEEE Journal of Biomedical and Health Informatics，2020，24（10）：2798–2805.

［36］Gozes O，Frid–Adar M，Greenspan H，et al. Rapid ai development cycle for the coronavirus（covid–19）pandemic：Initial results for automated detection & patient monitoring using deep learning ct image analysis［J］. arXiv preprint arXiv：2003.05037，2020.

［37］Chen J，Wu L，Zhang J，et al. Deep learning–based model for detecting 2019 novel coronavirus pneumonia on high–resolution computed tomography［J］. Scientific reports，2020，10（1）：1–11.

［38］Shan F，Gao Y，Wang J，et al. Lung infection quantification of COVID–19 in CT images with deep learning［J］. arXiv preprint arXiv：2003.04655，2020.

［39］高跃，崔斌. 重大传染病 AI 辅助下远程影像诊断体系的建立初探［J］. 中华医学科研管理杂志，2020，33（1）：10.

［40］赵亮. 深度学习在医学影像中的应用:希望还是陷阱？［J］. 第二军医大学学报，2018，39（8）：859–864.

［41］Zhang Z，Xie Y，Xing F，et al. Mdnet：A semantically and visually interpretable medical image diagnosis network［C］//Proceedings of the IEEE conference on computer vision and pattern recognition. 2017：6428–6436.

# 第4章

## 知识图谱助力疫情防控

当前，国内外新冠肺炎疫情形势的复杂性和严峻性依然突出，利用知识图谱等技术将继续服务支撑我国建立和健全疫情防控机制，遵循"及时发现、快速处置、精准管控、有效救治"的原则，不断巩固和拓展疫情防控成效[1]。本章主要对知识图谱相关技术和知识图谱相关平台进行介绍。首先，知识图谱相关技术方面，从知识图谱构建、知识图谱查询和推理计算以及知识图谱应用三方面展开阐述，其中知识图谱构建部分主要介绍命名实体识别、信息抽取以及实体链接技术；知识图谱查询和推理计算部分主要介绍图检索查询、关联分析以及知识推理技术；知识图谱应用部分主要介绍基于神经网络结合蒙特卡洛搜索方法辅助药物研发、基于关系提取方法 BERE 辅助药物研发以及基于时间序列的回归模型和神经网络模型挖掘用户搜索意图等技术。其次，知识图谱相关平台方面，先介绍 OpenKG 平台中的多方向的开放知识图谱，包括百科、物资、防控、人物、事件、临床、流行病、健康以及科研知识图谱；然后介绍我国的几个科技公司、企业创建的知识图谱应用系统。在此次疫情中，这些知识图谱平台为政府、医疗机构、企业、媒体、大众以及科研工作提供了智能服务。知识图谱技术作为机器认知智能实现的基础之一，是人工智能的重要组成部分，是实现机器认知智能的使能器（Enabler），具有重要的研究价值。在未来人工智能领域中的应用，知识图谱会不断发展，并会受到更多机构的关注与研究。

## 4.1　知识图谱相关技术介绍

知识图谱技术是指知识图谱建立和应用的技术，是融合认知计算、知识表示与推理、信息检索与抽取、自然语言处理与语义 Web、数据挖掘与机器学习等方向的交叉研究[2]。随着大数据时代的到来，研究从大数据中挖掘隐含的知识理论与方法，将大数据转化为知识，增强对互联网资源的内容理解，将促进当代信息处理技术从信息服务向知识服务转变[3]。本节将对本次疫情中被提到的知识图谱技术按照知识图谱构建、知识图谱查询和推理计算以及知识图谱应用三方面展开描述。

### 4.1.1 知识图谱构建

知识图谱构建是把数据凝练为有效知识的重要途径之一，通过将各种不同来源数据进行融合构建为一个完整的知识体系为相关应用决策提供了更加精准可靠的依据。构建时首先利用知识获取技术从最原始的数据（包括结构化、半结构化、非结构化数据）中提取知识实体，其次利用知识表示方法描述实体、关系及其之间复杂的语义关联，最后将其存入知识库的数据层和模式层完成知识图谱构建。下面主要介绍命名实体识别、信息抽取和实体链接这三种技术。

#### 4.1.1.1 基于深度学习的命名实体识别

命名实体识别（Named Entity Recognition，NER），又称"专名识别"，是指从文本语料库中自动识别出具有特定意义的实体，主要包括人名、地名、机构名、专有名词等[4]，是知识图谱构建和知识获取的基础和关键。在生物医学文本挖掘任务中，NER 任务用于识别生物医学语料库中的各种领域专有名词。

为加快抗击疫情进程，Jian Xu 等人[5]从 2900 万份 PubMed 摘要中提取生物实体并发现新的生物医学实体，消除作者姓名的歧义，通过国立卫生研究院（NIH）出口商整合资金数据，收集 ORCID 作者的隶属关系历史和教育背景，构建了 PubMed 知识图谱（PKG）。同时从 MapAffil 中识别出细粒度的从属关系数据，通过整合可靠的多源数据，在生物实体、作者、文章、附属机构和资金之间建立联系。主要采用基于 BERT 改进的应用高性能的基于深度学习的生物实体提取方法 Bidirectional Encoder Representations from Transformers for Biomedical Text Mining（BioBERT）[6]实现 NER 任务。其预训练模型和微调处理过程如图 4-1 所示。

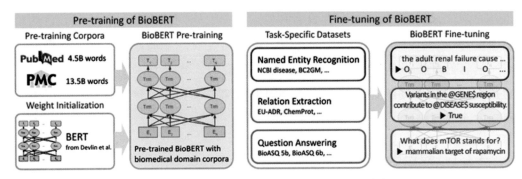

图 4-1　BioBERT 模型预训练和微调概览[6]

NER 任务首先使用区分大小写的 BERT 版本来初始化 BioBERT；其次使用 PubMed 文章对 BioBERT 的权重进行预训练；最后对预训练的权重进行微调。微调时使用 WordPiece 嵌入将单词划分为多个单元并将每个单元表达出来，有效地提取与不常用词相关的特征。NER 模型微调公式如下：

$$p（T_i）=softmax（T_iW^T+b）_k，k=0，1...6 \qquad (1)$$

其中，$k$ 表示 NER 任务中七个标记的索引，$p$ 是将每个 $k$ 分配给标记 $i$ 的概率分布，$T_i \in R^H$ 是 BioBERT 对每个标记 $i$ 计算得到的最终隐含表示。

该分类的损失函数公式如下：

$$L（\theta）=-\frac{1}{N}\sum_{i=1}^{N} \log（p（y_i|T_i；\theta）） \qquad (2)$$

为验证生物实体提取的性能，建立了 BERT 和最新模型作为基线，计算模型的实体级精度、召回率和 F1 分数作为评估指标。

数据集和生物医学 NER 任务的测试结果如表 4-1 所示。根据图中结果可知，在一般领域语料库上预训练 BERT 非常有效，但是 BioBERT 在识别基因/蛋白质、疾病和药物/化学品方面获得了较高的 F1 得分。

表 4-1　生物医学 NER 任务结果

| Entity Type | Datasets | Metrics | State-of-the-art | BERT（Wiki+Books） | BioBERT（+PubMed+PMC） |
|---|---|---|---|---|---|
| Disease | NCBI disease[40] | P% | 86.41 | 84.12 | 89.04 |
| | | R% | 88.31 | 87.19 | 89.69 |
| | | F% | 87.34 | 85.63 | 89.36 |

续表

| Entity Type | Datasets | Metrics | State-of-the-art | BERT (Wiki+Books) | BioBERT (+PubMed+PMC) |
|---|---|---|---|---|---|
| | 2010 iZb2VA[41] | P% | 87.44 | 84.04 | 87.50 |
| | | R% | 86.25 | 84.08 | 85.44 |
| | | F% | 86.84 | 84.06 | 86.46 |
| | BC5CDR[42] | P% | 85.61 | 81.97 | 85.86 |
| | | R% | 82.61 | 82.48 | 87.27 |
| | | F% | 84.08 | 82.41 | 86.56 |
| Drug / Chemical | BC5CDR[42] | P% | 94.26 | 90.94 | 93.27 |
| | | R% | 92.38 | 91.38 | 93.61 |
| | | F% | 93.31 | 91.16 | 93.44 |
| | BC4CHEMD[41] | P% | 91.30 | 91.19 | 92.23 |
| | | R% | 87.53 | 88.92 | 90.61 |
| | | F% | 89.37 | 90.04 | 91.41 |
| Gene / Protein | BC2GM[41] | P% | 81.81 | 81.17 | 85.16 |
| | | R% | 81.57 | 82.42 | 83.65 |
| | | F% | 81.69 | 81.79 | 84.40 |
| | JNLPBA[45] | P% | 74.43 | 69.57 | 72.68 |
| | | R% | 83.22 | 81.20 | 83.21 |
| | | F% | 78.58 | 74.94 | 77.59 |
| Species | LINNAEUS[46] | P% | 92.80 | 91.17 | 93.84 |
| | | R% | 94.29 | 84.30 | 86.11 |
| | | F% | 93.54 | 87.6 | 89.81 |
| | Species 800[47] | P% | 74.34 | 69.35 | 72.84 |
| | | R% | 75.96 | 74.05 | 77.97 |
| | | F% | 74.98 | 71.63 | 75.31 |
| Average | | P% | 85.38 | 82.61 | 85.82 |
| | | R% | 85.79 | 84.00 | 86.40 |
| | | F% | 85.53 | 83.25 | 86.04 |

#### 4.1.1.2 基于包装器技术实现信息抽取

信息抽取（Information Extraction，IE）的主要功能是从结构化、半结构化或非结构化的文本中抽取出特定的事实信息[7]。通常利用机器学习（Machine

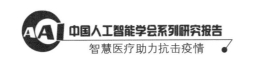

Learning，ML）、自然语言处理（Natural Language Process，NLP）等方法从上述文本中抽取出特定的信息后，保存到结构化的数据库当中，以便用户查询和使用[8]。

在抗击疫情过程中，为实现实时监控、病患关系分析、高危人群防控等应用，蒋秉川等人[9]利用包装器抽取技术重点对国家（省市）卫计委发布的新冠肺炎确诊病患的相关信息进行数据组织，形成结构化数据，再利用直接映射（Direct Mapping，DM）方法将这些结构化数据从数据文件转化为三元组格式数据。将地理知识图谱语义网和时空信息可视分析模型相结合，提出基于地理知识图谱相关技术构建新冠肺炎病患时空信息知识图谱，设计交互式协同可视分析方法，进行新冠肺炎疫情态势监控和病患关系分析，为精准防疫抗疫探索了一条高效可循的思路与方法。

新冠肺炎病患时空信息知识图谱的知识来源包括社交网络数据、人物关系数据、新闻数据、迁徙数据、疫情监测数据、轨迹数据、基础地理信息数据。数据来源、格式及抽取方法如表4-2所示。针对结构化数据、半结构化数据和非结构化数据，分别有不同的知识抽取方法，从表中可以看到实验主要利用包装器抽取方法进行知识抽取。包装器是一个能够将数据从HTML网页中抽取出来，并且将它们还原为结构化的数据的软件程序。

表4-2　新冠肺炎病患时空信息知识来源

| 数据类别 | 数据来源 | 数据格式 | 抽取方法 | 知识类型 |
|---|---|---|---|---|
| 社交网络数据 | 微信、微博数据 | 非结构化文本 | 包装器抽取 | 人物、社交关系 |
| 关系数据 | 户籍、微信、微博 | 结构化数据、文本 | D2R、包装器抽取 | 人物实体、人物关系 |
| 新闻数据 | 新闻网站 | 非结构化文本 | 包装器抽取 | 新闻事件 |
| 迁徙数据 | 铁路、民航、公路 | 结构化数据 | 包装器抽取 | 轨迹数据、交通工具实体 |
| 疫情监测数据 | 国家及省市卫生健康委员会 | 非结构化文本 | 包装器抽取 | 病患实体、病患关系 |
| 轨迹数据 | 手机定位、调查 | 结构化数据 | 包装器抽取 | 人物实体、位移事件 |
| 基础地理信息数据 | 地图、影像、地名 | 结构化数据 | 包装器抽取 | 地名实体、地理知识 |

### 4.1.1.3 基于 Lattice LSTM 模型实现实体链接

实体链接（Entity Linking，EL）是将文本中代表实体的指称（Entity Mention，EM）与特定知识库（Knowledge Base，KB）中的条目（Entry）相链接，也被称为命名实体链接（Named Entity Linking，NEL）、实体消歧（Entity Disambiguation，ED）、共指消解（Coreference Resolution，CR）等[10]，是知识图谱中知识融合研究的主要任务，其核心是构建多类型多模态上下文及知识的统一表示，并建模不同信息、不同证据之间的相互交互。

清华大学 AMiner 团队和智谱 AI 团队利用 Lattice LSTM 等模型和 Scispacy 等工具实现了基于 COKG-19 知识图谱的中英文双语文本实体链接[11]，该实体链接工具已应用于 AMiner 知识疫图智能驾驶舱系统的事件文本数据语义分析固件中，为全球疫情风险指数分析提供了坚实的知识基础和工具。Lattice LSTM 模型[12]是基于字符的 BiLSTM-CRF 模型[13]的拓展，集成了词的单元格和用于控制信息流的附加门，另外输入除了字序列还有词典中该词匹配的所有字符子序列。Lattice LSTM 模型结构如图 4-2 所示，包含四种矢量，即输入矢量、输出隐藏矢量、单元矢量和门矢量。

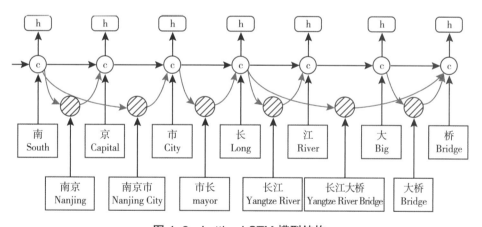

**图 4-2 Lattice LSTM 模型结构**

模型的基本递归 LSTM 函数公式如下。

$$
\begin{bmatrix} i_j^c \\ o_j^c \\ f_j^c \\ \tilde{c}_j^c \end{bmatrix} = \begin{bmatrix} \sigma \\ \sigma \\ \sigma \\ tanh \end{bmatrix} \left( W^{c\top} \begin{bmatrix} x_j^c \\ h_{j-1}^c \end{bmatrix} + b^c \right) \tag{3}
$$

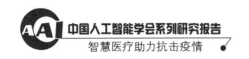

$$c_j^c=f_j^c \odot c_{j-1}^c+i_j^c \odot \tilde{c}_j^c$$
$$h_j^c=o_j^c \odot tanh\left( c_j^c \right)$$

其基本递归结构是利用字符单元向量 $c_j^c$ 和在每 $c^j$ 个隐藏向量 $h_j^c$ 构成的，$c_j^c$ 用于记录句子开始到 $c_j$ 的循环信息流，$h_j^c$ 用于 CRF 序列标注；$i_j^c$、$f_j^c$、$O_j^c$ 分别表示输入门、遗忘门和输出门；$W^{cT}$ 和 $b^c$ 是该模型的参数；$\sigma$ 表示 sigmoid 函数。

### 4.1.2　知识图谱查询和推理计算

知识图谱查询与推理技术可以用于补充和产生新的知识，完成对数据的深度分析和推理，主要分为知识统计与图挖掘技术和知识推理技术：知识统计与图挖掘重点研究知识查询、指标统计与图挖掘，基于图特征算法来进行图查询检索、图特征统计、关联分析、时序分析、节点分类、不一致检测等[14]；知识推理计算是基于图谱的逻辑推理算法，主要包括基于符号的推理和基于统计的推理。下面主要介绍图检索查询、关联分析以及知识推理这三种技术。

#### 4.1.2.1　基于社区搜索算法实现图查询检索

图查询和检索是最常见的计算，常用于查询目标节点的 n 度关联方，或者查询某子图结构，主要是以深度优先或广度优先等方式遍历网络，输出关联节点或同构实例[14]。

新冠肺炎暴发至今，已经产生了数千篇新的论文，这种信息的泛滥使得研究人员很难搜索到自己领域的最新成果，更不用说探索新的方向。标准的搜索引擎主要是为有针对性的搜索而设计的，而不是为了发现或建立论文中看不到的联系。Tom Hope 等人[15]介绍了 SciSight 研究，这是一个探索性搜索新冠肺炎研究的新框架，构建并整合了两个关键能力：第一，探索生物医学方面（如蛋白质、基因、药物、疾病、患者特征）之间的相互作用；第二，发现研究人员以及他们之间的联系。用户可以搜索主题、隶属关系或作者，然后根据全局 TF-IDF 分数对显示结果进行排序。在标准的面搜索中，面之间的查询是连接的，面内的查询是分离的，每个查询都包含搜索界面中一个或多个组件的选择。在社区搜索的框架下，对查询中的相关社区的查找问题进行了一定程度的探讨，在图中给定一个图 $G$ 和一组查询节点，其目标是找到一个子图 $G$，该子图中包含查询节点且紧密连接。此外，实验目标是检索与排名的主题、作者和隶属关系高相关性组，初步使用两种简单的方法检索用户查询的相关结果：第一种方法简单地计算了每一组作者的查询面 $q$ 和 top-K 凸面 f 之间的重叠，并通过规范

化的重叠大小 $\dfrac{|\{q:q \in f\}|}{|f|}$ 对组进行排序；第二种方法计算了代表作者组的元节点图上的加权 PageRank 算法分数以及前面描述的元边。对两种方法的边缘处理方式分别是：一种是针对局部亲和力，另一种是针对社会邻近性。然后，通过计算这两个分数的平均值和方面重叠分数来查找子图。

### 4.1.2.2　基于无监督图嵌入方法 ProNE 实现关联分析

关联分析是指分析图谱中两个节点间或多个节点间的关联关系、紧密程度，进而可以实现社群发现和分割，常用的方法有路径查询、距离计算，输出结果为节点及节点间边的距离和边的集合（路径）[14]。

AMiner 团队在知识疫图新冠肺炎疫情新闻学术数据的获取及分析应用上采用在频谱调制空间中传播嵌入信息，提出了一种快速和可扩展的网络嵌入算法 ProNE，其基本思想是通过对网络嵌入进行有效的初始化来提高嵌入的表示能力[16]。事件的表示学习采用最新的无监督图嵌入方法 ProNE[17]，将所有的事件和它们所关联的关键词作为节点，连接成一张无向图，然后对它使用 ProNE 计算出每个节点的向量表示。关联无向图如图 4-3 所示。

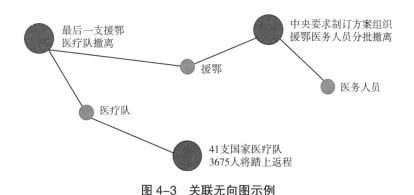

图 4-3　关联无向图示例

受大多数真实网络的长尾分布及其结果网络稀疏性的启发，ProNE 算法首先将网络嵌入表述为稀疏矩阵分解，然后利用高阶 Cheeger 不等式对初始嵌入进行频谱传播，以获取网络的局部平滑和全局聚类信息。这种设计使得 ProNE 成为一个具有高效性优势的快速嵌入模型。除了其效率和可扩展性优势外，对于多标签节点分类任务，在所有数据集上，效果始终优于所有基线。更重要的是，第二步频谱传播是一个增强网络嵌入的通用框架，通过采用 DeepWalk、LINE、node2vec、GraRep 和 HOPE 作为输入生成的嵌入，实验结果表明，利用光谱传

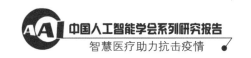
播策略为这些任务平均增加了 10% 的性能，为在疫情防控过程中查找关联节点做出贡献。

### 4.1.2.3 基于层次聚类算法实现知识推理

知识推理可以定义为按照某种策略，根据已有知识推出新知识的过程。面向知识图谱的知识推理技术可以用于补充和产生新的知识，完成对数据的深度分析和推理，是基于图谱的逻辑推理算法，主要包括基于符号的推理和基于统计的推理。

层次聚类（Hierarchical Clustering）是聚类算法的一种，通过计算不同类别数据点间的相似度来创建一棵有层次的嵌套聚类树[18]。在聚类树中，不同类别的原始数据点是树的最低层，树的顶层是一个聚类的根节点。层次聚类原理图[19]如图 4-4 所示。

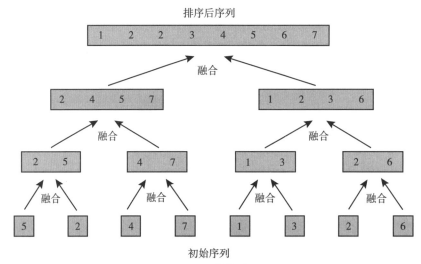

图 4-4　层次聚类原理

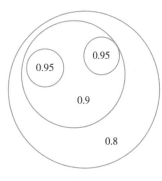

图 4-5　事件层级结构

在抗击疫情过程中，AMiner 团队采用了内机的方式搭建了知识疫图[16]，整体上是一个层次聚类的算法，选取一个阈值，把所有相速度小于这个阈值的事件连接起来，构成一些连通子图，然后将阈值调低，进一步连接这些子图。重复这个过程，构建出如图 4-5 的事件的层级结构，实现相关事件计算任务。

### 4.1.3　知识图谱应用

知识图谱应用分为通用应用和垂直领域应用，其中通用应用主要包括语义搜索、智能推荐、知识问答、大数据分析与辅助决策等[14]。在抗击疫情过程中，有很多公司以及科研院校构建了一系列基于知识图谱的应用工具，如疫情监测服务平台、药物研发、疫情态势感知与辅助研判系统、物资调度系统等相关应用，在疫情溯源和监测、疫情态势分析和研判、疫情防控和部署等方面起到了非常积极的作用，大大缩短了政府部门与防控组织的防控决策制定时间。下面介绍几种基于知识图谱的抗疫应用：基于神经网络结合蒙特卡洛搜索方法辅助药物研发；基于关系提取方法 BERE 辅助药物研发；基于时间序列的回归模型和神经网络模型挖掘用户搜索意图。

#### 4.1.3.1　基于神经网络结合蒙特卡洛搜索方法辅助药物研发

在应对新冠肺炎过程中，结合人工智能的生物化学应用已经被用来了解 SARS-Cov-2 感染所涉及的关键蛋白质的结构，并为寻找潜在的治疗方法提供帮助。Joseph Bullock 等人[20]在文章中提到了四种不同的方法：构建生物医学知识图谱、预测蛋白质 – 配体结合亲和力、分子对接模拟和分析基因表达特征。构建生物医学知识图谱可以捕捉不同实体（如蛋白质和药物）之间的关系网络，以便更高层次地探索它们之间的联系。比如 Peter Richardson 等人[21]发布在柳叶刀上的文章指出，利用知识图谱和深度学习，研究者发现 Baricitinib 这种常用于通过抑制 JAK1/2 激酶治疗关节炎的药物，可以作为新冠肺炎的一种治疗方法。Segler 等人[22]利用三路神经网络管道结合蒙特卡罗树搜索方法（3N-MCTS）挖掘结构化数据库，从而了解各种化合物是如何从简单化合物之间的分层反应形成的。蒙特卡罗树搜索的综合规划如图 4-6 所示。

蒙特卡罗树搜索方法（MCTS）非常适用于具有大分支因子的序列决策问题，通过 4 个阶段迭代执行搜索。

（1）选择：根据期望值和对该值的信心来选择下一个要分析的最重要位置。

（2）拓展：通过添加可能的前体位置对所选择的位置执行一个步骤的追溯分析。

（3）推广：选择其中一个前体位置进行评估。推广是一种蒙特卡罗模拟，在这种模拟中，随机搜索步骤在没有分支的情况下执行，直到将位置转换为构建块或达到最大深度为止。

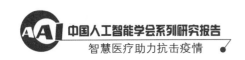

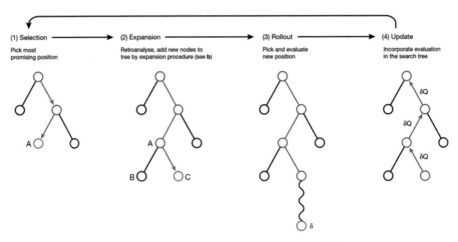

图 4-6　蒙特卡罗树搜索的综合规划[22]

（4）更新：如果在推广过程中找到了解决方案，则奖励 1。如果这个状态中的部分分子被解出，就会得到部分奖励。如果没有找到解决方案，奖励 –1。

在最后一个阶段，通过更新位置值，更新树以包含获得的奖励。随着树的生长和多次迭代的进行，位置值变得更加精确，并最终收敛到最优解。

### 4.1.3.2　基于关系提取方法 BERE 辅助药物研发

SARS–CoV–2 在全球的传播迫切需要寻找有效的治疗方法。Yiyue Ge 等人[23]结合机器学习和统计分析方法，系统地整合了大量可用的冠状病毒相关数据，开发了一个数据驱动的药物重新定位框架，该框架应用机器学习和统计分析方法，系统地整合和挖掘大规模知识图、文献和转录组数据，以发现潜在的抗SARS–CoV–2 药物候选。首先应用基于网络的知识挖掘算法来预测可能用于治疗 SARS–CoV–2 感染的候选药物的初始列表。接着利用基于网络的知识挖掘算法从大规模文献文本中挖掘出来的 6000 多种候选药物（主要包括已批准的，研究和实验药物），进一步缩小候选药物列表，利用基于深度学习的关系提取方法BERE[24]获得文本，最后进行人工检查。结果发现 CVL218 的抗病毒效果超过奥拉帕尼，是中国政府颁布的《新型冠状病毒肺炎诊疗方案（试行第六版）》中新冠肺炎的标准治疗方法之一。

实验目标是从已构建的知识图谱中获取隐藏的病毒相关特征信息，并准确预测潜在的候选药物。该知识图谱是通过学习每个节点的网络拓扑保持嵌入来实现的，使用了图卷积算法从邻域中收集和更新所构造的异构知识图网络中每个节点的特征信息，以充分利用网络拓扑信息。例如提到感兴趣的两个实体的句子，即冠状病毒或冠状病毒目标的名称（或别名），或药物的名称（或别名），首先是使用基于词典的名称实体识别方法（字符串匹配）收集的。基于网络的知识挖掘模块如图4-7所示。

在自动关系抽取模块使用一个混合的深度神经网络对每个句子进行语义和句法编码，包括一个自我注意模块、一个双向门控递归单元（GRU）模块和一个 Gumbel 树 GRU 模块。文献中每个句子的结构首先是使用 Gumbel 树门控递归单元技术从编码的单词特征中学习，然后将学习到的序列结构以及相应的编码字特征输入关系分类器中，自动提取文献

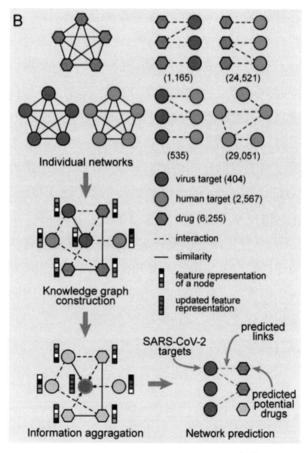

图4-7　基于网络的知识挖掘模块[23]

中大规模文档中两个实体之间的关系。然后根据已知的化学结构、蛋白质序列和公共数据库中的关系，首先构建了包含三种类型节点（即药物、人体靶点和病毒靶点）的七个独立网络和描述其相互作用、关联或相似性的相应边。然后采用基于深度学习的方法，通过信息聚合学习和更新每个节点的特征表示，预测针对特定冠状病毒的潜在候选药物。

### 4.1.3.3　基于时间序列的回归模型和神经网络模型挖掘用户搜索意图

在医疗卫生领域，传染病的监测主要依赖医生和有关医学机构的临床报告，但从患者出现传染病的相关症状到前往医院确诊并最终上报数据存在延迟情况。如果能够提前预测传染病的发展趋势就能够更好地协助国家、有关医疗机构采取必要的防控手段，从而有效制止传染病的进一步传播。因此，设计一个高效准确的传染病传播预测模型至关重要。在新冠病毒疫情预测的研究中，清华大学 AMiner 团队研究人员发现搜索引擎用户行为和新型冠状病毒发展趋势

息息相关[25]。比如潜在患者确诊的过程中，他们可能会和搜索引擎产生一系列交互，而在交互过程中生成的搜索日志可以作为监测新冠肺炎有效的间接信号。利用以搜索日志为基础的用户行为数据，生成额外的特征信息，可以有效协助新冠肺炎传播的预测，以便政府有关部门可以及时采取措施。在知识疫图项目中，基于搜索日志[26]的新冠肺炎预测主要有传播动力学和时间序列两种思路。为了结合搜索日志这种用户行为信号进行新冠肺炎的预测，实验主要采用了基于时间序列的回归模型和神经网络模型，并结合对实验数据以及病情相关查询（ERQ）的观察，实验主要考虑了自回归模型（AR，baseline）、长短期记忆网络模型（LSTM，不考虑 ERQ，baseline）、自回归分布滞后模型（ADL，考虑ERQ）、使用词袋模型和 k–Means 聚类融合各类 ERQ 特征的特征聚类的自回归分布滞后模型（ADL，考虑 ERQ）、长短期记忆网络模型（LSTM，考虑 ERQ）等几种不同模型。为了验证模型的有效性，将不同模型应用到了预测累计确诊数据（基于历史确诊数据，预测 $k$ 天后的确诊人数）和预测新增与治愈人数（基于疑似数据与新增数据）两项实验任务中，不同模型在两项实验中的结果如表 4–3 所示。

**表 4–3　预测新增与治愈人数实验结果**

| 模型 | 得分 | 相对排名（**/324） |
|---|---|---|
| AR | 169.86 | 16 |
| ADL | 136.36 | 4 |
| LSTM | 286.37 | 249 |
| LSTM+ERQ 特征 | 236.14 | 85 |

经该团队研究发现，引入 ERQ 数据在绝大多数任务中都能够提升病情趋势的预测性能。但引入 ERQ 数据作为传染病预测模型特征时，需要考虑病情趋势相对 ERQ 趋势的滞后效应，滞后天数 3—5 天，对 ERQ 特征进行聚类后叠加为多个特征比直接叠加效果更好。通过探索分析不同搜索意图下的搜索引擎用户行为，可以更好地将疫情发展与用户意图、用户行为关联起来，进而实现实时监测疫情数据。

## 4.2　新冠肺炎知识图谱相关平台介绍

知识图谱平台是一个展示某一垂直领域或融合领域内的知识，进一步提供各种智能服务和应用的系统。为了对抗新型冠状病毒，研究人员通过搜集各种相关数据、使用各种相关技术，构建新冠肺炎知识图谱平台。从疫情暴发至今，经过各方面的不断努力，已经形成了很多成熟的新型肺炎知识图谱平台，其中主要可以分为两类，一是开放知识图谱，二是集成开放知识图谱的应用系统。其中一部分正在目前的疫情防控工作中发挥着巨大的作用。

下面将从开放知识图谱、知识图谱应用系统以及新冠肺炎知识图谱平台在各细分领域中的应用三个方面展开介绍。

### 4.2.1　开放知识图谱

首先，根据知识图谱标准化白皮书（2019 版）中对知识图谱的定义，知识图谱以结构化的形式描述客观世界中概念、实体及其关系，将互联网的信息表达成更接近人类认知世界的形式，提供了一种更好的组织、管理和理解互联网海量信息的能力。其本质上是一种语义网络，其中的节点代表实体或者概念，边代表实体和概念之间的各种语义关系[14]。

基于以上，开放知识图谱是由个人或集体创建并发布，能够被完整获取，并且所需的花费应当不超过合理的重制费用（较好的方案是提供免费的网络下载）的知识图谱平台。开放知识图谱包含完备的实体、属性、关系和知识三元组，具体呈现出症状、疾病、药物、治疗方案、防护对象、防护场所、防控措施、医用防护标准、医疗设备、检查方法、防护用品、传播渠道、事件、机构、科研等层级，为全世界的政府工作人员、医疗人员、科研人员和大众提供开放、及时、全面的新冠知识。下面介绍 9 个新冠肺炎开放知识图谱。

#### 4.2.1.1　新冠百科知识图谱

新冠百科知识图谱由东南大学于 2020 年 2 月 10 日创建，并进行后续的更新。该知识图谱针对新冠肺炎领域的百科 KG，是所有新冠图谱的基础。从各大百科出发挖掘数据，涵盖疫情涉及的相关知识。以病毒、细菌为主体，扩展了治疗、疾病等相关内容，通过这些概念的百科知识，形成新冠百科知识图谱。从百度百科、互动百科、中文维基百科、医学百科中进一步挖掘病毒、细菌、疾病、医学之间的关系。采用基于本体的信息抽取技术，扩充实体的属性信息。3.0 版本从英文维基百科页面出发，完成了英文图谱构建，并实现了中英文跨语言链接。该知识图谱从百度百科（实例 30390 个，三元组 106264 个）、互动百科（实例 38310 个，三元组 102360 个）、中文维基百科（实例 1695 个，三元

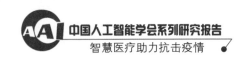

组 2144 个）、医学百科（实例 26852 个，三元组 31031 个）和英文百科（实例 11051 个，三元组 56864 个）中提取了完备了的概念、实例和三元组。该知识图谱的可视化样例如图 4-8 所示。

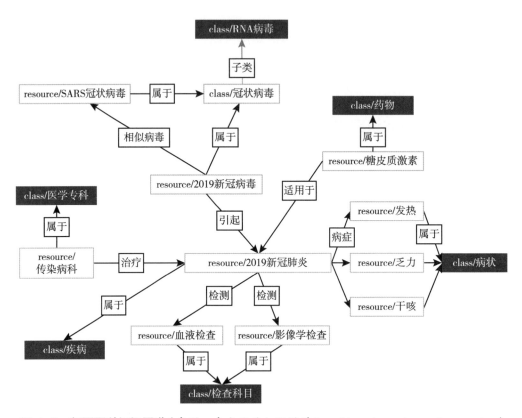

**图 4-8　新冠百科知识图谱**（来源：中文开放知识图谱 http://openkg.cn/group/coronavirus）

#### 4.2.1.2　新冠物资知识图谱

新冠物资知识图谱由武汉科技大学计算机学院于 2020 年 2 月 27 日创建，并进行后续的更新。该知识图谱包含防控新冠病毒所需的各类物资，主要包括医用防护装备、日常防护用品、医用诊疗设备以及治疗用药。其中，医用防护装备包含了医用手套、口罩、隔离服等；日常防护用品包含洗手液、消毒用品等；医用诊疗设备包含常规检查设备和氧疗设备；治疗用药包含了《新型冠状病毒感染的肺炎诊疗方案》多个版本中的中、西药品。其中包含 165 个概念、132 个实例和 56 个数值属性。

数据来自《新型冠状病毒感染的肺炎诊疗方案》《国家基本药物目录》《全国卫生行业医疗器械、仪器设备（商品、物资）分类与代码》、红十字会官网、百度百科等。该知识图谱的可视化样例如图 4-9 所示。

### 4.2.1.3　新冠防控知识图谱

新冠防控知识图谱由武汉科技大学计算机学院和东南大学计算机科学与工程学院于 2020 年 3 月 10 日创建，并进行后续的更新。该知识图谱根据目前互联网公开的针对人员、场所、交通工具防控指南或手册形成，包含防护概念的分类体系、注意事项，相关避免去的场所和不要做的事情，其中物资包含口罩等涉及一些特定商品的图谱并与防控规则关联。其中包含 95 个概念、306 个实例、5 个数值属性和 14 个对象属性。

数据来自协和新型冠状病毒肺炎防护手册、《张文宏教授支招防控新型冠状病毒》（数字版）、中央赴湖北省指导组防控组编制的不同人群、不同场所以及不同交通工具健康防护指导手册等。该知识图谱的可视化样例如图 4-10 所示。

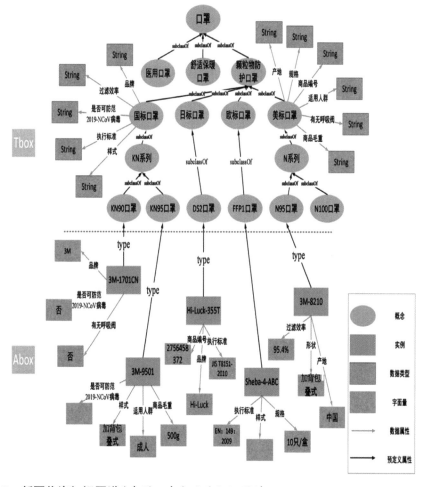

**图 4-9　新冠物资知识图谱**（来源：中文开放知识图谱 http://openkg.cn/group/coronavirus）

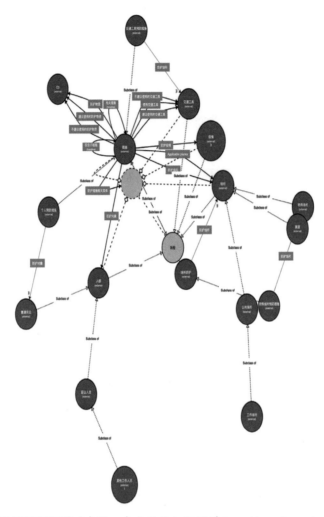

**图 4-10 新冠防控知识图谱**（来源：中文开放知识图谱 http://openkg.cn/group/coronavirus）

#### 4.2.1.4 新冠人物知识图谱

新冠人物知识图谱由海义知信息科技（南京）有限公司于 2020 年 2 月 10
日创建，并进行后续的更新。该知识图谱涉及专家组、武汉当地和全国各地相
关的 KOL 等，包含 123 个人物，其中包括 5 位专家人员、27 位因公殉职人员、
涉及生平事迹和基本属性等，并与新冠百科、新冠科研、新冠临床、新冠防控
等中的一些概念或实体关联。其中包含 21 个概念、747 个实例、291 个数值属
性和 1160 个对象属性。

数据来自百度百科、微信公众号、知网、澎湃新闻等。该知识图谱的可视
化样例如图 4-11 所示。

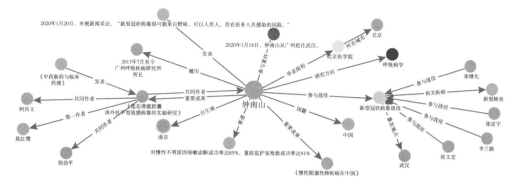

**图 4-11 新冠人物知识图谱**（来源：中文开放知识图谱 http://openkg.cn/group/coronavirus）

#### 4.2.1.5 新冠事件知识图谱

新冠事件知识图谱由河海大学计算机学院和小米人工智能实验室于 2020 年 2 月 11 日创建，并进行后续的更新。该知识图谱包含从第一例出发到封城到各地响应等重大事件脉络以及相关时间，和新冠百科、新冠科研、新冠临床、新冠防控、新冠英雄等均有关联，并对新闻中的一些内容进行相关语义标注。其中包含 4 个概念、640 个属性和 17 个对象属性。

数据来自《人民日报》、丁香医生、腾讯、新浪等。该知识图谱的可视化样例如图 4-12 所示。

#### 4.2.1.6 新冠临床知识图谱

新冠医疗知识图谱由海义知信息科技（南京）有限公司和北京文因互联科技有限公司于 2020 年 2 月 10 日创建，并进行后续的更新。该知识图谱从诊疗规范（流行病学 + 症状 + 实验室指标 + 治疗）、研究进展（测序、药物开发、疫苗）、发病统计（丁香园）出发，研究进展与科研关联，从目前已有的规范文件入手。图谱以 2019 新冠病毒为核心延展至病毒、治疗方案、症状、方剂等各类概念，形成新冠临床知识图谱。其中包含 43 个概念、383 个实例、90 个属性和 553 个对象属性。

数据来自《新型冠状病毒感染的肺炎诊疗方案》、维基百科、中医药知识服务平台、医疗器械分类目录等。该知识图谱的数据 Schema 如图 4-13 所示。

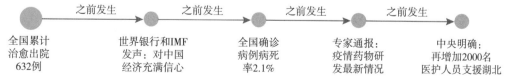

**图 4-12 新冠事件知识图谱**（来源：中文开放知识图谱 http://openkg.cn/group/coronavirus）

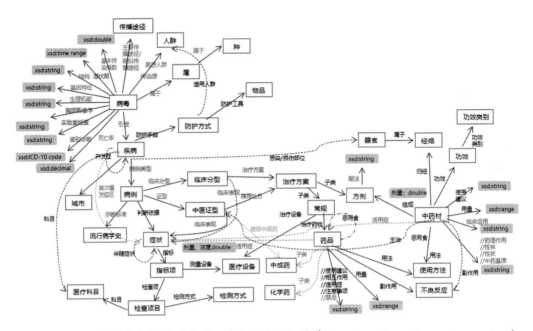

图 4-13　新冠临床知识图谱（来源：中文开放知识图谱 http://openkg.cn/group/coronavirus）

#### 4.2.1.7　新冠流行病知识图谱

新冠流行病知识图谱由 IBM 中国研究院于 2020 年 2 月 27 日创建，并进行后续的更新。该知识图谱包含了流行病学知识图谱 Schema 和基于此 Schema 定义的新冠肺炎资源实例。其中流行病学知识图谱 Schema 重点刻画流行病学的基本概念、流行病学调查等内容，未包含 "流行病学研究方法" "预防与控制策略" "临床治疗与预后" 等内容，需要在后续版本中与其他新冠肺炎知识图谱集成或连接。新冠肺炎资源实例包含了发生在 2019 年至 2020 年 2 月新冠肺炎疫情中确诊患者的流行病学调查数据，这些数据来自各省市卫生健康委员会公布的个案流调信息。例如：患者基本情况、患者活动事件（含时间和地点、干了什么等）及患者社会关系信息、当前现状、疾病传播路径等。其中包含 49 个概念、6 个实例、34 个数值属性、19 个对象属性和 374 个三元组。

数据来自《流行病学　第 7 版》《流行病学复习考试指导》以及各地卫生健康委员会公开信息等。该知识图谱的可视化样例如图 4-14 所示。

#### 4.2.1.8　新冠健康知识图谱

新冠健康知识图谱由清华大学、北京妙医佳健康科技集团有限公司于 2020年 2 月 21 日创建，并进行后续的更新。该知识图谱包含与新冠肺炎相关的各类疾病、药物、症状、检查、全国各地接收新冠肺炎定点医院等信息。其中包含

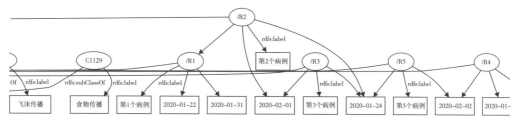

**图4-14 新冠流行病知识图谱**（来源：中文开放知识图谱 http://openkg.cn/group/coronavirus）

原图的来源：http://openkg.cn/dataset/covid-19-epidemiology

592个概念、7205个实例、89个数值属性、16个对象属性和51575个三元组。

数据来自《新型冠状病毒感染的肺炎诊疗方案》、百度百科、北京妙医佳健康科技集团有限公司以及卫生健康委员会等。该知识图谱的可视化样例如图4-15所示。

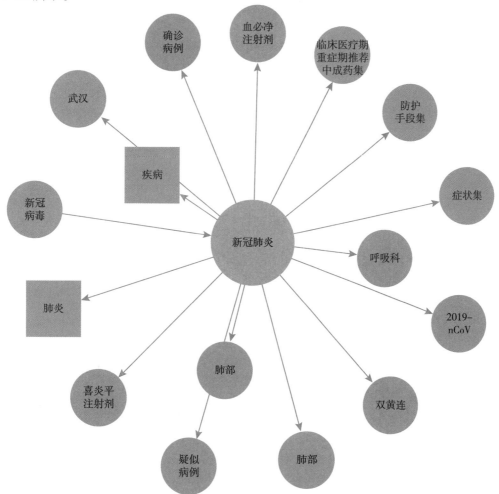

**图4-15 新冠健康知识图谱**（来源：中文开放知识图谱 http://openkg.cn/group/coronavirus）

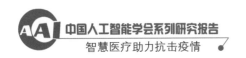

### 4.2.1.9 新冠科研知识图谱

新冠科研知识图谱由浙江大学于 2020 年 2 月 10 日创建，并进行后续的更新。此知识图谱主要包含五部分。

（1）病毒分类图谱。根据最新美国国家生物技术信息中心（National Center for Biotechnology Information，NCBI）网站内容更新了病毒族系相关的科研基础数据，包括了所有病毒的 lineage 分类信息。NCBI 提供了大量有关生物信息和数据的在线资源，包括 GenBank 核酸序列数据库以及相关已发表生命科学期刊引用和摘要的 PubMed 数据库。在第一阶段的发布版本中，从病毒的生物学分类角度出发，以 NCBI 中 Taxonomy 板块下数据为基础，构建了一个所有病毒的族系网络——病毒分类图谱。其中，不同的病毒通过生物学分类方法（如界、门、纲、目、科、属、种等）进行链接。该图谱具有较大的规模，实例的数量达 20w以上，三元组的数量更是达到了 190w+。但是其在分类及族系关系以外未引入其他信息，具有一定的局限。该知识图谱的可视化样例如图 4-16 所示。

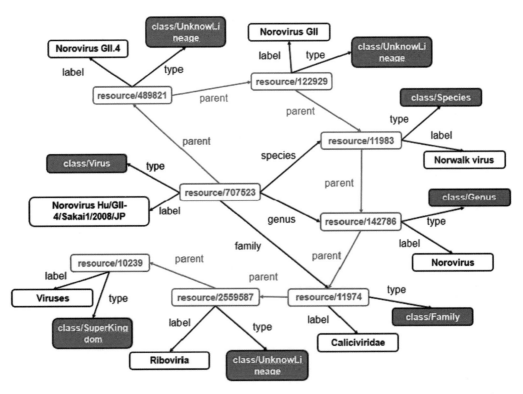

**图 4-16　病毒分类图谱**（来源：中文开放知识图谱 http://openkg.cn/group/coronavirus）

（2）新冠基本信息图谱。从新冠病毒的基因蛋白、宿主等相关信息出发构图。通过与医药、生物学相关科研人员的交流及合作，从专业的角度了解病毒差异的来源以及区分/联系不同病毒的重要属性；同时，通过与华为云语音语义创新 Lab 及华为云医疗智能体团队开展合作，从不同科研内容角度展开多方面的工作，期望通过双方深入的交流及合作，共同构建并完善用于科研用途的知识图谱。当前工作建立在不断完善 schema 的基础上，通过梳理病毒、基因、蛋白、药物等相关概念，围绕新型冠状病毒、抗病毒药物等展开工作。从病毒的基因、蛋白、宿主以及核苷酸序列等相关信息出发，基于 NCBI 数据库中新冠病毒相关具体数据，构建了新冠基本信息图谱。该知识图谱的可视化样例如图 4-17 所示。

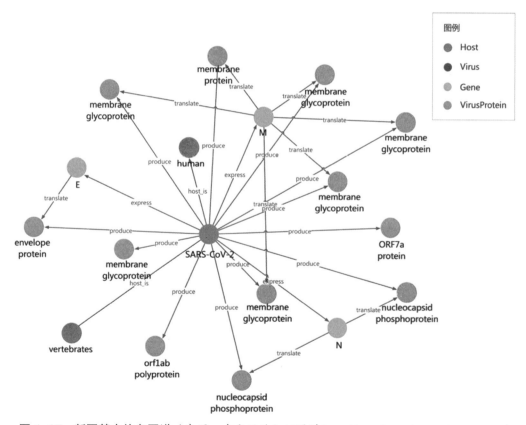

**图 4-17 新冠基本信息图谱**（来源：中文开放知识图谱 http://openkg.cn/group/coronavirus）

（3）抗病毒药物图谱。依据 Drugbank 数据库中抗病毒药物、病毒、病毒相关蛋白和宿主及宿主蛋白间的关系构建图谱。Drugbank 是一个基于 Web 的数据库，其中包含有关药物、作用机理、相互作用和靶标的全面分子信息。药物对

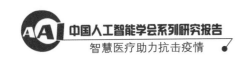

病毒的作用主要来自相关蛋白或人类免疫系统的抑制。从抗病毒药物、Human Protein、Virus Protein、宿主等信息出发，基于 DrugBank 等数据库的数据，构建了抗病毒药物图谱。该知识图谱的可视化样例如图 4-18 所示。

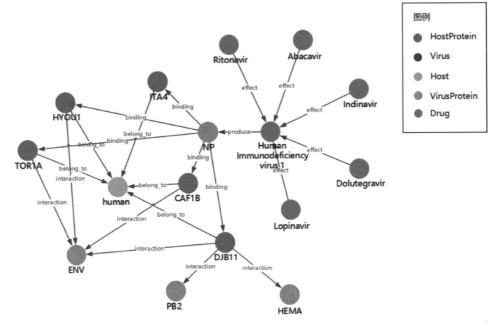

**图 4-18　抗病毒药物图谱**（来源：中文开放知识图谱 http://openkg.cn/group/coronavirus）

（4）新冠亲缘关系图谱。整理 nextstrain 网站上短期内 SARS-CoV-2 病毒株的变异方向与地理位置分布数据。GISAID 是目前全球最大的流感及新型冠状病毒数据平台，是由全世界一组权威的医学科学家组建，该组织致力于改善流感数据的共享。考虑到病毒流行学是重要的科研方向，从该角度出发，以 Gisaid 数据库所提供的实时新冠病毒 sequence 数据为基础，结合 nextstrain 对于新冠病毒基因组流行病学的分析及相关算法，整理出了一个短期病毒突变的连接网络——病毒亲缘关系图谱（持续更新）。其中包含了地理、时间、变异度、突变的基因蛋白等信息，为后续的相关研究（病毒溯源）及图谱的融合提供支撑。该知识图谱的可视化样例如图 4-19 所示。

（5）新冠文献抽取图谱。为了帮助研究人员方便快捷地查询最新研究信息，将 NLP 方法和知识图谱结合，自动化从专业文献等非结构化数据中抽提 SARS-CoV- 相关的知识点，整合为相关科研知识图谱。已于 2020 年 4 月 19 日发布。近几个月，随着大量研究人员对该病毒的多方位深入科学研究，研究者对于该

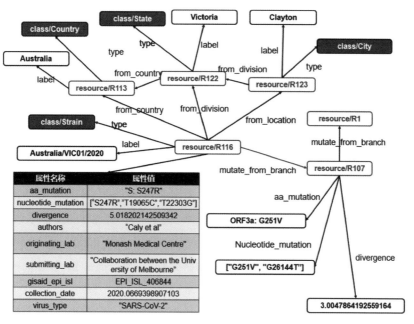

图 4-19　新冠亲缘关系图谱（来源：中文开放知识图谱 http://openkg.cn/group/coronavirus）

病毒的了解程度逐渐加深。但是由于这些研究成果大多以专业文献形式发表于各种学术期刊，其中涵盖的关键知识并未被系统地梳理，不便于研究人员利用这些最新的研究发现。此知识图谱整合各知识点涵盖的重要信息，整合为与SARS-CoV-2 有关的文献抽取科研知识图谱。

## 4.2.2　知识图谱应用系统

知识图谱应用系统是内部集成了一个或多个知识图谱，通过知识图谱的应用，具备搜索、问答、推荐、辅助决策等功能的平台，为政府、医疗机构、企业、媒体、科研工作以及大众提供各种智能服务，以保证生产生活顺利进行。

### 4.2.2.1　平安智慧医疗系列智能防疫工具

平安智慧医疗系列智能防疫工具由平安国际智慧城市科技股份有限公司开发完成。疫情期间，平安智慧医疗从应用驱动出发，基于平安集团自有的五大医疗数据库、中文医疗知识图谱以及官方发布的新冠肺炎疫情相关信息，针对性地收集疫情相关的五大医疗知识库，并利用实体关系抽取等知识图谱构建技术从非结构化的医学知识中抽取核心的医学实体和关系，并对不同来源的实体进行对齐，形成最终的疫情知识图谱。

基于该疫情知识图谱，利用自然语言处理相关技术，平安智慧医疗为医生

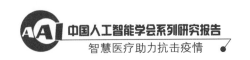

和大众居民提供两大类服务，针对医生通过"AskBob 医学智库"提供诊疗决策支持和对复杂案例的医学文献语义查找精准医学文献，针对居民提供疫情自查和疫情问答等服务。

#### 4.2.2.2 渊亭科技疫情智能作战平台

渊亭科技疫情智能作战平台由厦门渊亭信息科技有限公司开发完成。渊亭针对疫情信息大数据，快速构建出疫情图谱，并基于构建的图谱对疫情信息进行分析研判，实现在平台完成从数据输入知识幻化、知识应用基于知识输出的全过程。为各地疫情防控部门监控和辨认可疑病毒携带者提供决策依据。

基于各部委数据、运营商数据、交通出行数据、互联网第三方数据等内外部数据，快速构建疫情图谱，发现并展示疫情信息的关联关系，结合图谱的关联分析、时空分析、流向分析等可视化分析手段，更好地支撑疫情态势研判。

基于动态关系数据，生成可视化疫情传播网络图谱，完整展现人群流向、人群规模、来源地、疫情发展趋势等之间的复杂关系，直观描述疫情演变，追溯疫情源头，预测地区潜在染患者群，为防控部门及早作出反应措施提供决策参考。

以舆情事件及其关联信息构建事件图谱，综合分析事件发生前、中、后的全过程数据，自动形成多维度分析图表及监测报告。结合大数据和人工智能算法模型（事件预测、因果分析、事件推演），预测舆情发展趋势，为舆情应对和研判提供决策参考。该应用系统的可视化如图 4-20 所示。

#### 4.2.2.3 和美信息天网 SkyNet 新冠肺炎疫情防控系统

和美信息天网 SkyNet 新冠肺炎疫情防控系统由和美信息技术股份有限公司开发完成。和美信息天网 SkyNet 寓意系统像终结者系列中的天网一样强大，洞察国内新冠肺炎疫情形势，利用知识图谱的技术手段对抗肆虐的新冠肺炎病毒。

系统数据来源于网络发布的公共信息以及合作渠道获得的数据以及模拟的用户数据。通过实体抽取、关系抽取、属性抽取、实体对齐、实体消歧等步骤构建出新冠肺炎感染者有关的行程及接触相关信息，用户属性采用模拟的用户的年龄、性别、职业等维度信息，构造出新冠肺炎感染者知识图谱表征的形式，通过天网 SkyNet 系统可视化展示出感染者信息以及与其关联的相关人员信息。该知识图谱的可视化样例如图 4-21 所示。

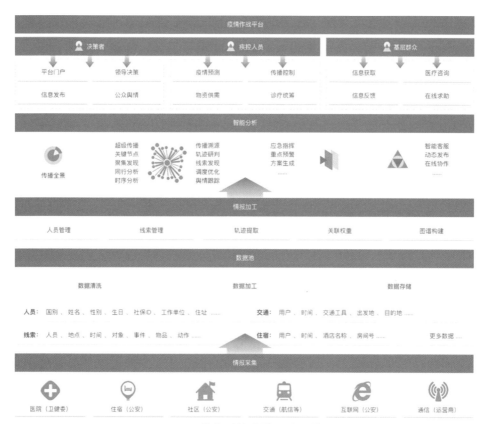

图4-20　渊亭科技疫情智能作战平台

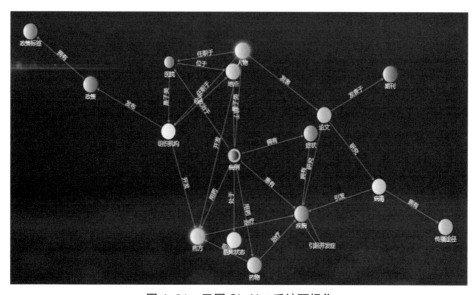

图4-21　天网 SkyNet 系统可视化

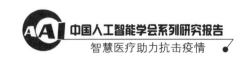

建立新冠肺炎感染者疫情知识图谱以后，天网 SkyNet 利用本套数据对接触人群进行分析和处理。当前系统具有以下功能：超级传播者的发现以及一度、二度及多层接触者关系推理、预警分析与处理等。

### 4.2.3　新冠肺炎知识图谱平台在各细分领域中的应用

随着知识图谱不断涌现，这些蕴含人类大量先验知识的宝库亟待被人们利用，在各行各业中发挥作用。在此次抗击疫情过程中，知识图谱凭借其直观、有效的特点，在各个细分领域中得到了充分利用，为全世界的政府工作人员、医疗人员、科研人员和大众的抗击疫情工作提供了智能服务。

#### 4.2.3.1　政府

对政府而言，知识图谱平台能够帮助其在疫情期间更好地保证人民生命财产安全、完善相关措施、全面做好疫情防控工作。

例如，政府可利用知识图谱平台进行疫情情况的实时统计，向公众发布最新的数据，包括时间、地区、新增确诊病例数、新增死亡病例数、累计确诊病例数等；发布最新相关政策，包括疫情防控、复工复产、资源调度等。华中科技大学同济医学院公共卫生学院流行病学与生物统计学系研究人员研究发现一系列多方面的公共卫生干预措施在时间上与中国武汉市对新冠肺炎暴发的控制得到改善有关[27]。由此可见，知识图谱相关平台将帮助国家和地区及时制定正确公共卫生政策，控制疫情态势。

#### 4.2.3.2　医疗机构

对医疗机构而言，知识图谱平台能够帮助其在疫情期间及时、有效、准确地进行救治工作。

在疫情暴发之后，上海交通大学医学院研究人员指出，我们必须使用可用的稀有数据来做出公共卫生应对或临床管理方面的决策。正在进行的研究应当逐步建立科学证据，通过科学有效的措施积极应对疫情[28]。由此可见，知识以及知识图谱在疫情期间发挥着重要作用。例如，医疗机构可利用知识图谱平台获取症状、药物、收治地点、范围等关键信息。同时，医院可将临床上的最新消息提供给研究人员，用于现有知识图谱的扩充和完善，形成知识闭环。

#### 4.2.3.3　企业

对企业而言，首先，知识图谱平台能够帮助其在疫情后期尽快地推进复工复产工作。例如，企业可利用知识图谱平台获得基本防控知识问题。其次，知识图谱也可集成于流程化信息处理平台，用于企业检查防控措施是否正确等。例如：

示例一

【输入】

××广场（Y1店），已控制公众前往商场，上班工作人员无可疑症状，工作中未发现可疑症状人员，公共用品和接触部位进行了定期消毒，空调系统正常运转，滤网定期清洗，已加强开窗通风换气，洗手间内洗手液配备足够，供水设施正常工作，卫生设施进行了消毒，且卫生设施消毒及时，且必要时使用了空气消毒喷雾消毒。

【输出】

××广场（Y1店）是人流密集、流动性大的公共场所

防护情况：

已正确防护

示例二：

【输入】

××广场（Y2店），已控制公众前往商场，上班工作人员发热，已加强开窗通风换气，洗手间内洗手液配备足够，供水设施正常工作，卫生设施进行了消毒，且卫生设施消毒及时。

【输出】

××广场（Y2店）是人流密集、流动性大的公共场所

防护情况：

未正确防护

错误点：

确保可疑症状工作人员不带病上班

遗漏点：

公共用品和接触部位进行了定期清洗和消毒

空调系统或排气扇正常运转

空调滤网定期清洗

及时清理垃圾

卫生设施必要时使用了空气消毒喷雾消毒

示例三：

【输入】

××（Y3店），上班工作人员发热。

【输出】

××（Y3店）是人流密集、流动性大的公共场所

防护情况：

未正确防护

错误点：

确保可疑症状工作人员不带病上班

遗漏点：

公共用品和接触部位进行了定期清洗和消毒

空调系统或排气扇正常运转

空调滤网定期清洗

加强开窗通风换气

及时清理垃圾

洗手间内洗手液配备足够

水龙头等供水设施正常工作

卫生设施进行了消毒

卫生设施消毒及时

卫生设施必要时使用了空气消毒喷雾消毒

#### 4.2.3.4 媒体

对媒体而言，首先，知识图谱平台能够为其提供真实可靠的新闻内容。例如，媒体可利用知识图谱平台查看英雄人物动态，相关知识图谱已经以新冠病

毒专家为核心延展至履历、成果、事件、战役等各类概念。媒体可基于此，进行准确的宣传和报道。其次，知识图谱平台能够支持对新型冠状病毒的事件在时间上的正向和反向索引，并提供事件本身发展脉络的枚举，支持查证事件的溯源，也可对事件鉴伪存真。西班牙纳瓦拉大学研究人员研究发现有关冠状病毒的骗局主要在社交网络中传播，其中，尤其是在封闭的社交网络中传播。调查结果显示，这次大流行除了在健康和科学上制造了大量骗局外，还导致了许多政治假新闻的传播[29]。

由此可见，媒体在疫情期间，做出正确的报道是非常重要的。如果媒体能够充分利用此类知识图谱平台，就能在舆论方面为疫情防控做出巨大的贡献。

### 4.2.3.5 大众

对大众而言，首先，知识图谱平台能够帮助其在疫情期间获取必要的防控知识。例如，人们可利用面向新冠相关术语的语义检索等知识图谱平台获取信息，避免恐慌情绪，远离谣言。同时，知识图谱平台能够提供新冠相关文档的智能搜索和推荐等功能。其次，基于知识图谱的新冠肺炎健康防护问答平台可与人类进行多轮人工智能问答，能够为人们提供可靠的防治信息。例如：

**示例一**

问：哪些口罩能够防范新型冠状病毒？

答：能够防范新型冠状病毒的口罩包括医用防护口罩，N95 级别以上口罩，例如 3M-8210、3M-9132、3M-9010、3M-8511、3M-8200 等。

问：有哪些中成药能抑制新型冠状病毒？

答：苏合香丸、藿香正气丸、藿香正气口服液、藿香正气水、藿香正气胶囊、参附注射液、喜炎平注射剂、安宫牛黄丸等，目前没有特效药能够用于新型冠状病毒的治疗当中，建议您多洗手，常通风，少走动。

问：在疫情期间，如果出门买菜，戴哪种口罩比较好？

答：选择医用外科口罩、N95 口罩、KN95 口罩即可，但是目前医用口罩比较稀缺，建议供应给一线使用。

问：如果买不到 N95 和医用外科口罩怎么办？

答：如果没有适合的口罩，您可以使用医用护理口罩，建议戴2层，防护性能会好一些，使用完毕后一定要洗手，并将口罩外用塑料袋或者纸巾包住，丢入垃圾桶内。

问：这个型号的有哪些品牌？

答：为您在淘宝和京东搜寻到相关商品。目前淘宝有售的品牌为稳健，购买链接如下：https://chaoshi.detail.tmall.com/item.htm?spm=a230r.1.14.10.29531db5Fx9O3B&id=590321375500&ns=1&abbucket=9。京东有售的品牌为江赫，购买链接如下：https://item.jd.com/65497591657.html，疫情期间配送不保证时效，请您酌情购买。

示例二

问：疑似病例的诊断标准有哪些？

答：发病前14天内有武汉市及周边地区，或其他有病例报告社区的旅行史或居住史；发病前14天内曾接触过来自武汉市及周边地区，或来自有病例报告社区的发热或有呼吸道症状的患者；聚集性发病；与新型冠状病毒感染者有接触史。新型冠状病毒感染者是指病原核酸检测阳性者。

问：2019冠状病毒病（COVID-19）病情较轻该采用什么治疗方案？

答：卧床休息，加强支持治疗，根据病情监测指标，氧疗措施，抗病毒治疗。

问：抗病毒治疗药物有哪些？

答：α-干扰素、灭菌注射用水、洛匹那韦、利托那韦、利巴韦林。

#### 4.2.3.6 科研

对研究人员而言，知识图谱平台能够为其提供关于疫情、病毒、疫苗等方面的知识体系、系统知识、专业文献中的关键知识等，能够助力研究人员从不同方面、不同程度开展对该病毒的多方位科学研究。

例如，知识图谱平台能够提供对新冠相关文档的智能搜索和推荐功能，科研人员可以又快又准地获得相关的知识。

其次，知识图谱平台能够为研究人员提供技术支撑，加速流调研究。流行病学调查是一个很复杂和烦琐的事情，但它对于帮助人们了解疾病，制定有效的防治与控制策略非常重要。正如上海市卫生健康委员会主任邬惊雷所说，通过流行病学调查，明确每一个患者的感染路径，对于未来的疫情防控能起到很大的作用。对于公众而言，也可以知道用什么方式避免感染，感染之后通过什么路径去解决问题。然而，针对数万患者进行流行病调查、溯源、密切接触者追踪是非常耗时、耗力的工作。所以，知识图谱平台在科研领域起到了很大的作用。

此外，如果科研人员能够充分利用知识图谱平台，还能顺利进行以下科研工作：预测新病毒的生物学分类、新物种发现；预测病毒变异性高 / 低；预测病毒热稳定性；预测病毒的易感群体、宿主；预测病毒的致病部位；预测病毒可导致的症状、可缓解症状的药物；潜在治疗的药物；老药新用；预测病毒的传播途径、传播种类；预测可能与病毒蛋白相互作用的蛋白，发现新的蛋白靶点；针对新的蛋白靶点，进行药物开发；病毒溯源，病毒变异的分析与预测等。

# 参考文献

［1］中国电子技术标准化研究院. 知识图谱助力疫情防控和复工复产案例集［EB/OL］. http://www.cesi.cn/wmzxd/202003/6151.html, 2020-03-02.

［2］杨思洛，韩瑞珍. 知识图谱研究现状及趋势的可视化分析［J］. 情报资料工作，2012（4）：22-28.

［3］曹倩，赵一鸣. 知识图谱的技术实现流程及相关应用［J］. 情报理论与实践，2015，38（12）：13-18.

［4］Chinchor N，Marsh E. Muc-7 information extraction task definition［C］. 1998：359-357.

［5］Xu J，Kim S，Song M，et al. Building a PubMed knowledge graph［J］. Scientific Data，2020，7（1）：1-15.

［6］Lee，J. et al. BioBERT：a pre-trained biomedical language representation model for biomedical text mining. Bioinformatics 36，1234-1240，https://doi.org/10.1093/bioinformatics/btz682（2019）.

［7］郭喜跃，何婷婷. 信息抽取研究综述［J］. 计算机科学，2015，42（2）：14-17，38.

［8］李保利，陈玉忠，俞士汶. 信息抽取研究综述［J］. 计算机工程与应用，2003（10）：1-5，66.

［9］蒋秉川，游雄，李科，等. 利用地理知识图谱的 COVID-19 疫情态势交互式可视分析［J/OL］.

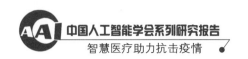

武汉大学学报（信息科学版）：1-10［2020-06-11］. https://doi.org/10.13203/j.whugis20200153.

［10］张丹阳，李楠，陈翀. 实体链接技术研究述评［J］. 情报工程，2020，6（1）：127-138.

［11］AMiner 学术头条. 大规模、结构化新冠知识图谱如何实现？这里是清华大学 AMiner 和智谱 AI 团队的技术报告［EB/OL］. https://www.jiqizhixin.com/articles/2020-05-28-3，2020.

［12］Yue Zhang, Jie Yang.Chinese NER using lattice LSTM［C］//Proceedings of the 56th Annual Meeting of the Association for Computational Linguistics.Melbourne，Australia：Association for Computational Linguistics，2018：1554-1564.

［13］翟社平，段宏宇，李兆兆. 基于 BILSTM_CRF 的知识图谱实体抽取方法［J］. 计算机应用与软件，2019，36（5）：269-274，280.

［14］中国电子技术标准化研究院. 知识图谱标准化白皮书［EB/OL］. http://www.cesi.cn/201909/5588.html，2019-09-11.

［15］Hope，T.，et al.（2020）SciSight：Combining faceted navigation and research group detection for COVID-19 exploratory scientific search. arXiv e-prints arXiv：2005.12668.

［16］AI TIME. 知识疫图背后的故事之新冠肺炎疫情中新闻学术数据的获取及分析应用［EB/OL］. http://www.aitime.cn/Activity/activityDetail?id=55，2020.

［17］Zhang，Jie，et al. "ProNE-Fast and Scalable Network Representation Learning."（2019）：4278-4284.

［18］周志华. 机器学习［M］. 北京：清华大学出版社. 2016.

［19］上杉翔二. Hierarchical Clustering（层次聚类）［EB/OL］. https://nakaizura.blog.csdn.net/article/details/78240037，2017-10-15.

［20］Bullock，J.，et al.（2020）Mapping the Landscape of Artificial Intelligence Applications against COVID-19. arXiv e-prints arXiv：2003.11336.

［21］Richardson P Griffin I Tucker C et al. Baricitinib as potential treatment for 2019-nCoV acute respiratory disease. Lancet. 2020；395：e30-e31.

［22］Segler MH，Preuss M，Waller MP. Planning Chemical Syntheses with Deep Neural Networks and Symbolic AI. Nature. 2018；555（7698）：604-610.

［23］Ge，Y.，et al.（2020）."A data-driven drug repositioning framework discovered a potential therapeutic agent targeting COVID-19." 2020.2003.2011.986836.

［24］L. Hong，J. Lin，J. Tao，et al. BERE：An accurate distantly supervised biomedical entity relation extraction network，arXiv preprint arXiv：1906.06916.

［25］AI TIME. 知识疫图背后的故事之地区风险预测与基于搜索日志疫情预测技术实践［EB/OL］. http://www.aitime.cn/Activity/activityDetail?id=71，2020.

［26］Chilton，L. B. and J. Teevan（2011）. Addressing people's information needs directly in a web search result page. Proceedings of the 20th international conference on World wide web. Hyderabad，India，Association for Computing Machinery：27–36.

［27］Pan A，Liu L，Wang C，et al. Association of Public Health Interventions With the Epidemiology of the COVID–19 Outbreak in Wuhan, China. JAMA. 2020；323（19）：1915–1923. doi：10.1001/jama.2020.6130.

［28］Weituo Zhang，Bi–yun Qian. Making decisions to mitigate COVID–19 with limited knowledge. The Lancet Infectious Diseases .April 2020.

［29］Salaverría，Ramón；Buslón，Nataly；López–Pan，Fernando；León，Bienvenido；López–Goñi，Ignacio；Erviti，María–Carmen（2020）. "Desinformación en tiempos de pandemia：tipología de los bulos sobre la Covid–19". El profesional de la información, v. 29, n. 3, e290315.

# 第5章

---

# 基于时间序列的疫情迁徙研究

## 5.1 实施社交距离（隔离）措施后新冠肺炎的传播变化

疫情开始以来，为了减慢新冠肺炎的传播速度，各国疾病控制与预防中心都鼓励采取"社交距离（social distancing）"措施。各国学者和研究机构针对实施隔离措施后新冠肺炎的传播变化进行了一系列研究，采用多种模型对疫情的未来发展趋势进行了预测，呈现出隔离措施对新型冠状病毒传播的积极影响，也为隔离措施的有效性提供了佐证[1]。

### 5.1.1 SEIR 模型

MIT 机械工程教授乔治·巴巴斯塔斯（George Barbastathis）和研究员吉·丹德卡尔（Raj Dandekar）研发了 SEIR 模型，使用 2020 年 1 月—3 月初的数据对模型进行训练，将其对 2020 年 4 月份的预测数据与实际统计数据进行了匹配，通过数据分析，得出了病毒的传播规律，即隔离政策开始严格实行时，病毒的传播速度会滑坡式下降[2]。SEIR 模型量化了检疫措施对新冠肺炎传播的影响，与迄今提出的大多数模型不同，这种模型不依赖于以往疫情的研究数据，如 SARS 或 MERS。它利用 AI 算法，经过训练后，准确地捕捉受感染个体的数量。

SEIR 模型以来自中国武汉、意大利、韩国和美国的病毒传播曲线数据作为子数据集，对 AI 助手进行数据训练。在获取每个地区（各标志性病例分别于 2020 年的 1 月 24 日、2 月 27 日和 2 月 22 日，在武汉、意大利和韩国被发现和记录）的第 500 个病例之后，经过 500 次迭代，模型得到了预测病毒感染传播的模式，得出了隔离措施与病毒有效繁殖数量减少现象之间的相关性[3]，如图 5-1 所示。

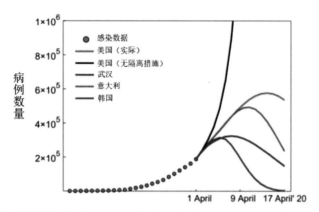

**图 5-1　SEIR 模型的数据集曲线示意图**（来源：维科网．MIT SEIR 模型：有必要将疫情隔离政策延续到 2022 年 https://www.ofweek.com/ai/2020-04/ART-201721-8440-30437274.html.）

SEIR 将人们分为易感、暴露、感染和康复等类别。这种算法产出的结果准确性要高于以往的预测方式，有助于更好地向政府、卫生系统和非营利组织提供信息，帮助他们调整隔离决策。该模型发现，韩国在实行隔离政策后，病毒的传播变骤然停滞，这一数据也为隔离期的政策合理性提供了佐证。

### 5.1.2　默里模型

华盛顿大学医学院健康指标与评估研究所（IHME）应州政府、美国医疗机构、华盛顿大学医学院等要求推出了新冠肺炎预测模型，重点预测疫情每日及累计死亡人数，疫情下对医院服务如呼吸机、病床、重症监护（ICU）病床的需求等。该模型由克里斯·默里博士主要负责，故有称默里模型。

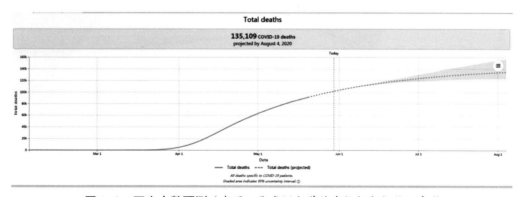

**图 5-2　死亡人数预测**（来源：华盛顿大学健康指标与评估研究所
https://covid19.healthdata.org.）

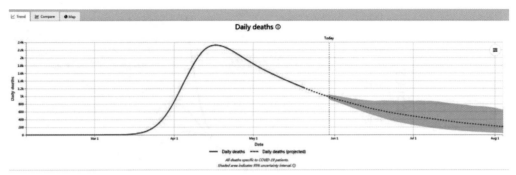

图 5-3　每日死亡人数（来源：华盛顿大学健康指标与评估研究所
https://covid19.healthdata.org.）

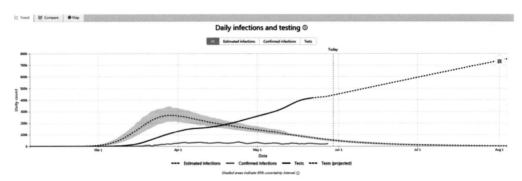

图 5-4　每日感染和检测（来源：华盛顿大学健康指标与评估研究所
https://covid19.healthdata.org.）

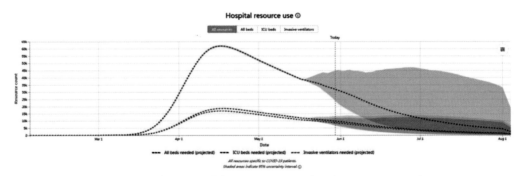

图 5-5　医疗资源使用（来源：华盛顿大学健康指标与评估研究所
https://covid19.healthdata.org.）

如图 5-2—图 5-5 所示，根据预测，截至 2020 年 8 月 4 日，美国累计新冠肺炎死亡病例将达到 135109 例。IHME 还对各州应该何时开放作出了预测，通过计算机建模预测了疫情暴发过程。研究人员指出，各州必须有足够的资源用于新冠病毒检测、对密切接触者和隔离人员进行追踪，同时一个州的感染率下

降到每 100 万人中仅有 1 人感染，那么这个州就可以开始放松管控举措。如表
5-1 所示，IHME 自 2020 年 3 月份以来会不定期地对其预测模型进行更新调整，
并考虑在模型中纳入其他流行病关键影响因素，如家庭规模和公共交通等。

表 5-1　截至 2020 年 5 月死亡人数超过 5000 人的各州总结和到 8 月份的死亡人数预测

| Location | Total COVID-19 deaths to date（estimates to May 26） | Predictions for cumulative COVID-19 deaths through August |
|---|---|---|
| United States（national） | 100,907（99,066 to 105,525） | 131,967（115,839 to 173,528） |
| New York | 29,465（29,375 to 29,593） | 30,832（30,407 to 31,401） |
| New Jersey | 11,527（11,424 to 11,740） | 13,654（12,898 to 14,647） |
| Massachusetts | 6,637（6,484 to 7,097） | 8,232（7,477 to 10,016） |
| Pennsylvania | 5,504（5,327 to 6,009） | 7,679（6,690 to 10,165） |
| Michigan | 5,321（5,230 to 5,441） | 5,801（5,428 to 6,208） |
| Illinois | 5,228（5,057 to 5,634） | 7,628（6,239 to 11,155） |

Results as of 05/26/2020
©2020 IHMEl
See terms and conditions of use, https://bit.ly/3aK1FSO

（来源：华盛顿大学健康指标与评估研究所 https://covid19.healthdata.org.）

### 5.1.3　其他模型

英国帝国理工大学针对新冠肺炎构建了全球流行趋势及控制策略有效性预
测模型。2020 年 3 月 16 日，英国帝国理工大学 Neil 教授等发表了题为 *Impact
of non-pharmaceutical interventions（NPIs）to reduce COVID-19 mortality and
healthcare demand* 的研究报告[4]，评估了在没有新冠肺炎疫苗的情况下，非药
物干预措施（NPIs）的潜在作用。NPIs 的措施是指仅通过降低普通人群的接触
率，比如，限制人员外出、隔离患者、关闭学校等，来达到减少病毒传播，控
制流行病的公共卫生措施。如表 5-2 所示为来自 Verity 等人在对 IFR 估计值进
行调整后，不同年龄层次新冠肺炎疾病病例严重程度的估计结果。以考虑不一
致的攻击率，总体 IFR 为 0.9%（95% 可信区间为 0.4%—1.4%）。Verity 等人的
住院率估计也以这种方式进行了调整，并在 GB/US 背景下按比例调整至与最年
长年龄组（80 岁以上）的预期率相匹配。这些估计数将随更多数据的积累而更
新。表 5-3 所示为分析所得的非药物公共卫生干预措施（NPIs）方案。

表 5-2　不同年龄层次新冠肺炎疾病病例严重程度的估计

| 年龄分组（岁） | 需住院人数（%） | 需入住 ICU 人数（%） | 感染死亡率（%） |
|---|---|---|---|
| 0—9 | 0.1 | 5.0 | 0.002 |
| 10—19 | 0.3 | 5.0 | 0.006 |
| 20—29 | 1.2 | 5.0 | 0.03 |
| 30—39 | 3.2 | 5.0 | 0.08 |
| 40—49 | 4.9 | 6.3 | 0.15 |
| 50—59 | 10.2 | 12.2 | 0.60 |
| 60—69 | 16.6 | 27.4 | 2.2 |
| 70—79 | 24.3 | 43.2 | 5.1 |
| 80+ | 27.3 | 70.9 | 9.3 |

（来源：搜狐网．英国帝国理工大学：COVID-19 全球流行趋势及控制策略有效性预测模型．https://www.sohu.com/a/384114223_387800.）

表 5-3　非药物公共卫生干预措施（NPIs）方案

| 分类 | 干预措施 | 描述 |
|---|---|---|
| CI | 有症状患者在家隔离 | 有症状的患者在家隔离 7 天，这期间减少了 75% 非家庭接触。家庭接触率保持不变。假设 70% 的家庭遵守政策 |
| HQ | 家庭隔离 | 家庭出现一例确诊患者，所有家庭成员将在家中隔离 14 天。隔离期间，家庭接触概率增加一倍，社区接触率减少了 75%。假设 50% 的家庭遵守政策 |
| SDO | 70 岁以上老年人隔离 | 减少 50% 的工作场所接触，增加 25% 的家庭接触，其他接触减少 75%。假设 75% 符合政策 |
| SD | 所有年龄人群隔离 | 所有家庭减少与家庭、学校和工作场所以外 75% 的接触。学校接触率不变，工作场所接触率减少 25%。假定家庭接触率增加了 25% |
| PC | 关闭学校和大学 | 在所有学校关闭期间，25% 的大学保持开放，学生家庭的家庭接触率在关闭期间增加了 50%。社区的接触率在关闭期间增加了 25% |

（来源：搜狐网．英国帝国理工大学：COVID-19 全球流行趋势及控制策略有效性预测模型．https://www.sohu.com/a/384114223_387800.）

此外，Neil 教授等人通过不同控制策略，对新冠肺炎的控制结果进行了预测。

（1）不采取任何控制措施的结果（群体免疫）。如果不采取任何控制措施或个人行为变化，死亡率将在 2020 年 6 月份达到峰值（图 5-6（A））。疫情发生的时间是近似的，由于美国的地理范围更大，导致各州的局部疫情比英国更明显，预计美国的疫情范围将比英国更广，达到峰值的时间也会稍晚一些（图 5-6（B））。

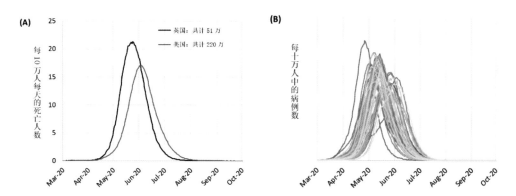

图 5-6　英国和美国完全流行的场景图（（A）按 GB 和 US 计算，每 10 万人口每天预计死亡
人数。（B）美国各州的病例流行趋势。）（来源：搜狐网．英国帝国理工大学：COVID-19 全
球流行趋势及控制策略有效性预测模型．https://www.sohu.com/a/384114223_387800.）

（2）如图 5-7 所示为不同控制策略重症 ICU 床位数需求。图中黑线显示的
是完全不控制流行；绿线显示的是包含关闭学校和大学的控制策略；橙色线表
示患者隔离策略；黄色线表示患者隔离和家庭隔离；蓝色线表示 70 岁以上人群
的患者隔离、家庭隔离和社会隔离策略。

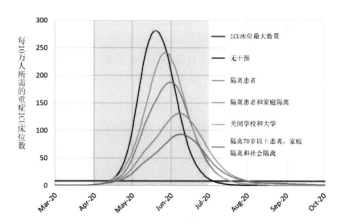

图 5-7　不同控制策略重症 ICU 床位数需求（来源：搜狐网．英国帝国理工大学：COVID-19
全球流行趋势及控制策略有效性预测模型．https://www.sohu.com/a/384114223_387800.）

　　蓝色底纹显示的是假定这些干预措施在 2020 年 4 月—7 月期间保持不变。
根据这一持续时间，预计最有效的干预措施组合将是患者隔离、家庭隔离和与
高危人群（70 岁以上）保持社会距离的组合。与其他年龄组相比，后者的影
响或传播相对较小，但高危组的发病率和死亡率的降低可降低对重症监护的需
求和总体死亡率。综合来看，这一干预策略预计将使危重症护理需求峰值减少

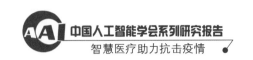

2/3，并使死亡人数减半。然而，这种"最优"缓解方案仍将导致重症监护床位需求或峰值增加 8 倍，超过英国和美国现有的应急能力。据预测，阻止大规模集会的作用相对最小，因为与在家里、学校或工作场所以及在酒吧和餐馆等其他社区场所花费的时间相比，这种活动的接触时间相对较小。总体而言，不同控制政策的相对有效性与局部诱因（与人均发病率相比的绝对病例数）、Ro（范围在 2.0—2.6 之间）的选择不敏感，以及 IFR 在 0.25%—1.0% 之间的变化不敏感。

该模型主要应用于两个国家：英国和美国。研究结果认为，任何一种单独的干预措施的效果是有限的，需要将多种干预措施结合起来才能产生实质性的控制传染病的效果。缓解措施的重点是减缓但不能阻止疫情蔓延——在保护那些最易受严重疾病威胁的人不受感染的同时，降低医疗需求峰值。抑制措施的目的是扭转疫情扩散，将患病人数降至低水平，并无限期地维持这种状况。每项策略都面临巨大的困难。研究发现，最佳缓解政策（结合疑似患者的家庭隔离、与疑似患者居住在同一家的患者的家庭隔离以及与老年人和其他最可能罹患严重疾病的人保持社会距离）可能使新冠肺炎传染峰值的卫生保健需求减少2/3，死亡人数减少一半。然而，采取有效控制策略减轻的疫情仍可能导致数十万人死亡，卫生系统（最明显的是重症监护病房）不堪重负。对于有能力实现这一目标的国家来说，合理的控制策略就成了首选的政策选择[5]。

## 5.2  社会各界对"群体免疫"说法的讨论

随着新型冠状病毒肺炎疫情全球大流行，各国应对措施不一，英国政府提出的"群体免疫"（herd immunity）策略引起科学界和社会公众的激烈讨论。群体免疫，又称"畜群免疫"，是指人或动物群体中的很大比例获得免疫力，使得其他没有免疫力的个体因此受到保护而不被传染。当拥有抵抗力的个体的比例越高时，易感个体与已感染个体接触的可能性则越小[6]，从而获得群体免疫力。在这种情况下，病毒就不能够继续传染下去，随着最初那个被感染的人的死亡或痊愈，病毒也就自然消亡。自从新冠肺炎疫情爆发以来，虽然大多数国家走的是阻断病毒传播的防疫模式，政府强制实施"社交隔离"被认为是最有效的办法。但是，西方国家之中仍然出现了坚持不封城、不隔离、不进行大范围病毒检测的国家，也有不少死亡率超过 10% 的国家坚持是"群体免疫"策略。

## 5.2.1 美国 CDC 的模型研究结果

据美媒报道，美国洛斯阿拉莫斯国家实验室提前发表在美国疾病控制与预防中心（CDC）出版的学术期刊《新发传染病》（Emerging Infectious Diseases）上的报告表明[7]，人群免疫率要达到 82% 才能遏制住疫情。这一新研究发现意味着，人群免疫程度需达到 82% 才能做到消灭疫情，免疫力可以通过接种疫苗或经过感染痊愈后获得，此前的科学研究推算认为人群免疫度达到 55% 即可。

根据当地时间 2020 年 4 月 13 日白宫网站公开的 10 日例行疫情简报会文字实录，在被记者问及美国是否可以效仿瑞典采取"群体免疫"方式应对疫情时，特朗普直截了当地回答说："如果我们采取这种方式，我想我们可能会有 200 万人死亡。"。此外，特朗普列举了英国采取"群体免疫"策略的案例，表达了自己对施行"群体免疫"持有的怀疑态度。在此之前，特朗普似乎也曾想过"群体免疫"这件事。美国《华盛顿邮报》报道，特朗普此前曾就此询问过"抗疫队长"美国国家过敏症与传染病研究所（NIAID）所长安东尼·福奇，福奇当时的回答是："很多人会死亡。"

## 5.2.2 英国与瑞典的"群体免疫"

在距离伊朗和意大利北部新冠肺炎疫情暴发已有十多天时间的背景下，英国首相鲍里斯·约翰逊推出抗击疫情的计划，包括控制（Contain）、延迟（Delay）、科研（Research）和缓和（Mitigate）。伦敦大学卫生和热带医学院的马丁·希伯德（Martin Hiberd）教授指出，随着越来越多人被新冠病毒感染，也会有越来越多人患病后痊愈，不少证据已显示他们会对病毒产生免疫力。获得免疫力的人越多，病毒越不容易传播。当近 70% 的人口被感染并康复，疾病暴发的概率就会大大降低，即所谓的"群体免疫"。因此 2020 年 3 月 13 日，在确诊病例从不足百人发展到破千人的情况下，英国政府宣布抗疫计划由"遏制"转入"延缓"阶段，放弃了本应在"遏制"阶段的措施之上再增加社交隔离的措施，其目的是压低疫情峰值、达到与本国医疗资源相匹配的程度，避免医疗体系不堪重负，并希望最终能增强群体免疫力，使更多的人对这种疾病免疫，从而减少传播。然而，帝国理工大学全球传染病分析中心模型项目负责人尼尔·弗格森（Neil Ferguson）教授在 2020 年 3 月 16 日公布的模型显示，根据

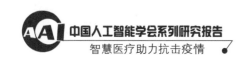
模型测算，英国政府如果不强力干预，全国死亡人数将超过 25 万。至此，英国政府再也无法延缓推出社交隔离措施[8]。弗格森指出，新的策略能够将英国本来预估的死亡病例从约 260000 降低至"几万甚至几千"，但要达到效果必须持续几个月。

瑞典作为公认的将获得"群体免疫"能力的国家，在疫情期间，滑雪道仍旧开放，餐厅生意兴隆。瑞典首席流行病学家和政策制定者特格内尔（Anders Tegnell）说，瑞典的防疫策略与英国最初采取的方法很相似，就是让病毒的传播尽可能放慢，保护老年人和易感染群体，直到大部分人自然免疫或等到有疫苗可用。斯德哥尔摩大学数学家汤姆·布里顿（Tom Britton）根据最新的社交行为改变假设计算得出结论，瑞典首都斯德哥尔摩免疫群体占人口 40% 的时候就可以遏制病毒传播，那么在 2020 年 6 月中旬就可以实现这种群体免疫效果。2020 年 4 月底，瑞典所采取"群体免疫"策略的弊端逐步显现。瑞典国内知名医学院校卡罗琳斯卡大学在对 200 名献血者进行的检测中，有约 11% 的人感染了新冠肺炎。如果这个研究结果放大至整个瑞典，那么这个拥有约 1000 万人口的国家，可能会有超过 100 万人被感染。根据约翰斯·霍普金斯大学的疫情实时统计数据，截至北京时间 2020 年 5 月 8 日 13 时 32 分，瑞典累计报告新冠肺炎确诊病例 24623 例，其中累计死亡病例为 3040 例，死亡率高达 12.35%[9]。特格内尔表示"我们计算出会有更多人感染，但是死亡人数确实令我们感到意外。"此外，瑞典公共卫生部门发布的研究显示，截至 4 月底该国首都出现抗体的居民比例却仅为 7.3%，而与此同时，瑞典因新冠肺炎离世的患者已经超过几个邻国的总和，每百万人口当中新冠病毒导致的死亡人数成为欧洲最高，再次宣告瑞典"群体免疫"抗疫模式的失败[10]。

"群体免疫"策略在国际上存在着较大的争议。2020 年 5 月 4 日晚，我国终南山院士在与外交部、国家卫生健康委员会以及美国、俄罗斯等疫情高发地区的留学生线上交流中表示，当前的疫情状况与"群体免疫"相差甚远，需要牺牲很多人才能达到群体免疫，因此他不赞成这一做法。张文宏也曾表示建立群体免疫是不现实的，在人类历史上，从来没有一例传染病是靠群体免疫进行控制的。因此，"群体免疫"策略是否可行、有效仍待商榷。

## 5.3 防控力度对遏制疫情发展的影响

自新冠疫情爆发以来，以习近平同志为核心的党中央把人民群众生命安全和身体健康放在第一位，制定周密方案，组织各方力量开展防控，采取切实有效措施，坚决遏制疫情蔓延势头。疫情中的数据对疫情防控的决策和实施有着重要的指导作用，利用大数据分析、建模模拟等手段对现有数据进行分析是十分有必要的。

集智俱乐部对现有疫情数据采用网络动力学推演出防控力度多大才能遏制疫情发展，并将研究结果发布在澎湃号上，此研究对疫情的防控有着重要的理论支持作用[12]。此研究在无人为干预的假设下，采纳了 *The Hidden Geometry of Complex, Network-Driven Contagion Phenomena* 一文中所述及的方法，并结合利用百度迁徙公布的每个城市到各个目标城市的流出比例数据、澎湃新闻美数课整理提供数据以及 2016 年的百度迁徙数据等多数据来源选定参数进行建模分析，试图对由于大量的人口流动而导致的病毒二级甚至三级爆发的可能性进行了探讨。

### 5.3.1 武汉到达其他城市的有效距离

在 *The Hidden Geometry of Complex, Network-Driven Contagion Phenomena*[11] 一文中，作者提出了有效距离的全新的距离概念，即现代人类乘坐交通工具进行的长程迁徙而形成的一种几何效应。集智俱乐部运用了这一概念，将最新 2020 年的从百度迁徙上获得的流量比例数据混合 2016 年的流量数据得到任意两城之间的跳转概率，并根据这个概率计算得到从武汉出发到达的其他城市的有效距离，按照有效距离从小到大的顺序排序得到。

表 5-4 所示为武汉到达其他城市有序距离的排序代表病毒传播在时间上的先后顺序。其中，武汉到达孝感、黄冈、荆州等湖北省的城市的有效距离较短，即病毒从武汉传播到这几个城市的时间较早。相关疫情数据显示这几个城市的感染人数非常多，这佐证了有效距离与传播时间之间的相关关系。

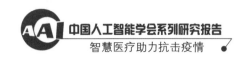

表5-4 有效距离从小到大的顺序排序

| 城市 | 有效距离 |
|---|---|
| 孝感市 | 2.98047861699429 |
| 黄冈市 | 3.03737472739629 |
| 荆州市 | 3.72665141291565 |
| 咸宁市 | 3.99416945664556 |
| 鄂州市 | 4.22735143472700 |
| 襄阳市 | 4.23717963187802 |
| 黄石市 | 4.27895220175204 |
| 荆门市 | 4.41221895590484 |
| 随州市 | 4.43899924679614 |
| 仙桃市 | 4.51606909749782 |
| 宜昌市 | 4.57372420850355 |
| 天门市 | 4.87042621577263 |
| 十堰市 | 4.98323235976880 |
| 恩施土家族苗族自治州 | 5.00998850737780 |
| 信阳市 | 5.20815905289094 |
| 重庆市 | 5.36761380225901 |
| 潜江市 | 5.47303123282358 |
| 长沙市 | 5.58719178886787 |
| 北京市 | 5.75142775125502 |
| 南阳市 | 5.97402466180429 |

（来源：集智俱乐部．防控力度多大才能遏制疫情发展？网络动力学推演给你答案．https://www.thepaper.cn/newsDetail_forward_5677940.）

### 5.3.2 有效距离与流量的相关关系

在证实有效距离与传播时间的相关关系的基础上，集智俱乐部进行了更深入的研究[12]，即验证有效距离与流量之间的相关关系。在此之前，部分研究者曾根据武汉出发的交通流量数据来估算最容易被感染的城市。

如图5-8所示，从武汉出发到达某城市的流量越大，有效距离越小，该城市爆发疫情的时间就越早，即有效距离与流量之间有着非常好的负相关性。为了佐证这一判断，集智俱乐部将疫情数据代入模型，计算得到了每个城市最先报道病例的时间，并研究这一时间与该城市有效距离的关系。

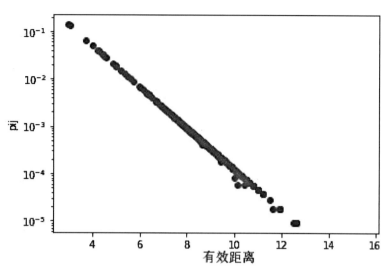

**图5-8 有效距离与流量之间的相关性**（来源：集智俱乐部．防控力度多大才能遏制疫情发展？网络动力学推演给你答案．https://www.thepaper.cn/newsDetail_forward_5677940．）

集智俱乐采用"nCoV 疫情地图"项目组提供的病人自己汇报的感染日期计算了首报病例时间。如图 5-9 可知，横坐标同样是有效距离，纵坐标则是清华

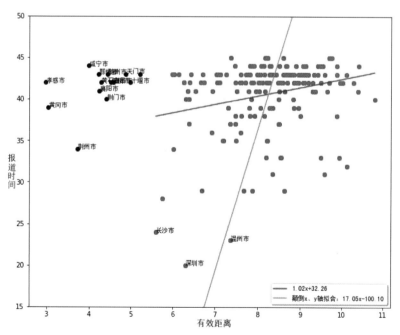

**图5-9 病人自己汇报的感染日期来计算的首报病例时间**（来源：集智俱乐部．防控力度多大才能遏制疫情发展？网络动力学推演给你答案．https://www.thepaper.cn/newsDetail_forward_5677940．）

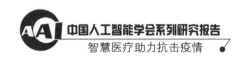

数据中病例汇报的感染时间。我们可看出长沙、深圳、温州等市汇报的日期要比一般城市的汇报日期更短。因此，他们怀疑湖北的城市有明显迟报的现象。

# 5.4  COVID-19 疫情迁徙可视化研究

自新型冠状病毒爆发以来，围绕疫情的各种数据和信息成为了公众了解疫情动态的窗口。在全民战役的关键时刻，国内各大研究机构进行了一系列的疫情可视化研究，运用静态和动态地图、时间轴图像、图表等多种可视化的方式将数据生动化，旨在高效地跟踪、筛查以及预测疫情的发展，提高了公众对疫情的关注度，帮助公众理解疫情的进展，为科学防疫、疫情追踪、辅助施策提供支撑。

专家、学者采用的可视化呈现手段主要有以下几种：一是静态和动态地图。如：国家基础地理信息中心基于天地图研发的"新型冠状病毒肺炎疫情分布"专题地图，利用在线地理信息可视化技术方便社会公众及时获取最新新冠肺炎疫情在地理空间上的实时动态，支撑和保障防疫工作。二是疫情图表。如：北京大学可视化分析实验室根据各地每日新增确诊病例数量制作了疫情变化晴雨表，用方块的大小和颜色的不同表示各地每日新增确诊的数量以及变化趋势，方便用户浏览和理解。三是时间轴图像。如：丁香园按照时间的顺序展现了钻石公主号游轮事件的疫情信息，让用户清晰地了解钻石公主号游轮疫情的发展过程。四是词云信息图。如 RUC 新闻坊曾利用大数据为在微博上发布信息的求助者画像，从微信、微博等社交网络数据中提取话题传播态势、情感转变，帮助我们从更多角度全面审视此次疫情的发展状况。这些可视化呈现的手段，使得疫情信息高效准确地传达，帮助人们了解疫情的整体态势，提高公众对疫情的关注度，增强个人防护意识。

## 5.4.1  地图可视化

### 5.4.1.1  城市热力图

抗击疫情是一场全民乃至全人类参与的战斗，除了奋斗在一线的医护人员、防控人员，各大高新企业也为防疫贡献着一份科技的力量。疫情的传播有着明显的地域特征，避免人群密集是新冠疫情防控的重要举措。百度作为中国科技公司的代表，利用百度地图开放平台定位服务数据，基于百度地图的 MapVGL 可视化引擎等技术绘制出了城市人口热力图。该图通过蓝色、绿色、黄色、红色等不同的颜色直观呈现不同的人群密集程度，从蓝色到红色代表人群密集程度越来越大。用户可通过热力图查看商区、交通枢纽、医疗机构等地点的人群密集程度，帮助用户制定出行决策，尽量避免人群过度聚集。

### 5.4.1.2 城市疫情防控可视化大屏图

在全民战疫阶段，无论是政府部门还是人民群众，最关注的就是新冠疫情的发展情况。百度通过 MapV Pro 编辑器配置呈现城市疫情防控可视化大屏，政府部门和人民群众可通过视化大屏可直观地了解疫情发展的趋势，也可通过收集的大数据，发现并预测疫情发展趋势，为城市决策者制定防疫方案提供参考。

百度基于时空大数据以及地理信息展示方面的技术优势，将复杂的疫情数据进行了动态的可视化处理，实现病例信息、疫情分布等重要指标实时的可视化大屏展现，让疫情信息更加直观、易懂，方便城市决策者和监管者整体把握疫情发展趋势，支撑科学的防控决策。

### 5.4.1.3 迁入迁出流动情况

新冠疫情爆发于 2020 年春节期间，人口的迁徙对于疫情的科学防控起着重要的影响。因此，百度基于地图位置服务大数据打造了迁徙大数据可视化分析平台，并于 2020 年 1 月 22 日上线到百度地图慧眼官网。该平台可查看全国 300 多个地级市的迁徙状况、展示指定城市迁徙趋势图以及迁徙规模指数，及时、完备、清晰地展示了中国春节期间人口迁徙的轨迹和趋势。

百度利用 AI 技术提供每日 300 多个地级城市春运期间的人口迁入迁出趋势、迁徙强度的可视化分析展示，为民众和政府带来更加清晰的人口流动信息，帮助全国各城市的决策者和监管者高效的进行疫情防控和复工复产统筹安排。

### 5.4.1.4 附近新冠病毒定点医院分布图

新冠肺炎疫情发生以后，财新数据可视化实验室利用各地卫健委公布的定点医院数据，开放了新冠肺炎定点医院查询功能。用户进入网站即可通过定位了解附近定点医院的数量以及位置。

### 5.4.1.5 其他相关研究机构的可视化研究

国家基础地理信息中心基于天地图研发了"新型冠状病毒肺炎疫情分布"专题地图（https://www.tianditu.gov.cn/coronavirusmap/），利用在线地理信息可视化技术可以直观展现新冠肺炎疫情的分布、数量、变化趋势等信息，方便社会

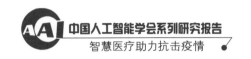

公众及时获取最新新冠肺炎疫情在地理空间上的实时动态，支撑和保障防疫工作。专题地图疫情数据全部来源于国家和地方卫生健康委员会官方权威渠道，每日及时更新。

"新型冠状病毒肺炎疫情分布"专题地图除了通过交互式统计图表提供了全国疫情病例数据信息外，还充分利用天地图地理信息支撑技术，以地图可视化和统计图表的方式配合动态时间轴直观展现了疫情分布及发展变化情况。"病例分布地图"提供了省级和地市级两种地图展示模式，既可以宏观查询全国各省病例数据信息，又可以细化到每一个城市；专题还通过"病例分布热力图"展示了疫情病例分布的密度和变化形势，用户可以查询疫情发生以来每一天的病例数据和空间分布态势。为了方便用户了解和判断身边疫情，合理安排工作与生活，该专题对全国范围的"病例活动场所"进行了精准的定位与展示，每个地点都准确定位到了所在小区或者村庄。

此外，电子科技大学卫星产业技术研究院陆川博士和阎镜予博士组建团队自主研发了全国首款"疫情卫星地图"——新冠肺炎疫情卫星地图速查系统。在疫情卫星地图中，用户定位后，通过卫星遥感影像可以看到让确诊病例的分布位置，并显示出附近的确诊病例分布与自己的距离。该系统能够保证用户查询到的信息是最全面最权威的，同时在后台形成数据采集和反馈机制，为疫情防控提供科学决策起到了巨大作用。

### 5.4.2 疫情趋势图

丁香园作为国内最大的医学综合网站之一，其医学论坛聚集了国内的专业人士。在本次疫情的信息更新发布中发挥了举足轻重的作用。2020年春运高峰到来，为便于大家及时获取新型冠状病毒疫情动态，1月21日，"丁香医生"微信公众号疫情地图及实时播报上线，通过趋势监测、横向对比、因素拆解等数据分析方法，实时呈现中国大陆各地确诊病例、疑似病例、治愈病例的汇总情况与地域分布[13]。丁香园疫情地图及实时播报的信息来源包括国家卫生健康委员会、中国疾控中心以及全国大部分省份医疗卫生机构的权威发布渠道。"疫情地图"页面会实时呈现中国大陆各地确诊病例、疑似病例、治愈病例的汇总情况与地域分布；实时播报页面将整点更新汇总各地最新通报进展，以及各地应对肺炎采取的重要措施及手段。

### 5.4.3 武汉封城前500万武汉人的流向图

武汉是外来人口流入城市，根据武汉市文化和旅游局公布的"2018年春节统计信息"显示，2018年武汉在春节期间发送人数为232.82万人，春运期间武

汉近一半的人口回乡过年，流出人口基数很大。2020年1月26日晚，湖北省人民政府新闻办公室就新型冠状病毒感染的肺炎疫情防控工作召开了新闻发布会，武汉市长周先旺表示，因为春节和疫情的影响，"目前有500多万人离开武汉，还有900万人留在城里"。人员流动是疫情扩散的重要影响因素，研究封城前离开武汉的500多万人的流向对于疫情的防控有着重要的意义。

DT财经利用百度迁徙、湖北省卫生健康委员会所公布的数据，对2020年1月20日—23日武汉人口流向的热门城市进行了统计，及时掌握了武汉市封城前的人口流向。如图5-10所示，2020年春运初期，武汉市人口流向最多的就是武汉周边、湖北省内的其他城市，热门流向城市最为靠前的14座城市全都来自湖北，它们依次是孝感、黄冈、荆州、咸宁等。在湖北省外的城市中，河南省、湖南省、安徽省、重庆市、江西省等省市有较多武汉流出的人员前往。因此，对以上省市的武汉流出人口进行密切的追踪和监管，将有助于抑制全国范围内疫

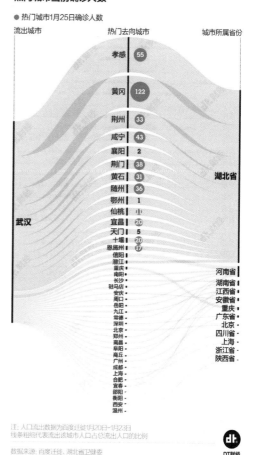

**图5-10 封城前500万武汉人的流向可视化图**
（来源：DT财经.离开武汉的那500万人到底去了哪里？https://www.thepaper.cn/newsDetail_forward_5649648.）

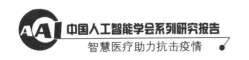

情的扩散速度。

### 5.4.4 武汉 763 例确诊患者向全国扩散的路径

在新冠肺炎的传播过程中，春运是导致病毒大规模传染的重要原因。澎湃

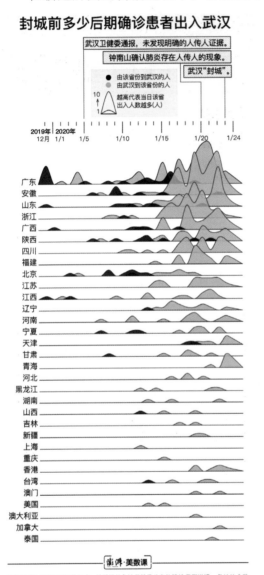

数据说明：截至1月27日24点，除武汉外各地卫健委公布的确诊病例详情。各地的个案差异主要源于政府信息公开的程度不同。包含明确行程记录的患者详情共506例。
数据来源：各地卫健委

图 5-11　封城前后期确诊患者出入武汉情况统计（来源：澎湃美数课. 763 例确诊患者的故事，还原新冠病毒向全国扩散的路径. https://www.thepaper.cn/newsDetail_forward_5719018.）

新闻（www.thepaper.cn）从截至2020年1月27日各地卫生健康委员会公布的确诊病例中，搜集并分析了763例确诊患者的详情，试着还原了病毒扩散的路径。（各地之间的个案数量差异主要因为政府的信息公开程度不同，因此地区之间的数量不具有可比性）。

据澎湃新闻统计，有368名后期确诊患者在武汉"封城"前一周离汉。2020年1月20日晚，钟南山在央视《新闻1+1》栏目中确认了病毒具有人传人的特征。从20日晚上，到武汉23日封城过去的3天时间里，21日有56名后来确诊患者出城；22日有62名出城；23日有36名出城。在公开的506例确诊患者行程中，有47名患者从武汉离开后，又经过了多个目的地，占到了总数的9%。如来自河北邯郸的一名患者，1月15日和父母一起到武汉旅游，18日移动到厦门，19日发病，22日抵达深圳就立即入院就诊。如图 5-11 所示为 2020 年封城前后期确诊患者出入武汉情况统计情况。

如图 5-12 所示为 2020 年离开武汉后前往多个城市的后期确诊患

# 离开武汉后前往多个城市的
# 后期确诊患者

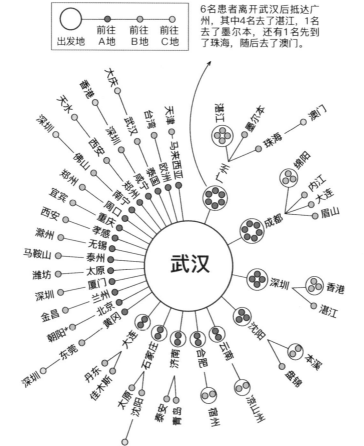

图5-12　离开武汉后前往多个城市的后期确诊患者统计情况

（来源：澎湃美数课. 763例确诊患者的故事，还原新冠病毒向全国扩散的路径.
https://www.thepaper.cn/newsDetail_forward_5719018. ）

者统计情况。在公开的506例确诊患者行程中，47名患者从武汉离开后，又经过了多个目的地，占总数的9%。此外，还有28例确诊患者与武汉并无直接交际，仅有湖北其他省份的旅游史或者只因在旅途中途经武汉而患病。如图5-13

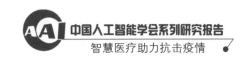

所示，以 2020 年 1 月 18 日作为分界点，前后的时间间隔差距很大。特别是从 1 月 22 日起，当日出现症状即就诊的患者数量剧增，湖北省启动了突发公共卫生事件二级应急响应。1 月 23 日，浙江、湖南、广东相继启动了一级响应。

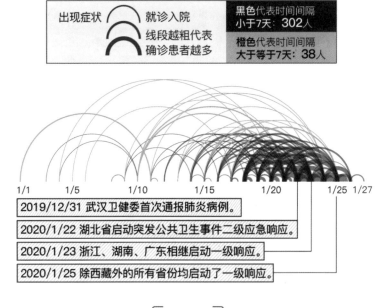

图 5-13　确诊患者从出现症状到就诊住院的时间间隔图
（来源：澎湃美数课. 763 例确诊患者的故事，还原新冠病毒向全国扩散的路径.
https://www.thepaper.cn/newsDetail_forward_5719018.）

以上所述的时空特征，再加上人传人的特征，带来的后果就是大批的后期确诊患者早已到达全国各地，将病毒带给密切接触者，甚至引发聚集性传染。澎湃新闻通过分析，总结出三点主要传播途径，分别为熟人空间产生的互动，公共空间产生的互动，医疗活动产生的互动。

（1）熟人空间产生的互动。据新华社报道，截至 2020 年 2 月 4 日中午，山东省发现聚集性疫情 60 起，其中 49 起为家庭聚集性疫情。总体而言，家属和同事是最主要受害者，因为他们属于每天在熟人空间能遇见的人。在 151 例人传人确诊患者中，共有 64 例属于这种情况。以山东和天津的两组传播为例，说明亲属之间的传染过程，如图 5-14（a）所示。

（2）公共空间产生的互动。公共空间也是病毒传播的重要途径。在 151 例人传人确诊患者中，共有 20 例属于这种情况，如图 5-14（b）所示。

（3）医疗活动产生的互动。最后一种常见的人传人场景是在医院。这种传染案例的详情公布较为有限，截至 2020 年 1 月 27 日，仅有来自江西新余市的 5 例。5 名医院职工被感染，其中两名又分别将病毒传染给了自己的母亲和妻子，如图 5-14（c）所示。

### 5.4.5　全球蔓延的可视化

数据可视化是关于数据视觉表现形式的科学和技术研究。数据可视化技术通过图形、图像处理、计算机视觉和用户界面来表达、建模和显示立体、表面、属性和动画的形式对数据加以可视化解释[14]。数据可视化最早起源于 18 世纪，1789 年显示土耳其帝国在亚洲、欧洲和非洲的疆土比例的饼状图所使用的就是数据可视化技术。随着 21 世纪大数据时代的到来，人们并始关注大数据的处理，用户使用数据的效率也在不断提高，人们对数据可视化技术的依赖也在不断深化。大数据可视化研究已成为一个新的时代命题。

随着新冠肺炎的爆发，约翰·霍普金斯大学工程与系统科学中心（CSSE）的 Lauren Gardner 教授利用数据可视化技术推出新冠肺炎疫情扩散的地图可视化网站[15]，该网站整合了包括世界卫生组织（WHO）、美国疾病预防控制中心（CDC、ECDC）、中国疾病预防控制中心（CCDC）、卫生应急办公室（NHC）以及中国医疗专业社群丁香园等在内的多个权威机构的病例数据，实时更新，展示了疫情的全球分布情况，并提供了开放数据供免费下载，以供相关研究使用。

地图可视化网站整个版面分三块，按照国家做了区分，其中中国按照省份做了细化的数据说明，排布方式按照"国家列表数据—地图数据—地区数据"详情排列。为了保证数据的时效性，每个模块上都有更新时间。地图可视化网站可以非常直观的表现各个地域的分布情况，根据规模大小用圆圈大小表示。

地图可视化网站使疫情的扩散程度透明化，同时搜集的数据对于疫情扩散的研究以及预测等产生了积极作用。

## 熟人空间产生的互动

熟人空间产生的互动包括家属（邻里）和同事两类，是疫情人传人最常见的路径，在151例人传人病例中，共有64例属于这种传染路径。

**1.家属/邻里** 以山东临沂市的一组人传人为例

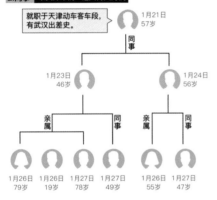

2019年12月29日，夫妻二人返回湖北老家探亲，2020年1月15日返回临沂。

确诊时间
1月22日 65岁
儿子
1月22日 62岁　同小区 1月24日 37岁　同小区 1月26日 53岁　1月26日 28岁

**2.同事** 以天津市的一组人传人为例

就职于天津动车客车段，有武汉出差史。 1月21日 57岁

同事
1月23日 46岁　　1月24日 56岁
亲属　　同事　　亲属　　同事
1月26日 79岁　1月26日 19岁　1月27日 78岁　1月27日 49岁　1月26日 55岁　1月27日 47岁

数据说明：截至1月27日24点，除武汉外各地卫健委公布的确诊病例详情。各地的个数差异主要源于政府信息公开的程度不同。包含人传人病例详情的共151例。
数据说明：截至2020年1月27日24点，除湖北武汉外所有公开的患者详情。

（a）

## 公共空间产生的互动

公共空间产生的互动包括外地出行、聚餐、公共交通三类。占比较少，在151例人传人病例中，共有20例属于这种传染路径。

**1.外地出行** 以山东青岛市的一组人传人为例

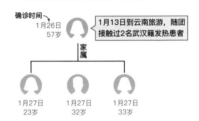

确诊时间
1月26日 57岁

1月13日到云南旅游，随团接触过2名武汉籍发热患者

家属
1月27日 23岁　1月27日 32岁　1月27日 33岁

**2.聚会和公共交通**

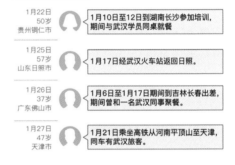

1月22日 50岁 贵州铜仁市 — 1月10日至12日到湖南长沙参加培训，期间与武汉学员同桌就餐

1月25日 57岁 山东日照市 — 1月17日经武汉火车站返回日照。

1月26日 37岁 广东佛山市 — 1月6日至1月17日期间到吉林长春出差，期间曾和一名武汉同事聚餐。

1月27日 47岁 天津市 — 1月21日乘坐高铁从河南平顶山至天津，同车有武汉旅客。

数据说明：截至1月27日24点，除武汉外各地卫健委公布的确诊病例详情。各地的个故差异主要源于政府信息公开的程度不同。包含人传人病例详情的共151例。
数据说明：截至2020年1月27日24点，除湖北武汉外所有公开的患者详情。

（b）

## 医疗活动产生的互动

医院职工传染的详情记录较少，仅以下来自江西新余市的5例，确诊日期在1月27日到28日之间。

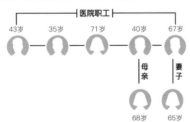

医院职工
43岁　35岁　71岁　40岁　67岁
母亲　妻子
68岁　65岁

数据说明：截至1月27日24点，除武汉外各地卫健委公布的确诊病例详情。各地的个数差异主要源于政府信息公开的程度不同。包含人传人病例详情的共151例。
数据说明：截至2020年1月27日24点，除湖北武汉外所有公开的患者详情。

（c）

图5-14 传播路径图（来源：澎湃美数课.763例确诊患者的故事，还原新冠病毒向全国扩散的路径. https://www.thepaper.cn/newsDetail_forward_5719018.）

## 5.4.6 可视分析系列综合

北京大学可视化与可视分析实验室隶属于信息科学技术学院，北京大学机器感知与智能教育部重点实验室。同时也是大数据分析与应用国家工程实验室可视分析研究中心、健康医疗大数据国家研究院健康医疗可视化与可视分析中心的核心团队。实验室致力于可视化与可视分析通用基础方法与领域应用系统的研究，在地图隐喻可视分析方法、可视化数据管理、可视化的快速构建与自动化等方向做了一系列创新的工作，相关成果已经直接应用于科研、交通、安全等领域。

新冠疫情发生后，北京大学可视化与可视分析实验室袁晓如老师带领学生在全国各地分工协作，依托实验室长期在可视化科研方面的高水平积累，密切针对疫情的发展变化，研发完成了一系列疫情可视化的工作。疫情可视化专题具体包含了疫情变化晴雨表、疫情态势、零增长地图、疫情方寸间、全球疫情态势图、疫情轨迹线、疫情 Rt 可视化、兄弟省市对口支援、确诊病例翻倍时间、各国入境管制措施、患者治愈与病亡比率、社交媒体可视分析、媒体关注分析、疫情相关可视化收集等 27 项图表、全方位展现了疫情发展情况。具体可视化交互图如图 5-15 所示。

根据全国各省市的每日新增确诊病例数量，北京大学可视化与可视分析实验室制作了疫情变化晴雨表（如图 5-16），用方块代表了每个地区每日的新增确诊人数，方块的大小用于表示具体的数量，方块的颜色表示和前一天比较是否有更多的新增确诊病例。在晴雨表中，可直接看到各地区疫情发展趋势、同一天各地区疫情变化对比，帮助用户快速识别上升或下降的地区。

全国疫情可视化中，北京大学可视化团队和美国雪城大学艺术团队合作设计了"疫情方寸间"（如图 5-17），用颜色和图像表达全国各地每日累计确诊数、治愈数和死亡数及其变化。使用方块对省市的疫情进行可视化，背景颜色表示确诊数，绿色面积占比表示治愈率，黑色面积占比表示死亡率。

## 5.4.7 北上广等 8 座城市政府官方微博每日发布的内容可视化

自新冠疫情爆发以来，新冠肺炎病毒在全国各大城市肆虐，大城市人口密度大、流动性强的特点，给疫情提供了良好的传播条件，对城市的治理能力提出了巨大的挑战。

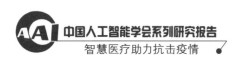

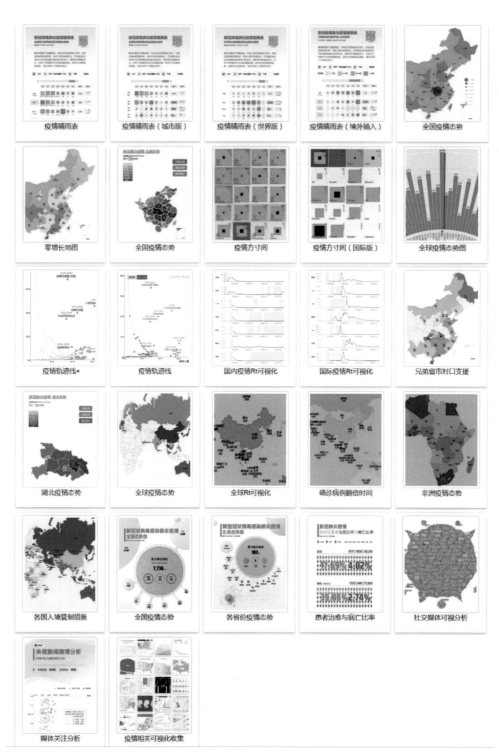

图 5-15　可视化交互图（来源：新型冠状病毒肺炎疫情可视化分析系列．
https://vis.ucloud365.com/ncov/home.html.）

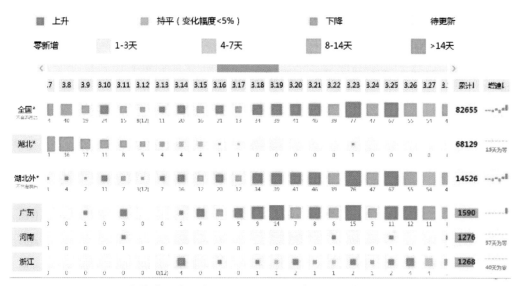

图 5-16　疫情晴雨表（来源：新型冠状病毒肺炎疫情可视化分析系列．
https://vis.ucloud365.com/ncov/home.html.）

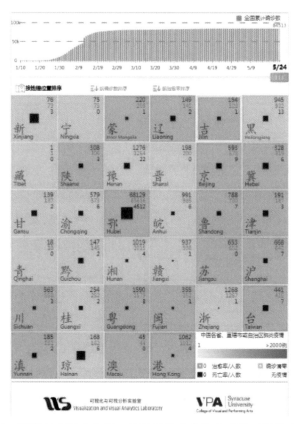

图 5-17　疫情方寸间（来源：新型冠状病毒肺炎疫情可视化分析系列．
https://vis.ucloud365.com/ncov/home.html.）

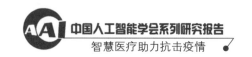

为比较中国各城市对疫情的防控治理能力，2020 年，帝都绘选择了 8 座主要城市——北京、上海、广州、深圳、重庆、成都、杭州、武汉，并在它们的政府官方微博上找到每天发布的疫情应对措施，微博 ID 分别为："北京发布""上海发布""中国广州发布""深圳微博发布厅""杭州发布""重庆发布""成都发布""武汉发布"。8 座城市的官微共发布了近 8000 条微博，帝都绘从中筛选了截至 2020 年 2 月 17 日市级和省级的本地性政策、规定、通知、措施等微博内容共 931 条，从疫情公布的详细程度、假期安排、公交系统应对疫情的举措、人员管理、特殊举措等 5 个方面进行了详细的分析。

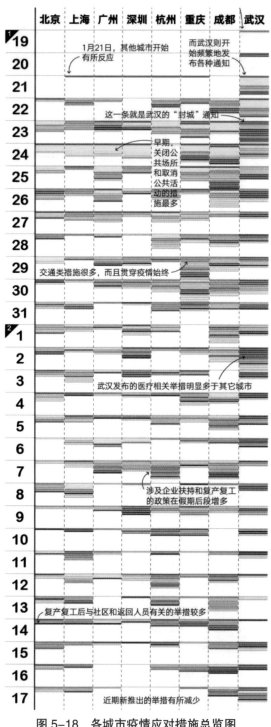

**图 5-18　各城市疫情应对措施总览图**

图 5-18 显示的是截至 2020 年 2 月 17 日 8 所城市的市级和省级疫情应对措施总览图，每条横线对应政府官微发布的一条举措，不同颜色的横线代表不同的举措所属类别。2020 年 1 月 19 日，处于疫情中心的武汉最先发布疫情举措，武汉政府通过官方微博发布"机场、铁路、公路等地开始对人群进行体温检测"的交通类疫情应对举措。2020 年 1 月 21 日，由于疫情的迅速蔓延，其他几所大型城市开始有所反应，并在官方微博推出综合类的疫情应对策略，武汉政府则频繁的发布各种类型的通知。从时间和

措施类型来看，早期各城市发布关闭公共场所和取消公共活动的措施较多；在假期后段，涉及企业扶持和复产复工的政策逐渐增多；在复产复工后，与社区和返回人员有关的举措较多；在 2020 年 2 月中旬以后，各城市发布的应对措施有所减少。在众多措施中，交通类措施较多，并且贯穿疫情始终。武汉政府发布的疫情应对措施频繁且数量多，医疗相关的措施明显高于其他城市。

图 5-19 显示的是各城市疫情公布的详细程度，圆点的大小代表了疫情公布的详细程度。从疫情公布的时间来看，武汉于 2020 年 1 月 19 日之前已公布了疫情信息，北京、上海深圳于 20 日开始公布疫情信息，其他几所城市分别于 21 日、22 日逐步公布疫情信息。从疫情公布的详细程度来看，北京、重庆两所城市从开始便公布精确到区的疫情信息，其他几所城市最开始仅公布精确到市的疫情信息，后续除武汉以外的城市逐步公布精确到区、小区和场所的疫情信息。深圳是最早公布个案详情的城市，也是最早精确到小区和城所的城市，杭州、重庆、成都也逐步公开了个案详情。

图 5-20 显示的是各城市的假期安排，其中圆点代表假期通知，线条代表明确规定的假期时间。国务院在 2020 年 1 月 27 日发布全国春节假期

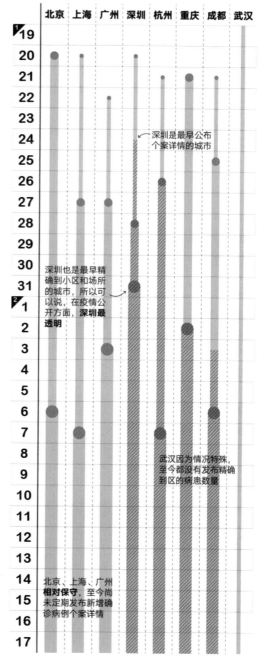

**1**
**各地公布疫情有多详细？**

图 5-19 各城市疫情公布的详细程度

## 2
## 各地是如何放假的？

国务院在1月27日通知全国春节假期延长至2月2日，在那之后各地对自己本地的假期又有什么规定呢？

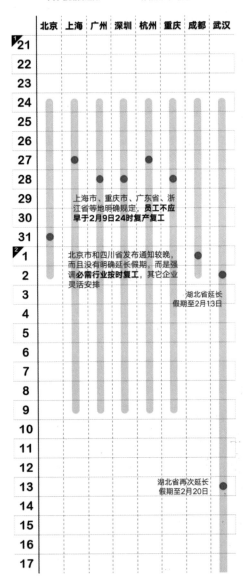

图 5-20　各城市假期安排（来源：帝都绘．疫情爆发后的一个月里，你的城市做了什么？．澎湃新闻．https://www.thepaper.cn/newsDetail_forward_6054565.）

延长至 2 月 2 日的通知后，上海、重庆、广州、杭州等城市于 27 日、28 日两天发布"员工不应早于 2 月 9 日 24 时复产复工"的明确通知。北京、成都发布的通知较晚，并未明确延长假期，而是强调必需行业按时复工、其他企业灵活安排的通知。作为疫情中心的武汉截止 2020 年 1 月 27 日共公布两次假期调整，第一次延长假期至 2 月 13 日，第二次延长至 2 月 20 日。

图 5-21 显示的是各城市公交系统应对疫情的举措，主要包括测温、戴口罩和特殊规定。由于处于疫情的重灾区，武汉于 2020 年 1 月 23 日暂停全市公交、地铁、轮渡。戴口罩是疫情防控有效的方法之一，成都、广州、深圳是较早规定乘坐地铁、公交需佩戴口罩的通知，北京、上海规定乘客佩戴口罩的通知较晚，杭州截止 2020 年 2 月 17 日尚未发布佩戴口罩的通知。测温是检测疫情较为直接的方法，各地地铁站测温的严格程度不同，北京、广州、深圳、杭州和重庆较早实现全线网测温，上海测温较晚。除了戴口罩、测温以外，各地也推出了一些特殊规定。2020 年 2 月 14 日，深圳成为首座需要实名乘地铁的城市，并暂停售卖单程表，几天后，广州也开始了实名制乘地铁的政策。2020 年 2 月 16 日起，北京可查询地铁车厢满载率。2020 年 2 月 17 日，杭州公共交通回复正常运营。综上所述，在公交系统应对疫情的举措中，深圳、广州、

重庆的应对措施较为及时和完备，北京、上海、杭州的应对措施较为滞后。

图 5-22 显示的是各城市对社区和返回人员的管理措施。从时间上看，大多数城市早期规定重点地区返回人群需隔离 14 天，其中北京是 8 个城市中最早明文规定这一措施的城市，其他城市也陆续发布了这一举措。后期，所有城市均实施了全市小区封闭式管理的措施，8 所城市中杭州是第一批实施这一举措的城市，上海实施这一措施较晚。从管理的严格程度上看，与湖北接壤的重庆管理最为严格，率先规定从所有地区返回的人群需要隔离 14 大，来自重点地区的人员直接劝返。同为封闭式管理，武汉最为严格，杭州于 2020 年 2 月 12 日宣布部分城区逐步恢复常态，社区封闭管理趋于灵活。

图 5-23 显示的是各地的特殊举措，这些措施包含交通、住房、医疗等对个领域，有些是某些城市根据自身特点首创的举措，体现了决策者的决心和智慧，在以下这些举措中更为明显。2020 年 2 月 1 日，重庆宣布将实行更严格的机动车单双号尾号限行，与此形成对比的是其他城市取消限行的决定。在措施公布几个小时后，重庆撤回了这

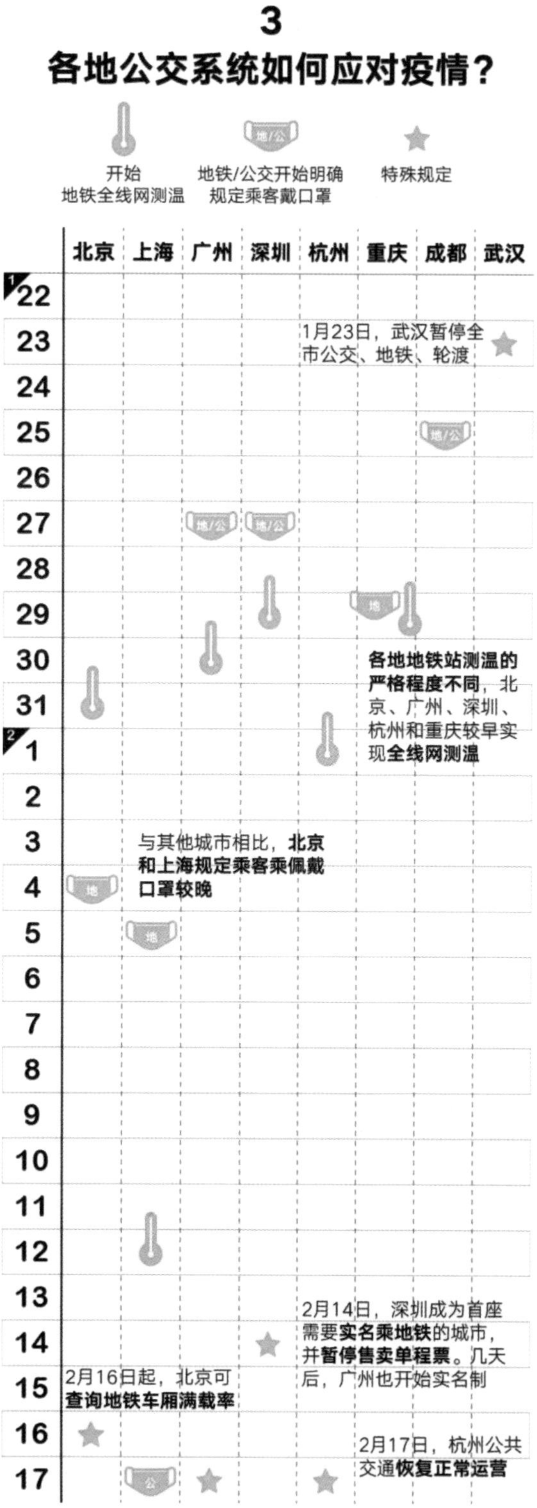

## 3
## 各地公交系统如何应对疫情？

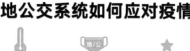

| | 开始地铁全线网测温 | 地铁/公交开始明确规定乘客戴口罩 | 特殊规定 |

图 5-21 各城市公交系统应对疫情的举措

# 4
## 各地如何管理社区和返回人员？

✖ 规定**所有地区**返回人群需隔离14天

✖ 规定**重点地区**返回人群需隔离14天

━ 全市小区封闭式管理的时间

|  | 北京 | 上海 | 广州 | 深圳 | 杭州 | 重庆 | 成都 | 武汉 |
|---|---|---|---|---|---|---|---|---|
| **1月**22 |  |  |  |  |  |  |  |  |
| 23 |  |  |  |  |  |  |  |  |
| 24 | ✖ |  |  |  |  |  |  |  |
| 25 |  |  |  |  |  |  |  |  |
| 26 |  |  | ✖ |  |  |  |  |  |
| 27 |  | ✖ |  |  |  |  |  |  |
| 28 |  |  |  |  |  |  |  |  |
| 29 |  |  |  |  |  |  |  |  |
| 30 |  |  |  |  |  |  |  |  |
| 31 |  |  |  |  |  | ✖ |  |  |
| **2月**1 |  |  |  |  |  |  |  |  |
| 2 |  |  |  | ✖ |  |  |  |  |
| 3 |  |  |  |  |  |  |  |  |
| 4 |  |  |  |  |  |  |  |  |
| 5 |  |  |  |  |  |  |  |  |
| 6 |  |  |  |  |  |  |  |  |
| 7 |  |  |  |  |  |  |  |  |
| 8 |  |  |  |  |  |  |  |  |
| 9 |  |  |  |  |  |  |  |  |
| 10 |  |  |  |  |  |  |  |  |
| 11 |  |  |  |  |  |  |  |  |
| 12 |  |  |  |  |  |  |  |  |
| 13 |  |  |  |  |  |  |  |  |
| 14 | ✖ |  |  |  |  |  |  |  |
| 15 |  |  |  |  |  |  |  |  |
| 16 |  |  |  |  |  |  |  |  |
| 17 |  |  |  |  |  |  |  |  |

在参与比较的城市中，**北京最早明文规定**，从重点地区返回的人群，需要隔离观察14天。其他城市也陆续发布了这个规定

与湖北接壤的**重庆管理最严格**，率先规定从所有地区返回的人员都需要隔离14天，而来自重点地区的人员则直接劝返

2月4日，杭州与宁波、哈尔滨等城市成为**第一批全市小区实行封闭式管理的城市**

同为封闭式管理，但**武汉最为严格**

2月14日，北京也决定无论来自哪里，**所有返京人员都需要隔离14天**。同一天，上海宣布全市小区封闭式管理，是参与比较的城市中最晚的

2月12日，杭州宣布部分城区可逐步恢复常态，**社区封闭管理趋于灵活**

图 5-22　各城市人员管理

# 5
## 各地有什么特殊举措？

有些政策和措施，是某座城市特有或首创的。在非常时期，城市决策者需要决心和智慧，这在以下这些特殊举措中更为明显。

|  | 北京 | 上海 | 广州 | 深圳 | 杭州 | 重庆 | 成都 | 武汉 |
|---|---|---|---|---|---|---|---|---|
| **1月**24 |  |  |  |  |  |  |  |  |
| 25 |  |  |  |  |  |  |  |  |
| 26 |  |  |  |  |  |  |  |  |
| 27 |  |  |  |  |  |  |  |  |
| 28 |  |  |  |  |  |  |  |  |
| 29 |  |  |  |  |  |  |  |  |
| 30 |  |  |  |  |  |  |  |  |
| 31 |  |  |  |  |  |  |  |  |
| **2月**1 |  |  |  |  |  | ● | ● |  |
| 2 |  |  |  |  |  | ● |  |  |
| 3 |  |  |  |  |  |  |  |  |
| 4 |  |  |  |  |  |  |  |  |
| 5 |  |  |  |  |  |  |  |  |
| 6 |  |  |  |  |  |  |  |  |
| 7 |  |  |  |  |  |  |  | ● |
| 8 |  |  |  |  |  |  |  |  |
| 9 |  |  |  |  | ● |  |  |  |
| 10 |  |  |  |  |  |  |  |  |
| 11 |  |  |  |  | ● |  |  |  |
| 12 |  |  |  |  |  |  |  |  |
| 13 |  |  |  |  |  |  |  |  |
| 14 | ● |  |  | ● |  |  |  |  |
| 15 |  |  |  |  |  |  |  |  |
| 16 |  |  |  |  |  |  |  |  |
| 17 |  |  |  |  |  |  |  |  |

2月1日，重庆宣布将实行更严格的**机动车单双号尾号限行**。与此形成对比的，是其他城市取消限行的决定。几个小时后，重庆撤回了这一决定，成为名副其实的"**朝令夕改**"。

2月1日，杭州开放**免费口罩预约微信平台**；次日，将平台改为支付宝。不过因为数额有限，抢口罩便成为了杭州市民每天的固定活动。

武汉住房公积金新政，一线医护人员买首套房**公积金最高可贷84万元**

2月9日，杭州宣布从次日起，**所有快递企业要全部复工**。

2月11日杭州启用"**健康码**"，市民在市内活动时需要出示。健康码很快在浙江全省推行，并将在全国普及。

2月14日，深圳地铁宣布将开始**实名制乘车**

北京、上海相对稳健，没有太多特殊的措施

2月14日，杭州强调防疫措施全市统一，**不应层层加码**，可以理解为对某些过度管控的纠偏

图 5-23　各地特殊举措（来源：帝都绘. 疫情爆发后的一个月里，你的城市做了什么？. 澎湃新闻. https://www.thepaper.cn/newsDetail_forward_6054565.）

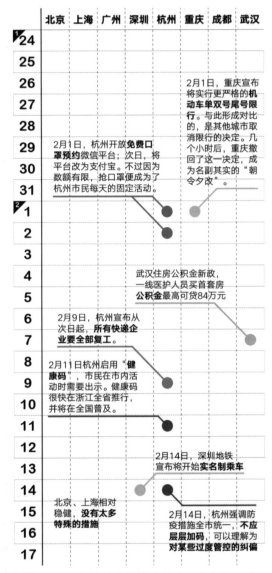

一决定。与此同时，杭州开放免费口罩预约微信平台，次日将平台改为支付宝，但由于数额有限，出现了市民抢口罩的现象。2020年2月7日，武汉宣布一线医护人员购买首套房公积金最高可贷84万元2020年。2月9日，杭州宣布次日起，杭州所有快递企业要全部复工。2月11日，杭州启用"健康码"，随后很快在浙江全省推行，并在全国普及。2020年2月14日，深圳地铁宣布开始实名制乘车。同时，杭州强调防疫措施全市统一，不应层层加码，即对过度管控的纠偏。在参与比较的城市中，杭州推出了较多可行且具有借鉴作用的特殊举措，北京、上海相对稳健，没有太多的特殊对策。

综上所述，在疫情中，各地在积极配合疫情防控的大方针和政策的基础上，根据自身疫情趋势、城市格局和治理思路的不同，推出了一系列个性化的措施。该研究仅比较各地推出的举措本身，一些城市的疫情措施较为严格，一些措施较为灵活，很难去评价各城市疫情治理能力孰优孰劣，我们需随着时间的推移去跟踪、评价、反思这些措施，以实现疫情的有利防控。

### 5.4.8　钻石公主号数据可视化分析

钻石公主号邮轮在全球新冠疫情中是一个特殊又典型的案例，由于邮轮的环境封闭、人群密集以及防疫措施不到位等问题，使得病毒不需要一个"超级传播者"就可以加速传播，从而成为了传染集中暴发地。

钻石公主号是世界顶级豪华游轮，2020年1月20日从日本横滨出发，途径日本鹿儿岛、中国香港、越南顺化、中国台湾等城市，2月4日返回至日本横滨，结束全部航程。本是一场豪华的旅行，新冠病毒疫情却打破了这一美好。2020年1月30日，一名从横滨登船的老人于25日下船后，因发烧就医，钻石公主号开始采取防控措施。2月1日，该老人在香港确诊感染新冠病毒，钻石公主号取消了所有行程，旅客于3日接受海上检疫。2月19日上午，滞留旅客开始按计划陆续下船。

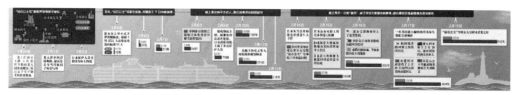

图5-24　钻石公主号游轮疫情时间线（来源：21财经.下船！31天3711人感染新冠肺炎542例一图复盘"钻石公主号"非常之旅.澎湃新闻.https://m.21jingji.com/article/20200219/herald/ce706493a278babd7471a77d092ad3ee.html.）

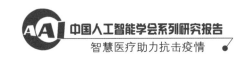

如图 5-24 所示为钻石公主号游轮疫情的时间线。2020 年 2 月 5 日，钻石公主号正式开始封船隔离，游轮上的 3711 名人员需在客舱内隔离 14 天，此时累积确诊病例 10 人。随着每日新增确诊人数，截至 2 月 18 日，钻石公主号游轮上的确诊感染人数已达到 542 例，感染比例高达 14.6%。在此期间，中国是最早与日本相关医疗机构取得联系的国家，也是最早支援同胞的国家，加拿大、意大利、美国等国家后续也纷纷对钻石公主号游轮上的同胞进行了支援。

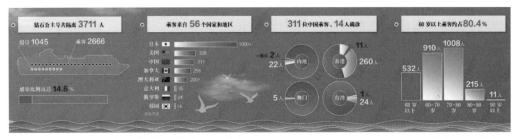

图 5-25　钻石公主号游轮乘客分布图（来源：21 财经．下船！31 天 3711 人感染新冠肺炎 542 例一图复盘"钻石公主号"非常之旅．澎湃新闻．https://m.21jingji.com/article/20200219/herald/ce706493a278babd7471a77d092ad3ee.html.）

如图 5-25 所示为钻石公主号游轮乘客分布图。其中，乘客来自于 56 个国家和地区，日本本国乘客最多达到 1000 多人；美国、中国、加拿大、澳大利亚等国家的乘客较多，达到了几百人。钻石公主号游轮上的乘客来源地较为分散，若船上感染乘客返回至来源地，很有可能造成病毒在全世界范围内的扩散和传播。中国乘客共有 311 名，大部分来自于香港，少部分来自于台湾、澳门和内地城市。截至 2020 年 2 月 18 日，中国乘客累计确诊 14 人，香港多达 11 人。面对游轮上的同胞，中国外交部驻港公署全力支援游轮上的香港同胞，香港特区政府于 2 月 19 日接回未感染的香港居民。乘客中大部分为老年人，60 岁以上的乘客约占 80.4%，70 ~ 80 岁的乘客高达 1008 人。钻石公主号邮轮中老年乘客较多、免疫力较差，也是病毒迅速扩散的原因之一。

### 5.4.9　基于微博内容的云图

在互联网信息发达的大数据背景下，民众的恐慌情绪会迅速蔓延，极易引发网络舆情危机，给疫情期间的舆情治理和防控带来巨大的挑战。因此，对体现用户意愿和态度的网络舆情特征进行即时的分析，有助于疫情期间的网络舆情管理和疫情防控。

2020 年，知微数据研究了微博提及有关城市的热门内容高频词。他们利用文本分析的方法，将 2020 年 1 月 20 日～1 月 31 日期间提及湖北除武汉外城市的微博内容高频词，并绘制了微博内容的云图。由图 5-26 可知，通过微博提及有关城市的微博内容云图来看，"新型冠状病毒""疫情""感染""湖北"等话题仍是人们热烈讨论的焦点问题。除了最新疫情通报、政府举措、医护与物资情况外，可以看到"紧急"、"求助"、"急需"、"援助"等高频词，"湖北不止一个武汉"、"湖北多地急需防疫物资捐助"等话题频频被提及。

此外，RUC 新闻坊曾利用大数据为在微博上发布信息的求助者画像。他们从清博大数据提供的 2020 年 2 月 3 日到 10 日期间的 400 余万条微博数据中，提取出新冠患者求助信息 4233 条，经过去重与核实后得到 1183 条有效数据，并对部分数据进行规范化处理。RUC 新闻坊采用文本分析的方法对 1183 条求助微博进行了词频统计，并绘制出 2 月 3 日～2 月 10 日期间 1183 条求助微博的内容云图。

图 5-27 显示的是 1183 条求助微博的内容云图，从图中我们可以看出"咳嗽""发绕""症状"等词汇被人们热烈讨论，这间接的反应了人们对于是否患有新冠病毒的恐慌心理。此外，"爸爸""妈妈"等称谓词语高频出现，说明求助信息发布者多为老人的子女，新技术的门槛或成为老人们无法及时向外界求助的障碍。

**微博热门内容高频词**

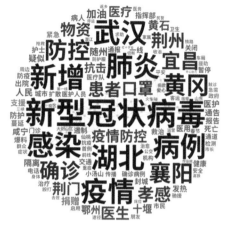

数据说明：1月20日—31日，提及湖北除武汉外城市微博热门内容高频词

**图 5-26 提及湖北除武汉外城市的微博内容云图**（来源：知微数据. 当目光聚焦武汉时，湖北其他城市也在"求助". 社会网络与数据挖掘. https://www.thepaper.cn/newsDetail_forward_5721163.）

**1183条求助微博的词频统计**

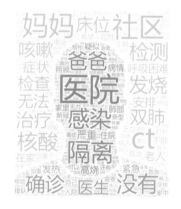

数据说明：由于微博用通姐为发话，我们对部分词汇做了规范化，例如将"母亲"统一规范成"妈妈"，"父亲"统一规范为"爸爸"，"爸爸"做一规范为"父母".
数据来源：清博大数据
数据统计时间：2020年2月3日-2020年2月10日                RUC新闻坊数据与研究中心

**图 5-27 1183 条求助微博的内容云图**（来源：赵小曼，范举等. 1183 位求助者的数据画像：不是弱者，而是你我. RUC 新闻坊. https://mp.weixin.qq.com/s/0mB03Zp0jaI9uOdx5cbCkg.）

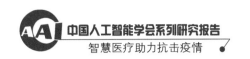
自新冠疫情爆发以来，人口迁徙数据、病例数据、航空信息数据等信息，展现了疫情的发展状况。为了使数据更加生动，专家、学者们广泛运用可视化技术，提高了公众对疫情的关注度，帮助公众理解疫情的进展。

但是，在疫情可视化的报道中也存在误用可视化报道呈现方式、设计过于花哨等不足。因此，我们要正确认识可视化的目的，即用数据解码数字背后的个体，展示叙事之下的个体鲜活的生命。正如澎湃新闻的评论，数据说话，不仅是摆事实、讲道理，最终是为了讲述一个值得记录故事[16]。

# 参考文献

[1] 圈课网. 麻省理工学院的人工智能表明社交距离是有效的［EB/OL］http://www.quankr.com/2020/ai_0423/17818.html

[2] 搜狐网. 关注 | 预计千万人将返奥复工，疫情有局部暴发风险！［EB/OL］https://www.sohu.com/a/375861545_715375

[3] 维科网. MIT SEIR 模型：有必要将疫情隔离政策延续到 2022 年［EB/OL］https://www.ofweek.com/ai/2020-04/ART-201721-8440-30437274.html

[4] Neil M Ferguson, Daniel Laydon, Gemma Nedjati-Gilani, etal. Impact of non-pharmaceutical interventions（NPIs）to reduce COVID19 mortality and healthcare demand［J］. Imperial College London，2020-03-16.

[5] 搜狐网. 英国帝国理工大学：COVID-19 全球流行趋势及控制策略有效性预测模型［EB/OL］. https://www.sohu.com/a/384114223_387800

[6] 贝壳，陆默. "群体免疫"策略：科学还是赌博［J］. 世界科学，2020，（05）：10-12.

[7] 财经杂志. 美最新研究发现：祛除疫情需群体免疫82%，新冠病毒传染力被低估［EB/OL］. https://news.caijingmobile.com/article/detail/415289

[8] 张蓓. 英国抗疫决策：逻辑与教训［J］. 世界知识，2020，（09）：50-51.

[9] 熊超然. 硬核"群体免疫"，瑞典死亡超 3000 人死亡率 12%［EB/OL］. https://www.guancha.cn/Shipin/2020_05_08_549659.shtml，2020-05-08.

[10] 环球时报. 死亡率欧洲第一仍坚持群体免疫瑞典抗疫被批失败［EB/OL］. http://intl.ce.cn/qqss/202005/25/t20200525_34969883.shtml，2020-05-25.

[11] BrockmannD, Helbing D. The Hidden Geometry of Complex, Network-Driven Contagion Phenomena

［J］. Science, 2013, 342（6164）：1337–1342.

［12］集智俱乐部. 防控力度多大才能遏制疫情发展？网络动力学推演给你答案［EB/OL］. https://www.thepaper.cn/newsDetail_forward_5677940.

［13］新京报网. 消息及时来源权威丁香医生疫情动态实时播报［EB/OL］. http://www.bjnews.com.cn/health/2020/01/21/677616.html

［14］左圆圆，王媛媛，蒋珊珊，等. 数据可视化分析综述［J］. 科技与创新，2019，（11）：82–83.

［15］约翰霍普金斯大学工程与系统科学中心（CSSE）. COVID–19疫情扩散的地图可视化网站［EB/OL］. https://gisanddata.maps.arcgis.com/apps/opsdashboard/index.html#/bda7594740fd40299423467b48e9ecf6.

［16］澎湃新闻. 疫情之下，数据的100种表达［EB/OL］. https://www.thepaper.cn/newsDetail_forward_6663921，2020–03–26.

# 第6章

# 5G 通信网络助力抗击疫情

2019 年 12 月疫情暴发以来，我国迅速开展疫情防控工作，人们纷纷自行居家隔离。与此同时，各大科学技术崭露头角，助力抗击疫情艰难时期，其中 5G 通信技术扮演着举足轻重的角色，为各类应用提供高质量、高可靠、低时延的通信网络平台，主要在智慧医疗、安全防控、民生保障等方面发挥着重要作用。

## 6.1  5G 通信技术

诞生于 20 世纪 70 年代末的第一代移动通信系统（1G）以模拟技术为基础，开创了蜂窝无线电话系统，具有革命性。但同时也具有信号质量欠佳、制式纷杂、无法互联互通、无法全球漫游等缺陷。20 世纪 90 年代的第二代移动通信系统（2G）网络开始以数字语音传输技术为核心，可对呼叫加密，还可提供低速率数据传输。2000 年国际电信联盟（ITU）发布了第三代移动通信系统（3G）标准，中国的 TD-SCDMA、欧洲的 WCDMA 和美国的 CDMA2000。CDMA 技术提供了高频宽和稳定传输，从而使数据通信和视频电话更加普遍，移动通信应用多样化。2010 年推出了第四代移动通信网络（4G）。虽然全球试图统一 4G 标准，但最终还是分为 TD-LTE 和 FDD-LTE 两大阵营。4G 通过正交频分复用（OFDM）技术提供更高的数据容量，从而带来了更快更好的移动宽带体验。随着数据传输速率和网络覆盖能力的提升，全球开始真正进入移动互联网时代。

实际上，1G—4G 通信系统几乎都是以人为中心来设计的，偶尔会兼顾物。如果说 4G 改变的是生活，那么第五代移动通信系统（5G）改变的就是社会，它真正开启了万物互联时代，不仅使人们的生活更加方便，也更能提升社会管理能力。5G 时代，人类将进入一个移动互联、智能感应、大数据、智能学习整合起来的智能互联网时代。

5G 有增强移动宽带（eMBB）、高可靠低时延连接（uRLLC）和海量物联（mMTC）三大应用场景。

（1）增强移动宽带是以人为中心的应用场景，集中表现为超高的传输数据速率，广覆盖下的移动性保证。未来几年，用户数据流量将持续暴发式增长，而业务形态也以视频为主，在 5G 的支持下，用户可以轻松享受在线 2K/4K 视频，用户体验速率可提升至 1Gbps，峰值速率甚至达到 10Gbps。

（2）高可靠低时延连接场景下，连接时延要达到 1ms 级别，而且要支持高速移动情况下的高可靠性连接。这一场景可以满足即时和超可靠通信的业务用例，涵盖车联网、工业控制、远程医疗等行业。

（3）海量物联场景下，5G 强大的连接能力可以快速促进各垂直行业（智慧城市、智能家居、环境监测等）的深度融合。5G 网络每平方千米可提供多达100 万个连接，支持与网络的大量并发连接，其连接密度远高于 4G 网络。万物互联下，人们的生活将发生颠覆性的变化。这一场景下，数据速率较低且时延不敏感，但连接将覆盖生活的方方面面。

在抗击疫情的艰难时期，5G 通信技术提供了高质量的基础通信网络平台，为各类应用保驾护航，主要涵盖智慧医疗、安全防控、民生保障等方面。

## 6.2  5G 通信网络助力智慧医疗

智慧医疗方面，主要从远程医疗、医院内应用场景及数字健康资源供给对接平台等展开讨论。

### 6.2.1  远程医疗应用场景

远程医疗应用主要包括远程会诊、医疗救治远程协作、远程超声诊疗、应急救援、远程监护等。

#### 6.2.1.1  远程会诊

目前我国医疗资源分布不均，还有很多地方医疗条件十分落后，远程会诊可以通过通信技术让偏远地区的人们也能享受先进的医疗资源。在"信息化"高速发展的时代，建立医院专家"网上视频会诊"系统，可以实现各地医院之

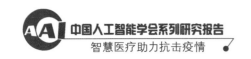

间资源共享，缓解医疗资源地区分布不均衡的结构性矛盾，优化医疗网络，提高医疗效率，降低医疗成本，创新医疗模式。远程会诊的技术框架如图 6-1 所示，5G+ 云会诊会议现场示意图如图 6-2 所示。图中，通过互联网将位于不同机构、不同地域的专家紧密联系在同一个病历中，有会诊需求的专家 / 医疗机构可以通过云端远程会诊平台提出会诊申请；远端医疗专家可观看检查、诊治过程的实时高清视频，并结合存储在服务器中的病历数据实时指导基层医生 / 会诊需求医疗机构的诊疗服务，完成会诊过程，提升各级医疗机构效率[1]。

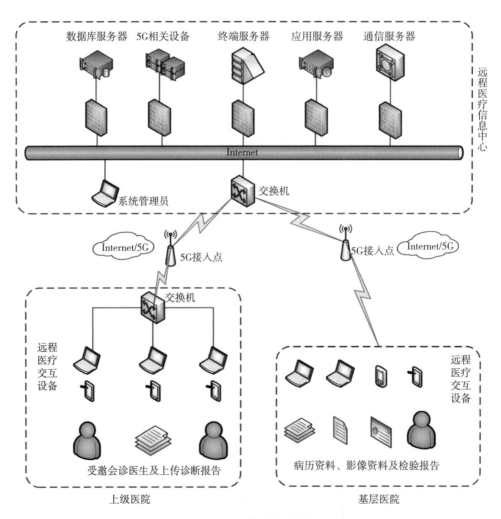

图 6-1　远程会诊技术框架图

显然，远程会诊对网络能力要求非常高，而 5G 能够充分发挥高带宽、低时延、高可靠性的特性，与固定光纤相比更快也更灵活，在目前疫情防控形势下，让诊疗更加高效、便捷、安全，优越性更强。远程会诊利用 5G 网络，突破会诊时视听传输的受限。在疫情期间应用 5G 远程会诊还可以减少医患直接接触，能有效地对患者进行救治并且防止病毒的传播。

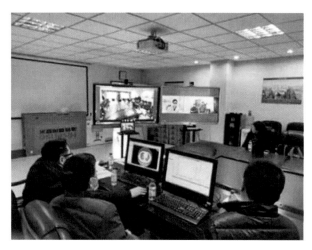

图 6-2　5G+ 云会诊会议现场

2020 年 1 月 29 日下午，由钟南山院士担任组长的广东省新型冠状病毒感染的肺炎重症病例会诊专家组对广东 5 例危重症患者进行了第一次远程会诊。随着新冠肺炎疫情防控工作进入关键期，远程医疗会诊等高新科技在防疫阻击战中贡献了重要的力量[2]。通过海信远程会诊系统，医护人员不必频繁进出"污染区"，不用进入病房就可以清楚地看见患者的舌苔，检查患者的病情和各项体征，并可以随时召集各方专家进行会诊，最大限度减少了直接接触，降低了交叉传染风险，大大提高了诊治效率。据不完全统计，海信共计为省内定点医院捐赠 10 套远程会诊系统。据了解，武汉火神山医院首个"远程会诊平台"的网络铺设和设备调试已经发挥了重要的作用。另外，天津、四川、贵州等地也均将远程会诊系统用于抗击疫情。

### 6.2.1.2　医疗救治远程协作

在疫情的无情蔓延下，全体医护人员需要合作交流，共同商讨新冠肺炎的救治方案，这时只有远程会诊是不够的，还需要实现患者资源的共享，调动全国甚至全球相关专家资源，全方位支持抗疫一线工作，让全世界的专家可以针对同一个重要病例制定救治方案。

2020 年 2 月 6 日，由缙铖医疗公司开发的新冠肺炎一体化医疗救治远程协作平台充分利用 5G 网络优势和远程医疗技术，提供基层疑似病例筛查终端、CT 专家远程协同及人工智能辅助诊断、核心救治医院隔离病房救治、各类医疗专家在线协助的全链条医疗协作服务。该平台在北京、武汉、上海、广东等多地

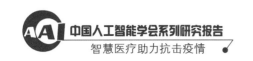
医院多系统部署，联合中国联通医疗专业云技术，共同完成了武汉相关危重患者的医疗多方协作[3]。同时通过联合世界华人医师协会，调动美国、澳大利亚、加拿大等地的海外华人医师资源，通过远程部署移动终端，使得多方共同参与了武汉抗击疫情的诊疗工作。

如图6-3所示，基于5G和云计算技术（在普通Wi-Fi下需1个小时传输的影像文件，在5G环境下可能10秒钟即可完成），该平台提供各医疗单位现场的肺炎电子病历输入终端（一个患者CT影像100M—2000M不等），快速完成患者基本情况及流行病学相关数据输入，完成现场相关图片拍摄，各医疗接诊单位急诊科数据可快速汇总至指挥中心，形成可视化综合数据统计、分类及展示。然后，基于武汉新冠肺炎初诊病例的临床资料的大数据分析和人工智能深度学习患者CT影像，平台建立了新冠肺炎影像的智能识别功能，可在15秒内完成疑似病例的胸部CT及临床辅助诊断、病变肺脏占全肺体积比及临床严重程度分型等工作，大幅降低临床医师及影像医师的工作负荷。最后，通过部署在隔离病房（严格无菌区、负压病房）内的移动式MVP工作站以及AR眼镜，将病房内患者心电监护信息、超声影像、呼吸机信息等专业医疗设备信息连同病房内画面和医生声音通过5G传输至指挥中心，指挥中心再根据需求调用院内或线上

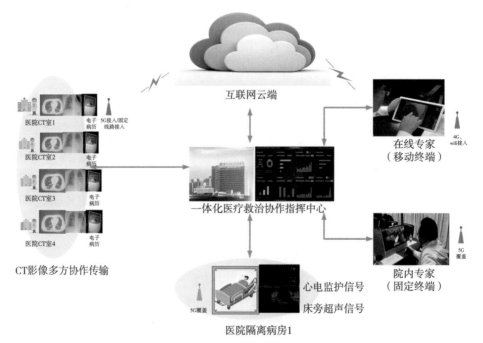

图6-3 医疗救治远程协作示意

对应学科专家资源，完成各类学科专家与院内专家及隔离病房专家协同治疗的
场景，提高危急重症患者的医疗救治能力。

### 6.2.1.3　远程超声诊疗

随着 5G 时代的到来，许多科幻电影中的场景已经成为现实。远程医疗等
5G 应用的落地带来了全新的体验和便捷。在疫情期间，一线医生资源紧缺，急
需远程诊疗方式引入远程专家的实时指导，助力一线医生的救治，同时尽量降
低医生查房感染的风险。图 6-4 给出了一种 5G 远程超声诊疗现场示意图。

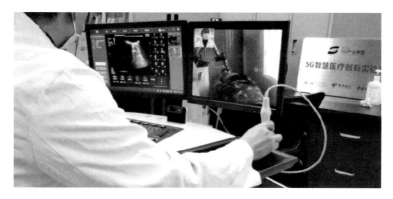

图 6-4　5G 远程超声诊疗现场

超声机器人技术是目前最先进的远程超声诊疗技术，通过 5G 网络可实现
远程控制超声机器人进行实时操作，同步显示检查图像，医疗人员能够在远端
进行诊断，并指导现场医护人员进行诊疗救治或者手术。中国电信武汉分公司、
杭州分公司携手联动，根据支援队远程医疗的通信保障需求快速部署，优化武
汉、浙江两地的 5G 网络。武汉分公司在 24 小时内建设了一个室外 5G 基站（1
个 5GAAU），实现了黄陂体育馆方舱医院院区 5G 网络信号覆盖。

2020 年 2 月 18 日，远在 700 千米之外的浙江省人民医院远程超声波医学中
心的专家，利用中国电信 5G 技术，通过手柄远程控制武汉黄陂体育馆方舱医院
的超声机器人为患者进行超声检查[4]。这是新冠肺炎疫情发生以来，首次运用
5G 远程诊疗技术为新冠肺炎患者实施救治。据介绍，以往只能依据图像数据进
行会诊，不能远程操控 CT 机器，而现在在 5G 独立组网的环境中就可以完成远
程操控。同时，还能有效节省人力、物力，避免患者与医务人员不必要的密切接
触。因此，5G 远程超声诊疗在实现优质医疗资源调配、减少转诊巡诊等过程交
叉感染、保障医护人员健康安全、提高救治工作效率等方面都将发挥重要作用。

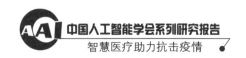

### 6.2.1.4　应急救援

2020 年 2 月 12 日，中国联通 5G 创新中心推出的 5G 全负压急救车投入使用[5]。在疫情的暴发阶段，紧急救援是一个非常重要的方式，它一方面可以及时发现新冠肺炎患者并且减少病毒的传播，另一方面还能对患者进行紧急救治，因此在疫情防控中起着重要的作用。紧急救援需要在短时间内对突发疾病的患者进行现场抢救，对运输和通信都有非常高的要求。

传统的急救车只负责患者转运，随车医生需要通过手机向医院内部专家汇报患者情况，信息传递效率低下，急救车在途时间长且白白浪费。据了解，全负压 5G 急救车可以利用技术手段，使医疗舱内气压低于外界大气压，车内空气由车外流向车内，而且将车内的空气进行无害化处理后排出；同时车内气流是定向流动，形成层流，在救治和转运传染病，如新冠肺炎等特殊疾病时可以最大限度地减少医务人员交叉感染的概率，保护医护人员，并基于 5G 通信网络通过急救车上的心电图机、呼吸机、B 超等车载医疗网关设备实时采集患者当前状态和数据传输至传染病专业医院，使院内医生专家第一时间了解患者状况，通过实时会诊系统与随车医生建立联系，准确及时地提供急救指导。并通过高清视频会诊系统指导随车医生进行治疗干预，同时医院内部根据患者病情准备相应的医疗资源，为急救患者打开绿色生命通道。图 6-5 和图 6-6 分别给出了 5G 全负压急救车技术框架图和车辆。有了 5G 智慧急救车，患者上车即相当于入院，把抢救时间前置，赢取抢救时间，提升医院急救的信息化水平。

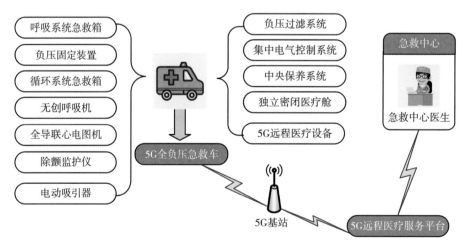

图 6-5　5G 全负压急救车技术框架图

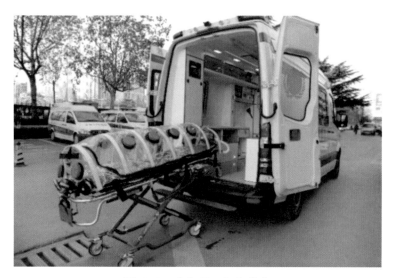

图 6-6　全负压 5G 急救车

#### 6.2.1.5　远程监护

远程监护是利用无线通信技术辅助医疗监护，实现对患者生命体征进行实时、连续和长时间的监测，并将获取的生命体征数据和危急报警信息以无线通信方式传送给医护人员的一种远程监护形式，其场景如图 6-7 所示。5G 网络的低时延和精确定位能力使远程监护十分便利，可以在疫情防控中发挥重要作用。

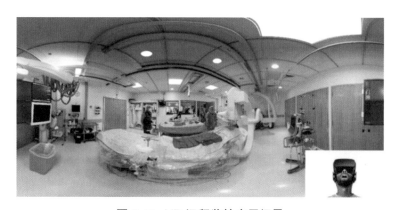

图 6-7　VR 远程监护应用场景

疫情期间，全国各地医护人员短缺，重点疫区特别需要感染科和呼吸科专家的援助，但目前全国交通又因为各地的隔离政策而很不通畅，难以及时把有限的专家输送到需要的地方。杭州盖视科技有限公司（Visbit）利用全球领先的 8K VR 直播解决方案，在 5G 网络支持下，使用 360 度全景相机、云服务和独家

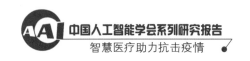

8K VR 视频直播播放器,可帮助中央疾控中心和各地援助重点疫区的医疗专家们从远程实时"身临其境"地观察和了解抗疫定点医院的运转状况,了解患者和医护人员的实况,及时发现问题,方便快捷地提供远程指导和发送救援支持[6]。

### 6.2.2 医院内应用场景

医院内应用主要包括移动医护、AI 智能辅助分析 / 诊断等。

#### 6.2.2.1 移动医护

移动医护机器人可以代替医生和护士完成一些基础和频繁的工作。将 5G 网络和移动医护机器人结合,可以充分发挥 5G 网络高带宽、低时延的技术优势,构建"云 – 网 – 边 – 端"云端智能架构,基于边缘计算进一步提升机器人处理复杂问题的能力。云端机器人会精准感知周边环境,将信息通过先进的 5G 网络源源不断地汇聚于云端大脑,指挥机器人本体实现智能化服务,如图 6-8 所示。

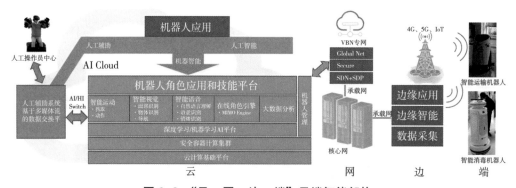

图 6-8 "云 – 网 – 边 – 端"云端智能架构

2020 年 2 月 4 日,中国移动与达闼科技联合向华中科技大学附属协和医院、同济天佑医院捐赠 5G 云端智能运输机器人、5G 云端清洁消毒机器人各一台[7],2 月 5 日,他们又联合推出了 5G 云端智能导诊机器人,如图 6-9 和图 6-10 所示。在中国移动快速、灵活、安全的 5G 网络的支持下,这些 5G 云端智能机器人可帮助医护人员执行导诊、消毒、清洁和送药等工作,助力病区医护人员减少交叉感染,提升病区隔离管控水平。

5G 云端智能运输机器人可远程控制人型机器人代替医护人员进入隔离病房递送物品、药品和食品,避免交叉感染。程序设计好后,医生只需发送指令,机器人就会到指定的病房[8]。另外,通过语音控制,5G 云端智能运输机器人还能定时提醒医护人员为患者提供药品,机器人身上的分层储物柜可实现一次多单的配送。机器人底部的激光雷达配备高密度测量点，用于防撞、导航周边监测；机器人身上的碰撞传感器能够检测、感应到意外碰撞，启动安全模式紧急暂停。

5G 云端清洁消毒机器人可以代替保洁人员，在医院门诊大厅、楼道、隔离区 24 小时工作，自动完成消毒和清洁任务。在疫情集中暴发的特殊时期，装载了消毒水箱的 5G 云端智能机器人基于激光导航技术，在多房间或布局复杂的室内环境下自动、定时、高效、精准地进行消毒工作；并可根据消毒面积计算工作时间，围绕消毒目标进行 360° 无死角消毒，实现个性化消毒[9]。不仅节约了人力成本，提高了清洁效率，也在很大程度上降低了工作人员长时间在病区工作而导致交叉感染的风险。

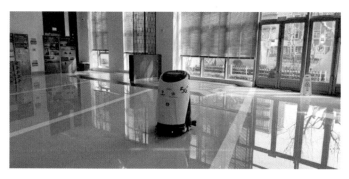

图 6-9　5G 智能运输机器人

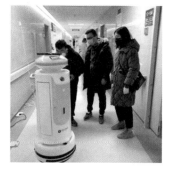

图 6-10　5G 智能消毒机器人

5G 云端智能导诊机器人[10]可以分担医护人员部分工作，适当减少医护人员与感染患者的接触频次，提供导诊分诊、高清视频对讲、体温检测、实时动态监控病房、病房送药、疫情相关问答交互等功能。智能导诊机器人可以有效提升医院的门诊服务质量，通过优质的人机交互环境，帮助医院实现 24 小时连续不间断的导诊服务。为医院提供一个快速、便捷、高效、智能的导诊分诊服务，让来院人员能更快速、便捷、全面、精准地了解医院服务。

医院进门的导诊台是人流量最大、最拥挤的区域。医护助理机器人可以给病患解答日常问题，在很大程度上分担了导诊台人员的巨大工作量，也减少了人流的交叉感染。更重要的是，它们拥有实时更新的海量信息储备。储存在云端的专业知识库采用 1+X 的架构，既有医疗行业通用知识，也有这个医院自己的医护内容和服务信息，通过云端大脑的人工智能 AI 和远程人工增强 HA，导诊更准确、更快捷、更安全。

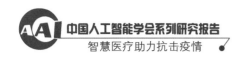
### 6.2.2.2　AI 智能辅助分析 / 诊断

2020 年 2 月 10 日，华为云与华中科技大学、蓝网科技等通力协作，研发并推出新冠肺炎 AI 辅助医学影像量化分析服务[11]，如图 6–11 所示。华为云运用计算机视觉与医学影像分析技术，对患者肺部 CT 多发磨玻璃密度影以及肺实变进行分割以及量化评价，并结合临床信息和实验室结果，辅助医生更高效、精准地区分早期、进展期与重症期，有利于新冠肺炎的早期筛查和早期防控。对于院内收治确诊新冠肺炎的患者，该 AI 服务可以对短时间内多次复查的 4D 动态数据进行配准以及量化分析，帮助医生有效评估患者病情进展以及用药疗效等。

华为云NCP–CT量化辅助诊断产品界面　　　　　基于AI的4D动态数据量化分析

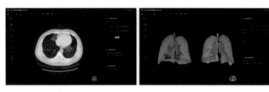 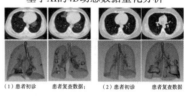

左为二维肺炎区域分割系统，右为三维肺炎体积定量随访系统　　　（1）患者初诊　　患者复查数据：（2）患者初诊　　患者复查数据

第一行表示原始CT数据。
第二行表示重建肺部，气管重建以及新冠病灶重建效果图

**图 6–11　新冠肺炎 AI 辅助诊断**

通过对数百例新冠肺炎案例以及正常案例进行分析，结果表明华为云 AI 量化辅助诊断服务实现病灶区域分割 DICE 及 AVD 指标业界领先，与医生用手工精准勾勒的结果高度一致。同时，基于华为昇腾 AI 系列芯片，该服务可以实现 CT 量化结果秒级输出，相较于医生手工勾画感兴趣区域进行量化评估的传统方式，极大地提升了诊断效率。

2020 年 3 月 10 日，中国电信联手上海联影推出的"5G+ 云 +AI"新冠肺炎智能辅助分析系统，如图 6–12 所示。该系统通过"5G+ 云 +AI"的模式及时将患者 CT 影像上传到云端，同时 AI 算法快速分析病毒类型，将原本需要 5—15分钟的 CT 阅片在 1 分钟内完成（一位新冠肺炎患者的 CT 影像大概在 300 张左右），以超过 90% 的准确度检测患者 CT 影像的疑似病灶，并对其进行勾画（勾画误差 <1%），极大提升了疫情诊疗效率[12]。

如果采取传统线下方式部署诊疗系统，医生需要频繁调试设备参数，工作人员需要频繁穿梭在各个医院之间，染病风险大，且耗时费力。"5G+ 云 +AI"通过系统 GPU 实现 AI 智能分析，将软件参数的调试、影像数据的储存、计算、分析功能全都转移至云端，工作人员只需要第一次部署时前往医院，后期可以根据医生需要，随时在线调试设备参数，并且不需要安排太多人员跟进，节省时间成本的同时，也降低工作人员感染概率。5G VPDN 无线传输方式将各医院和医卫专网连通，能及时上传图像到 AI 智能分析中心，相比传统实线部署方式更灵活，缩短 CT 肺片设备部署时间，大大提高医院诊断效率和准确性。

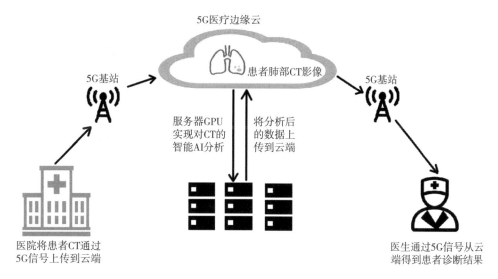

图 6-12　AI 智能辅助分析系统

### 6.2.3　数字健康资源供给对接平台

2020 年 2 月 17 日，中国信通院医疗健康大数据和网络中心联合人民网 5G 创新中心共同推出了首个新冠肺炎疫情数字健康资源供给对接平台[13]，如图 6-13 所示。该平台运用新一代信息技术手段，通过整合国内企业 5G 智慧医疗、远程医疗、移动健康 App、云计算、人工智能、大数据分析等数字健康服务资源，汇聚疫情防控医疗物资产业数据，搭建供需双方对接桥梁，在辅助疫情研判、创新诊疗模式、提升服务效率、防止交叉感染等方面发挥重要作用，充分发挥智慧医疗领域优势，支撑国务院主管部门决策部署，支持各省、区、市疫情防控指挥部资源调度，支援抗击疫情的一线医疗机构。

该平台在国家卫生健康委规划发展与信息化司和工信部信息通信发展司的共同支持下搭建而成，由中国信通院云计算与大数据研究所和工业互联网创新中心（上海）负责平台建设与系统集成，联合国内 100 余家相关单位，汇聚数字健康产业资源和医疗物资产业数据，不断提升新冠肺炎疫情防控工作的信息

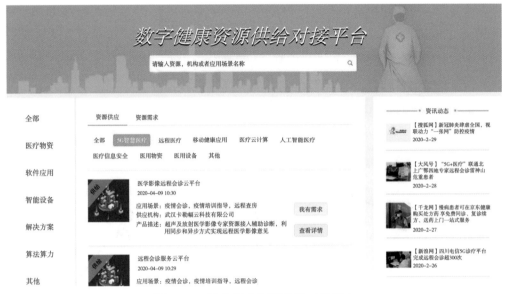

**图 6-13　数字健康资源供给对接平台**

化支撑能力，持续完善数字健康服务资源供给体系。同时，人民网 5G 创新中心积极为抗击疫情提供数字健康服务资源，力争提供切实有效的帮助，合力打赢疫情防控的人民战争、总体战、阻击战。

# 6.3　5G 通信网络助力安全防控

安全防控方面，主要从个人活动轨迹追踪、智能巡检机器人、5G 热成像测温、电子健康码等展开讨论。

## 6.3.1　个人活动轨迹追踪

2020 年 1 月 27 日，工信部组织行业专家开展大数据资源，紧急建立疫情电信大数据分析模型，组织基础电信企业大数据统计全国特别是湖北等地区的人员流动情况，助力各地联防联控部门精准施策。目前中国电信大数据平台已部署近万节点，数据实现分钟级汇聚和统一计算。中国移动、中国联通和中国电信均明确表示，通过遍布全国的基站可以获取用户 7×24 小时的位置信息，并保证数据精准连续，数据的统一采集及分析处理可以及时响应各项疫情防控工作需求。对于个人移动轨迹的分析已全面覆盖城市人群，通过实时获取用户的手机基站信息，数据时间颗粒达到 ms，位置数据定位精准，连续性强，针对单个用户，可使用长期数据总结其（时间轨迹）二维个人习惯。

百度地图慧眼迁徙大数据[14]通过数据定向、分析等途径确定了 500 万人员流出的方向。通过百度迁徙，用户可以对全国乃至省市每天迁入迁出流动进行分析。在直观的可视图下，地方可以对疫情进行更加精准和严格的控制。大数据通过描绘个人移动终端的轨迹，对于已确定感染人群，通过其轨迹，可以通过汇集的大数据来勾画关系图谱，进一步追踪接触者以进行隔离管理，提高疫情的防控效率。

Vodafone、德国电信、Orange、西班牙电信公司、意大利电信、Telenor、Telia 等电信运营商与欧盟合作，与欧盟委员会共享用户手机位置数据，从而追踪新冠病毒的传播路径。为确保用户隐私安全，在疫情结束后，将会清空收集到的用户手机位置信息。

### 6.3.2　智能巡检机器人

2020 年农历春节来临之际，浙江联通接到了国网电力关于在电缆隧道 5G 智能巡检机器人系统的重点保障需求。因此，中国联通 5G 创新中心和国网杭州电力公司推出全国首个 5G 电缆隧道智能巡检机器人，如图 6-14 所示，其搭载 4K 超高清摄像头、红外摄像头、温湿度探测仪、危险气体检测器等多种设备，在电力保障工作中，充分发挥了其实时监测、无人作业的优势。位于浙江杭州的湘湖隧道内共有 4 条 220 千伏电缆，是浙江省疾病预防控制中心、浙江大学附属儿童医院、杭州市滨江医院等 5 家重点医院以及杭州滨江、萧山等区域 40 万百姓的重要电力通道。新冠肺炎疫情期间，电力供应是抗击疫情的重点后备保障工作，需要加大巡检力度，也要避免工作人员在工作接触中的交叉感染[15]。

有了电力巡检机器人，仅需一名操作人员就能搞定隧道巡视。只需打开电子屏，戴上 VR 头盔，一键启动巡检按钮。在机器人的帮助

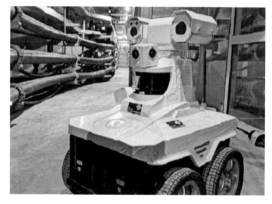

图 6-14　中国联通 5G 智能电力巡检机器人

下，湘湖电缆隧道巡视的时间从 5 小时缩短为 1 小时，每人每天因户外出工所消耗的口罩数量减少了 4 个，缓解了防疫期间保电人手较少、物资紧缺等难题，避免病毒交叉感染，实现了一举三得。

### 6.3.3　5G 热成像测温

基于热成像系统的体温监测是 5G 应用最广泛的防控筛查场景。具体应用中，5G 主要用于测温图像和数据结果的回传及分析，实现非接触式快速检测人体体温，提高了高温人群识别速度，减少了疫情传播的可能性，同时也提高了人员通行效率。

2020 年 2 月 4 日，中国联通 5G+ 热成像测温凭借 5G 传输技术，将视频及相应数据实时快速准确地传送到屏幕显示或云平台进行数据记录。在浙江杭州、嘉兴等地，利用浙江联通提供的 5G+ 热成像体温筛查服务信息化平台，结合 5G 网络，实现在人群密集区域快速完成大量人员的测温及体温监控，识别出温度异常的个体，帮助政府和企业筑起疫情防控的第一道防线[16]。

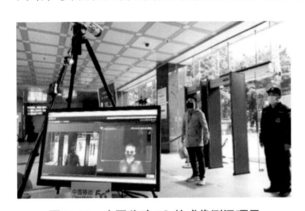

图 6-15　中国移动 5G 热成像测温项目

2020 年 2 月 19 日，中国移动福建公司的 5G 热成像体温筛查方案在福建省长乐医院成功应用，如图 6-15 所示。该方案的使用，成功完成了患者就诊发热预筛选过程，大大降低了医护人员接触式测温的风险。

### 6.3.4　电子健康码

2020 年 2 月 11 日，杭州在全国率先推出健康码，用"红黄绿"三色二维码作为数字化健康证明，助力疫情防控[17]，如图 6-16 所示。之后全国各个城市也逐渐推出"健康码"方便人们复工和出行。有了健康码，居民不再需要重复填报健康表格，高速路口和小区卡口工作人员也实现了"无接触式"查验，降低了感染风险。电子健康码融合了大数据等先进技术，建立在大数据和用户自觉基础之上，它的作用是对一个人迁移轨迹的追踪，而不是用来识别疾病。

健康码的存在对寻找确诊患者活动路线上的所有接触者和密切接触者至关

杭州健康码

【绿码】
凭码通行

【黄码】
实施7天内隔离，连续
（不超过）7天健康打卡
正常转为绿码

【红码】
实施14天内隔离，连续14天
健康打卡正常转为绿码

图 6-16　杭州市健康码

重要，可以帮助切断病毒的传播途径，这需要在所有场景中对所有人强制使用
健康码来验明身份。在使用健康码追踪确诊患者的密切接触者时，可以借鉴名
为 Trace Together 的手机应用，这是疫情期间新加坡政府推出的一款"抗疫神
器"。它的工作原理是在安装此应用的两个手机之间交换短距离蓝牙信号，以便
记录用户之间的近距离接触时长，并将手机的信息加密存储在用户手机上。如
果有人被确认感染新冠病毒，政府可要求该用户上传数据，以达到追踪与患者
有密切接触的人员。

## 6.4　5G 通信网络助力民生保障

民生保障方面，主要从生活、旅游、工作和学习等展开讨论。

### 6.4.1　特殊时期也能好好生活

#### 6.4.1.1　4G/5G 技术提供应急通信保障

疫情发生以后，我国各大运营商迅速且高质量完成了保障重点场所通信功
能的任务，确保医院等场所的 4G/5G 通信网络运行通畅，并增强了网络部署和
应用[18]。在武汉火神山和雷神山医院建设过程中，我国通信三大运营商积极开
展 4G、5G 网络覆盖工程，重点进行 5G 通信的部署，为疫情工作提供低时延、
高速率的通信保障。除此之外，全国其他各地也纷纷开展通信保障工作。据新
华网报道，2020 年 1 月 26 日，华西医院在基于中国电信四川公司的 5G 双千兆
网络下完成了两例新冠肺炎急重症患者的远程会诊[19]。疫情暴发后，中国电信
基于公有云视频通信服务，为疫情防控单位提供良好的远程视频会议通信保障。

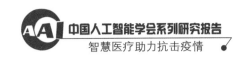

4G/5G 技术为疫情高速率、低时延的需求提供有力支撑。

### 6.4.1.2 无人车提供安全的生活保障

日常生活中人们几乎每时每刻都会互相接触，比如：见面打招呼、拿快递外卖、购物等。但疫情特殊时期，提倡距离产生美。在 5G 通信的支持下，机器人技术有了一系列的应用，为疫情时期、居家隔离的生活提供生活保障。

2020 年 2 月 12 日，北京联通和美团点评合作的美团"无人配送防疫助力计划"率先在北京顺义区落地，如图 6-17 所示。该计划旨在将无人 5G 配送技术应用在配送环节及疫区智能化建设中，降低人际接触带来的交叉感染风险[20]。

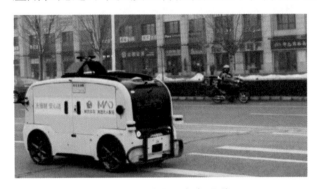

图 6-17 美团无人车配送

这次落地是无人车首次在公开道路进行实际订单配送，无人车运行时每秒消耗的数据流量高达 0.75GB，需要超高速率、超低时延的传输才能满足，北京联通为美团无人车提供了高流量 5G 测试卡，并对落地区域涉及的 13 个 4G 站点和 9 个 5G 站点进行了网络优化信号，保障了无人车顺利运行。

### 6.4.1.3 无人机助力防控宣传工作

在疫情防控工作最初展开时，需要工作人员进行宣传和疏导，为了尽快将宣传工作落实到位，全国各地都利用无人机进行宣传防控工作。通过 5G 无人机搭载高清实时视频来协助地面防控人员进行及时的防控宣传工作、全面精确的治安巡查工作，以提高特殊时期的防控工作效率。

### 6.4.1.4 无人机加速消杀作业

随着复工潮的来临，公共汽车站等人流量大的区域疫情防控变得更为复杂。2020 年 2 月 13 日，湖南联通 5G 无人机对长沙汽车北站进行了"无死角"消毒，"硬核"助力长沙市委市政府、长沙市防疫指挥部和长沙市应急局应对复工复产返程人流高峰，有效防控疫情[21]，如图 6-18 所示。据悉，这是长沙地区首次启用 5G 无人机地空联合立体防疫作业模式，是战"疫"中的新尝试。

在汽车北站空庭，穿着防护服的联通应急保障人员调试着无人机设备，将提前准备好的稀释消毒药倒入无人机药箱，做好喷洒前充分准备。一架预警无人机率先起飞进行空中喊话，向周边广播"无人机消毒请回避"，并对所有角落进行全方位覆盖,通过平台对消杀区域进行三维范围建模,即时传输给装载有消毒液的 5G 无人机。湖南联通 5G 无人机自动按照航线和设计的轨迹,在相对高度 5—6 米的空中进行消杀作业,在 20 分钟内便完成了汽车北站及附近露天地面面积近 10000 平方米的

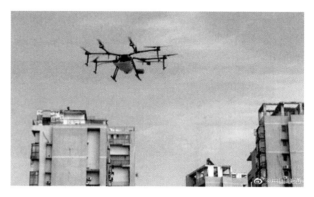

图 6-18  无人机空中消杀作业

消毒。5G 通信为无人机提供及时高效的通信过程,而无人机为疫情提供高效全面的杀毒作业。

### 6.4.2  宅家也能心远游

疫情时期,举国上下自行居家隔离,但“身体和灵魂,总有一个要在路上”。既然不能身体力行,那就用心灵的窗户遨游天际。

#### 6.4.2.1  5G 线上云游

呼和浩特、山西等地“闭馆不闭展”,积极联合中国联通,携手各大景区为全国居家战疫的人们推出 5G+VR 线上游览活动,能够足不出户云游风景名胜[22, 23]。

#### 6.4.2.2  5G$^n$ live 直播

2020 年 1 月 30 日,疫情防控迫在眉睫,最让我们关心的是武汉疫情防控的工作,火神山、雷神山医院的建设情况时刻牵动着全国人民的心。为了满足人们实时视频直播的需求,中国移动、中国联通、中国电信运营商均为医院建设实时直播提供了通信保障。比如,中国联通网络技术研究院 5G 创新中心采用 5Gn live 超高清视频直播平台,对火神山、雷神山医院进行实时直播[24],如图 6-19 所示。据统计,累计观看人数超过 4800 万,5G$^n$ live 平台建立了平台 8 路流的 24 小时实时监控以及 24 小时人工监控及运维机制,各类媒体平台均通过直接或转发引流的方式获取视频流,共同保障直播的顺畅度、清晰度。

### 6.4.3  休假也能不停工

虽然突如其来的疫情放缓了我国经济运行的脚步,但这也加速了各行各业进行“数字化”办公的革新。

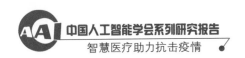

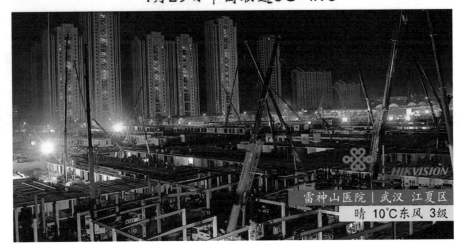

图 6-19　5G 云监工火神山医院建设工作

### 6.4.3.1　多人协同在线办公

2020 年 2 月 9 日，这一个特殊的春节已经过去，但自疫情以来，人们仍在居家隔离，为了使经济能逐渐恢复，各企业开始网上办公，因此各种在线办公应用如雨后春笋般涌出，为企业复工提供支撑。诸如腾讯会议、京东云视频、钉钉此类的多人协同在线办公基于 5G 网络和云计算技术，为企业提供多用户、清晰的实时视频会议。其中 5G 通信为会议提供了清晰、低时延、安全加密的技术保障。

### 6.4.3.2　远程商业考察和展示

疫情当下，出差是一个大难题，同时也是企业必不可少的环节。为此，杭州盖视科技在 5G 网络的支持下，使用全景相机、云服务、12K VR 视频播放器帮助企业 360 度全面真实地展示其产品，帮助客户"身临其境"地了解产品，协助双方达成商业交易、经济生活回归正常[25]。

### 6.4.3.3　防疫复工数字化支持系统

2020 年 3 月 7 日，中国信息通信研究院基于国家顶级节点和 5G 通信大数据平台推出了复工复产数字化支持平台，致力于为用户打造数字世界"身份证"，其覆盖全国主要城市及地区，用户涵盖企业、社区、学校等，用户活跃度在 80% 以上，为精准复工复产贡献了重要力量。

防疫复工数字化支持系统为企业提供了一套全员健康和复工复产管理的数

字化工具，帮助企业实时收集和汇总自身情况，形成企业级的防疫和复工指挥系统[26]。在组织机构代码中心、公安部第一研究所和电信大数据平台的支持下，为各机构提供健康打卡、健康码动态管理、行程查询等服务，并利用国家顶级节点的可视化统计分析能力，通过大屏综合呈现健康和复工复产统计，构建区域和行业级的产业复苏指挥大屏，为企业复工、产业复苏和政府政策资源建立连接通道，助力构建新型社会治理体系。

### 6.4.4 停课也能不停学

2020 年 1 月 26 日，国务院办公厅下发文件要求中小学延迟开学，一直到 4 月底，各省中小学甚至高校均没有开学。在此情境下迫切需要开展远程教学。因此，各大运营商为远程教育提供了技术支持。中国移动充分发挥自身网络和信息化优势，为各年级学生提供远程同步课堂。基于 5G 网络，能够为学生提供 4K/8K 超高清视频教学。中国电信浙江分公司为各校师生提供 5G 在线教育云课堂，保障疫情期间停课不停学。

同时，虎牙一起学也为传统教育、技能兴趣等非传统教育提供课程平台[27]，以帮助各类人士疫情期间也能增长知识、丰富抗疫生活。

## 6.5 总结与展望

与 2003 年面对 SARS 时不同，如今我们已进入 5G 时代。2020 年这场突如其来的疫情中，5G、AI、大数据等技术成了疫情期间的关键词。

科学技术对疫情期间的预警、宣传、防控和追踪起到了非常重要的作用，加速了我们追赶新冠病毒扩散的脚步，快速、及时地控制疫情的蔓延。通过 AI 算法进行疑似病例基因分析，大幅缩短了确诊时间；基于 5G 的热成像测温技术通过超高速筛查发热人群，使疫情得到有力的防控；三大运营商火速建成火神山医院的 5G 信息化系统，为精准快速的医疗提供了有力支撑；基于大数据的疫情传播趋势、个人生活轨迹，能精准显示疫情趋势、及时控制疫情进一步传播。

另外，基于这些技术衍生的应用一方面有效地帮助人们在生活、工作和学习上尽量不偏离正常时期的状态，另一方面也在一定程度上缓解了疫情时期人们的恐慌、焦虑等不健康情绪。实时音频技术、低时延高速率的 5G 技术保障了

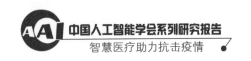

人们"休假不停工""停课不停学",弱化疫情对经济和教育的不利影响;基于5G 的 VR 技术使人们能够远程探视,避免二次传染,缓解人们的紧张恐慌情绪。

在这一场没有硝烟的战争中,善于运用科学技术克服疫情时期的各种困难,是我们直面疫情最好的自卫方式。作为科研人员,我们需要深深扎根于自己的专业方向,团结多方合作,为战胜疫情贡献自己的一分力量!

# 参考文献

[1] 中国电信股份有限公司浙江分公司. 5G 云会诊平台 [DB/OL]. https://www.appstore5g.cn/detail.html?case_id=2485912949106515968&case_name=USER,2020-04-17.

[2] 广东卫生信息. 钟南山院士"上线"远程医疗平台 [DB/OL]. https://xw.qq.com/cmsid/20200405A0LN7U00,2020-4-6.

[3] 北京缙铖医疗科技有限公司. 用于疫情防控的一体化医疗救治远程协作平台 [DB/OL]. https://www.appstore5g.cn/detail.html?case_id=2275224393552297984&case_name=USER,2020-2-6.

[4] 余晶. 湖北战疫首次启用远程超声机器人 浙江专家 700 公里外操纵超声检查 [N]. 湖北日报,2020-02-20.

[5] 絮恋. 中国联通发布 3 款新品,助力打赢疫情防控阻击战 [DB/OL]. https://www.xianjichina.com/special/detail_439701.html,2020-2-12.

[6] 杭州盖视科技有限公司. 8K 超高清远程 VR 医疗观察和救援辅助方案 [DB/OL]. https://www.appstore5g.cn/detail.html?case_id=2313311029661974528&case_name=USER,2020-2-19.

[7] 柳洁. 中国移动 5G 智能医护机器人在武汉抗疫前线正式上岗 [N]. 经济日报,2020-02-05.

[8] 甄清岚. 送餐送药 清洁消毒 不怕感染:它们是抗疫前线的特殊"人员" [DB/OL]. http://www.cww.net.cn/article?from=timeline&id=464846&isappinstalled=0,2020-2-5.

[9] 刘光明. 抗疫机器人助力前线疫区,7 大技术方案一览疫区医院支援篇 [DB/OL]. http://kuaibao.qq.com/s/20200213A0U0YO00?refer=spider,2020-2-13.

[10] 中国移动通信集团有限公司. 正式上岗 中国移动 5G 智能医护机器人来到武汉抗疫前线 [DB/OL]. http://www.sasac.gov.cn/n2588025/n2588124/c13719319/content.html,2020-2-5.

[11] 华为云. 华为云推出新冠肺炎 AI 辅助诊断服务,CT 量化结果秒级输出 [DB/OL]. https://www.huaweicloud.com/news/2020/20200210195951099.html,2020-2-10

[12] 中国电信集团有限公司. 疫情诊疗"大功臣"!中国电信"5G+ 云 +AI"智能辅助分析系统准确度超过 90% [DB/OL]. http://old.sasac.gov.cn/n2588025/n2588124/c14026009/content.html,2020-

3–12.

［13］人民网 –5G 频道. 首个新冠肺炎疫情数字健康资源供给对接平台上线［DB/OL］. http://
5gcenter.people.cn/n1/2020/0217/c430159–31591085.html?from=timeline&isappinstalled=0，2020–
2–17.

［14］百度迁徙. 百度地图慧眼［DB/OL］. https://qianxi.baidu.com/2020/，2020–03–15.

［15］娄雨风等. 坚决战"疫"保供电　浙江联通 5G 智能电力巡检机器人助力国网电力共战疫
情［N］. 人民邮电报，2020–02–03.

［16］新华网. 中国联通在全国提供 5G+ 热成像人体测温方案　筑牢疫情防控第一道防线［DB/OL］.
http://www.xinhuanet.com/info/2020–02/04/c_138753379.htm，2020–2–4.

［17］李剑平. 健康码 7 天在百个城市"火线"上岗［N］. 中国青年报，2020–02–20.

［18］CSMA，中国信息通信研究院. 中国疫情防控移动应用案例集［R］. 2020–04–09.

［19］吴君蒙. 四川完成新型冠状病毒感染肺炎 5G 远程会诊［N］. 新华网，http://www.xinhuanet.
com/info/2020–01/27/c_138736590.htm，2020–01–27.

［20］中国联通. 北京联通保障"无人配送防疫助力计划"落地［DB/OL］. 澎湃新闻，https://www.
thepaper.cn/newsDetail_forward_6054507，2020–02–20.

［21］湖南日报. 5G 无人机空中消毒［DB/OL］. http://hnrb.voc.com.cn/hnrb_epaper/html/2020–02/15/
content_1439537.htm?，2020–2–15.

［22］中国联合网络通信集团有限公司. 呼和浩特市文旅行业抗"疫"闭馆不闭展［DB/OL］. https://
www.appstore5g.cn/detail.html?case_id=2475206179753074688&case_name=USER，2020–4–14.

［23］中国联合网络通信集团有限公司. "云"游山西　联通 5G 助力山西旅游业按下"快进键"［DB/
OL］. https://www.appstore5g.cn/detail.html?case_id=2396273098988150784&case_name=USER，
2020–3–18.

［24］中国联通 5G 创新中心. 火神山 / 雷神山医院云监工［DB/OL］. https://www.appstore5g.cn/
detail.html?case_id=2465265460766613504&case_name=USER，2020–4–10.

［25］杭州盖视科技有限公司. 12K 超高清 VR 远程商业考察和展示的方案［DB/OL］. https://www.
appstore5g.cn/detail.html?case_id=2313128648170717184&case_name=USER，2020–2–19.

［26］刘彤. 中国信通院"有象"数字化平台全面支撑复工复产［N］. 人民邮电报，2020–04–03.

［27］广州虎牙信息科技有限公司. 虎牙"一起学"在线教育项目［DB/OL］. https://www.appstore5g.
cn/detail.html?case_id=2328352864126164992&case_name=USER，2020–2–24.

# 第7章

# 微生物预测疾病

## 7.1 微生物与疾病关系

　　人体中栖息着大量的微生物，它们的数目大约有数百万亿个[1]。人体内微生物群落比较复杂，主要有细菌、真菌、古细菌、病毒等，它们大多栖息在人体的口腔、食管、胃、结肠、呼吸道、泌尿生殖道和皮肤等部位[2]。人体内的微生物群落和宿主细胞之间的相互作用影响人类的健康。随着宏基因组学以及高通量测序技术的快速发展，可以获得大量的宏基因组数据，运用现代先进仪器和人工智能技术，基于对这些数据的分析，我们可以更好地了解人体内微生物与人体健康及环境的关系。

　　在人体微生态大背景下，世界主要国家均高度关注微生态相关研究，2007年美国国立卫生研究院启动，多个欧盟国家和中国等十几个国家参加的"人体微生物组计划"；2008年欧盟启动的"人类肠道宏基因组计划"，2009年英国、美国、法国、中国等国家的科学家在德国海德堡举行的会议上成立了国际人体微生物组研究联盟（IHMC），旨在对国际人类微生物组研究进行全面的协调；2010年美国启动的"地球微生物组计划"；2016年美国白宫宣布启动的"国家微生物组计划（NMI）"；2017年12月20日，中国科学院重点部署项目"人体与环境健康的微生物组共性技术研究"暨"中国科学院微生物组计划"启动会在中科院微生物研究所举行。在研究人员的不懈努力下，现在已经有很多的研究表明人体内微生物群落的活动与疾病存在联系。

### 7.1.1 口腔微生物与疾病的关系

　　口腔微生物特指包括细菌、古细菌、真菌和病毒等人类口腔中微生物的总和。这些微生物常以群体方式导致各类口腔疾病。研究者们已经发现口腔微生物群落与人类常见的口腔疾病（龋齿、牙周病）甚至肿瘤、糖尿病、心血管疾病等都有着密切的关系，而口腔鳞状细胞癌（OSCC）的发生主要与人唾液中的微生物有关，已证实的与口腔鳞状细胞癌有关的菌属主要是链球菌属、罗氏酶属、消化链球菌属、卟啉单胞菌属、乳杆菌属[3]。由此可见，深入地了解这些微生物群落与人体疾病的关系是非常重要的[4]。

### 7.1.2 肠道微生物与疾病的关系

人体正常的肠道微生物群落由细菌和古细菌以及真核生物等构成，其中99%不能由传统方法培养得来。这些微生物大约重1.5千克，这相当于肝脏的重量，但是这些微生物的数量却是人体细胞数的10倍左右，研究人员通过对欧洲人群的肠道微生物的宏基因组测序证实：肠道微生物99%的基因来自细菌[5]。肠道微生物的构成具有时间和空间的特异性，它与人体的一些疾病有很深的联系。

炎症性肠病包括溃疡性结肠炎和克罗恩病，这些疾病通常反复发作不断折磨患者，目前临床上仍无特效的治疗手段[6]。Sung等人通过对克罗恩病患者肠道微生物以及构建代谢产物进行分析并建立代谢网络模型，结果发现沙门菌属、空肠弯曲菌属等与克罗恩病有紧密联系。

结直肠肿瘤是胃肠道中常见的一种恶性肿瘤，其病死率在消化系统恶性肿瘤中仅次于胃癌、食管癌和肝癌，严重威胁到患者的生命健康。目前研究人员基于实验、测序建模手段发现可能与结直肠肿瘤有关的肠道微生物主要有牛链球菌、拟杆菌属的某些种（如脆弱拟杆菌）、败血梭菌、大肠埃希菌的某些种，其他链球菌属如唾液链球菌、血链球菌和粪肠球菌等，相关病毒主要有人乳头状瘤病毒、多瘤病毒属、EB病毒和巨细胞病毒等，肠道微生物代谢产物如丁酸、甲烷等可能在结直肠肿瘤中发挥着有益作用。

肝硬化是临床常见的慢性进行性肝病，由一种或多种病因长期或反复作用形成的弥漫性肝损害。研究人员在先进测序技术的帮助下通过对肝硬化患者粪便里的微生物进行分析发现，肝硬化患者肠道内双歧杆菌等有益菌种含量降低[7]，而肠杆菌科和链球菌科等潜在致病菌含量增多，毛螺菌科等有益种含量降低，这些研究对肝硬化患者的预后有重要影响。

很多人可能想不到肠道微生物与部分大脑疾病有关系。人体大脑和肠道存在一个原始的联系，大脑和肠道是由一个广泛的神经元网络，大量的化学激素和递质连接在一起的系统，它们不断给我们提供人体应急反应的各个信息，比如饥饿、压力、病原体入侵等信息，这个信息通道我们称为脑－肠轴，而肠道神经系统也被称为人体的第二个大脑。肠道微生物可以介导神经、内分泌、免疫、代谢等途径，与大脑进行双向调节作用，肠道微生物的种群结构和多样性影响着宿主神经系统疾病，包括抑郁症、帕金森综合征和阿尔茨海默病等神经系统疾病。而当肠道微生物种群结构出现异常时，很可能引发神经系统疾病的发生甚至恶化。

抑郁症以显著而持久的心境低落为主要临床特征，是心境障碍的主要类型。研究人员通过对抑郁症患者的粪便进行分析发现，抑郁症患者的肠道微生物存在物种多样性减少的情况，研究人员通过实验发现抑郁症患者与正常人肠道微生物的种群结构存在显著差异[8]。

### 7.1.3　组织微生物与疾病的关系

人体由有机质和无机质构成细胞，由细胞与细胞间质组成组织，人体组织内存在许多微生物，它们影响了一部分人体疾病的发生甚至恶化。

目前越来越多的学者致力于探索疾病与微生物的关系，通过重新分析没有映射到人类参考基因组的读片数据来测量癌症患者活检中的浸润微生物。2015年，Zhang C[9]等人使用 MegaBlast 将 27 个胃黏膜活组织样本的全基因组序列中未映射的读片映射到微生物参考基因组，验证了幽门螺杆菌与胃癌的相关性；2017 年，Tang K W[10]等人通过对宫颈腺、淋巴癌等患者肿瘤组织的 RNA 或 DNA 进行高通量测序，将未映射的读片与完整病毒基因组参考序列比对，检测肿瘤中的致癌病毒，同时基于已知病毒的序列发现新的病毒或菌株，鉴定癌症的致病因子。2018 年，Loohuis LMO 等人研究了 192 个精神分裂症的血液转录组样本，通过 MetaPhlAn 分析未映射读片中细菌和古生菌的相对丰度，找到与精神分裂症密切相关的微生物 Planctomycetes 和 Thermotogae。

综上所述，微生物与疾病关系密切，找到与疾病相关的生物标记物可以诊断、预测疾病。虽然某些微生物对人体有不良影响，但有些微生物能配合人体组织细胞减缓组织病变甚至治愈的效果。

### 7.1.4　微生物作用于疾病治疗

用细菌或其提取物治疗癌症可以追溯到 100 年以前。最常引用的例子是，纽约 Memorial 医院的内科兼外科医生 Coley 曾观察到在患有各种肿瘤的患者中，有许多人在发生细菌感染后肿瘤消退，但一旦细菌感染被治愈，肿瘤又出现了。他发明了一种治疗方法，用一些细菌的提取物（称为 Coley 毒素）使肿瘤缩小。此后，很多细菌被用来减慢肿瘤生长速度或缩小肿瘤体积。最显著的例子是用牛分枝杆菌卡介苗（BCG）来治疗膀胱癌[11]。研究人员还发现粪便微生物移植（FMT）可以改变肠道微生物的多样性来发挥抗抑郁作用，可以通过移植益生菌改变肠道微生物种群结构来改善和预防抑郁症。

## 7.2　智能筛选微生物标记物的方法

生物标记物（biomarker）是近年来随着免疫学和分子生物学技术的发展而提出的一类与细胞生长增殖有关的标志物。生物标记物不但可以从分子水平探讨发病机制，而且在准确、敏感地评价早期、低水平的损害方面有着独特的优势，可提供早期预警，很大程度上为临床医生提供了辅助诊断的依据[12]。微生物参与了人体许多重要的生理过程，对身体健康十分重要。健康人和患者体内的微生物群落组成有显著差异，找出这些差异并了解它们如何发挥作用，为疾病的预测提供了重要的依据。

目前关于微生物与疾病相关性的研究层出不穷，其中有两个重要的研究途径[13]。一是通过对微生物代谢物浓度、流量以及其代谢功能的分析进行建模，构造基于基因表达差异预测代谢流量变化的代谢网络，对照疾病的发病机理，找出对疾病影响较大的微生物。二是通过测量和计算患者特定部位的微生物相对丰度，与健康对照组比较和分析，找出其中丰度差异比较大的微生物，将它作为疾病的微生物标记物。

### 7.2.1　通过高通量测序技术确定微生物标记物

21 世纪，基于二代测序技术和宏基因组学的病毒检测技术使得大数据分析测序数据成为可能，与第一代测序不同，第二代测序不太依赖实验，这给许多研究人员提供了研究基因与疾病关系的机会。研究人员通过对患者肠道微生物进行测序，对比参考库信息，就可以知道样本肠道微生物的构成，从而从丰度差异性数据中找出差异性微生物，从而确定疾病微生物标记物。

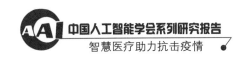

Joseph 等研究者选取 30 例健康人、30 例结肠腺瘤患者和 30 例结肠癌患者的粪便样本提取微生物基因组 DNA 序列，计算每个样品中 OUT（指一个种类）的丰度，然后进行组间差异分析，研究发现三者间的微生物丰度与组成都有显著性差异[14]。

### 7.2.2 通过建立代谢网络确定疾病微生物标记物

有关细胞的代谢网络可以分不同层次来讨论，如基因组（DNA 层次）、代谢途径及生化反应网络（蛋白质层次）、代谢流（物流层次）、代谢生理（微生物细胞层次）等。对蛋白质层次的代谢网络来说，一个代谢物分子就是一个节点，而节点之间的连结则是生化反应。大部分的分子只参加一种或两种反应，但少数分子参与许多反应，它们实际上就是代谢流的集散中心或通用代谢物（currency metabolites）。

生物代谢网络的创建整合了生物体内的生物化学反应、遗传、代谢等数据，在大数据背景下与疾病发病机理相结合，找出与疾病联系最为紧密的微生物。微生物的代谢网络是指它们参与生化反应的酶和代谢产物的一个关系集合，而微生物的代谢关联网络是基于有差异的酶之间的关联关系构建的网络。代谢关联网络可以进一步挖掘不同酶之间的关联关系，能清楚地展示微生物的代谢产物之间的关系，根据代谢关联网络的拓扑属性挖掘与人体疾病有关的代谢功能特征。研究微生物与它产生的代谢物之间的关系有多种方法，但是通过构建代谢关联网络可以更好地说明微生物群落与宿主之间的代谢关系。因为人体肠道内的微生物参与人体多种代谢，一些致病菌会产生毒素造成代谢紊乱。由于现有的代谢网络信息冗余，存在无关的代谢产物，所以要构建一个正确的代谢关联网络来进行研究。基于准确的关联关系进行代谢关联网络的构建，并且可以将复杂的代谢关联网络进行简化，使其能够准确揭示细胞代谢的功能特性，这些是提高宏基因组代谢关联网络拓扑分析准确率的一个关键问题。

Sung 等人通过对克罗恩病患者肠道微生物以及构建代谢产物进行分析并建立代谢网络模型，结果发现沙门菌属、空肠弯曲菌属等与克罗恩病有紧密联系[15]。

相信随着人工智能技术以及科学技术的长远发展，有关微生物与疾病的面纱最终将被揭开。测序算法以及机器学习的深入普及为生物信息学提供了更加光明的前景。

## 7.3 病毒与疾病

自然界流行性疾病的暴发已经给人类带来了巨大的影响。尤其是最近十年来，出现了多次大范围内的流行性疾病暴发，如严重急性呼吸综合征、高致病性禽流感、甲型 H1N1 流感等。现代旅游和贸易的发展，进一步消除了传统上地域之间的限制，使得流行性病毒传播的概率和速度大大增加。如 SARS 病毒和新冠肺炎病毒就向我们证明了流行性疾病的威胁可以迅速（几个星期内）扩散到世界各地。因此，对病毒病原体的快速鉴定，将有助于我们准确诊断人类疾病、有效应对各种突发疫情以及对高致病性病毒如禽流感的全球监控等。

### 7.3.1 病毒入侵人体

病毒进入人体后首先被白细胞追杀，病毒要进入细胞必须突破细胞膜防线，之后"欺骗"动力蛋白把自己送到细胞核，细胞 DNA 按病毒要求发布指令，让整个细胞为病毒复制繁殖服务。当病毒繁殖多到细胞容纳不下时，病毒便让细胞 DNA 发出让细胞瓦解的指令，细胞崩溃，病毒从这个细胞涌了出来，去攻陷一个又一个细胞，人便发病了。

病毒优先与宿主胞内互作网络中的中心结构域及瓶颈结构域结合，不同类型的病毒以共同的或特异的机制来破坏宿主胞内分子网络，例如，与逆转录病毒一方面能够靶定共同的宿主结构域，另一方面又借助各自独有的结构域竞争性地参与宿主内互作。而且，病毒感染与基因组变异以一种相似的方式来改变人类胞内网络的局部或全局特征，进而导致人类疾病表型的发生，例如病毒优先靶定与疾病相关的宿主基因或结构域。在长期的交互演变过程中，人类基因组也会针对性地做出适应性进化。2010 年的一项研究结果证实，人类基因组中大约有 139 个基因，存在 400 多种变异，这些基因变异对人们是否容易感染病毒至关重要[16]。研究还发现，病毒倾向于通过控制宿主细胞周期、调控、凋亡以及跨膜转运等胞内过程来完成自身遗传物质的转录等[17]。

### 7.3.2 传统病毒研究方法

传统的鉴定病毒方法有病毒培养、电镜观察、血清学反应、PCR 等，但这些方法都有不同的缺陷。很多病毒在细胞里生长，并不能观察到细胞病变；用电镜来观察病毒其灵敏性相对较低；而血清学反应，高阶抗体很难获得，有的出现交叉反应而影响结果；PCR法必须基于基因序列，对于未知序列的病毒和变异性大的病毒此法失效。

通常，传统技术在对疾病进行诊断时需要鉴定临床样本中的病毒病原体，并弄清楚病毒和临床症状之间的关系。在某些情况下，如果疾病和某种特定的病原体相关，可以采用许多经典的标准方法来检测该病毒是否存在，如荧光抗体及酶免疫分析等，但它们依赖于病毒分离以及体外病毒培养，或者免疫芯片[18]。遗憾的是，一些病毒几乎完全不能进行体外培养，而有些即便能够培养，整个检测过程也是相当费时的，从数小时到几天不等，进行免疫分析又严重依赖于抗血清的质量。此外，病毒不断进化，病毒亚型越来越多，病毒群体本身的这种复杂性也使得基于抗体的检测几乎不可能。

相比物种内的相互作用关系研究，微生物宿主这种跨物种的互作关系研究仍然只是众多相互作用关系研究中的一小部分。已经有多项高通量的针对病毒人类互作的研究开展，包括EB病毒[19]、丙肝病毒[20]、流感病毒[21]以及HIV[22, 23]病毒等。

### 7.3.3 病毒研究发展

PCR（polymerase chain reaction）技术的出现，可以说是病毒检测史上的一次革命。该技术不但提高了检测的敏感度，而且方便了多种病毒的同时检测，节省了时间和成本[24]。然而作为技术的第一步设计病毒种内或亚型特异的引物，却面临着严峻的挑战：一方面，在病毒基因组序列存在高度变异的前提下，引物必须能够对病毒种或亚型内的基因进行稳定扩增；另一方面，引物又能够区分种内不同的病毒亚型或属内相近的不同病毒物种[25]。

如今，已经有许多免费的公开软件可用于引物设计。例如Primer3[26]，可以用来扩增一段已知的核苷酸序列，但在序列存在高度变异的情况下不能保证其所设计引物扩增的敏感性。因此，人们通常先基于目标序列集的多序列比对结果，从中选择保守的区域设计引物，使其能够扩增种内大多数的病毒亚型。

我们可以通过计算分析的方法，来确认哪些DNA片段来自人类，哪些来自微生物，这样就有可能找到致病源。通过这种方法，我们实际上是把一个诊断问题变成了一个计算问题。这种通过人工智能、大数据分析和统计分析的方法去准确找到致病源的新技术，也被称为宏基因组测序技术。很多疑难杂症利用这种基因测序的技术都可以得到有效解决。

高通量测序发展到目前已经是一项十分成熟的技术，测序通量在不断提高，分析技术也在不断发展。但目前高通量测序技术应用于新发传染病的研究还有一些应用上的问题，能够引起新发传染病的病原体种类多种多样，每种新发传染病病原体都有其基因特征。因此新发传染病病原体的基于高通量测序的分析方法复杂多样，对于不同的病原体其组装方法、基因组注释方法、比较方法与系统发育分析方法都有所不同，实际操作中更多地只能依靠研究人员的经验进行。针对不同的分析实际需求，新发传染病病原体数据的分析思路也各不相同。实际研究中需要一种基于高通量测序数据的病原体序列信息分析方法，这种方法可以对新发传染病病原体的高通量测序数据进行可靠分析，得到所需的分析结果，配合现场流行病学调查等工作对新发传染病防控起到积极作用。

### 7.3.4 大数据下的病毒检测

目前，大部分对病毒识别方法的研究集中在通过相似性方法和宏基因组学方法识别噬菌体中的病毒，但这些方法应用到人体细胞病毒的识别中确实存在着问题。由于病毒的某些基因与人体细胞中的基因有较高的同源性，可能会将宿主细胞的部分序列错误地标识为病毒。如何将病毒基因和人体细胞中的基因分离是个关键问题。另外，精确地从患者的体内细胞中识别出不同目、科、亚科、属、种的病毒是目前亟待解决的问题。现在比较流行的病毒识别方法采用机器学习技术生成序列特征，利用欧式距离计算特征向量间的距离。但对于不同种的病毒识别，就会使得计算出的特征向量之间的欧式距离差距变得很小，其分类精度也随之下降。

自 1997 年 H5N1 亚型禽流感病毒暴发以来，许多科研人员被吸引到禽流感病毒跨种传播的底层机制研究上来。同时取得了一些宝贵的进展，揭示了与禽流感病毒种间传播相关的因素。这些因素包括病毒蛋白、宿主免疫系统、宿主受体、环境条件等[27, 28]。

许多研究探索了禽流感病毒种间传播的生物学过程及底层机制，然而许多决定因素仍然不清楚。相比代价较大的生物实验，计算分析和建模可以为相关研究提供一些有效的思路和有用的信息，并能为实验人员节省时间和成本。

基于二代测序技术和宏基因组学的病毒检测技术使得大数据分析测序数

据成为可能。目前，病毒宏基因组学方法主要分为两种，即泛病毒芯片和高通量测序[29]。前者将所有已知病毒的代表性序列制成微阵列芯片，如 ViroChip 和 GreeneChip，可以用来检测几乎所有的已知病毒。2003 年，Wang 等人就通过 ViroChip 技术鉴定出了 SARS 病毒[30]。虽然用芯片技术可以避开测序以及后续的生物信息学分析，但是该技术在筛选宏基因组文库时，不能用于未知序列的新病毒检测，而且对于环境中丰度低的病毒检测效果也不理想。高通量测序技术有效地解决了这一问题。高通量测序获得的结果需要专门的软件（如 RAMMCAP 和 MetaStats）进行分析，通过与数据库比对才能找出目标序列，而且得到的数据量十分庞大。如何将这些数据快速而准确地比对到参考基因组上是许多生物医学研究过程中的关键一步。

宏基因组学发展以来，成功发现了多种新型肠道真核病毒，如引起儿童小肠急性腹泻的病毒腺病毒科、微小 RNA 病毒科、呼肠孤病毒科。在原核病毒识别的生物信息学方面也相继提出了许多工具，包括 Prophinder[31]、PhiSpy[32]、PHASTER[33]、VirFinder[34]、DeepVirFinder[35] 等。但是，这些方法均是在细菌中鉴定病毒序列，不能很好地识别侵入人体细胞中的病毒。

### 7.3.5 存在的困难和挑战

现在有了宏基因组测序技术，我们不需要预知病原微生物，而是直接检测病原体的遗传物质，与其他已知的病原体进行比对。它可以提供更多的信息，不仅能够找出致病菌，还可以帮助我们找到传染病的源头。当然，目前它的成本还比较高，但是随着科技的进一步发展，成本迅速下降一定是趋势所向。

可以预见，在不久的将来，我们可以通过基因组测序的方法来分析我们被什么感染了，我们身上有什么样的微生物群，也可以用它来进行流行病的监控。

## 7.4 新冠病毒

### 7.4.1 新冠病毒疫情概览

2019 年年底，武汉暴发了新冠肺炎[36]。截至 2020 年 5 月，新冠肺炎已经成为全球流行的传染病并已经累计确诊 1777 万余病例，累计死亡 63 万余病例，全球死亡率约为 3%（累计死亡 / 累计确诊）。

### 7.4.2　新冠病毒病理学特征

测序显示，该疾病的病原体 2019-nCoV/SARS-CoV-2（以下用 SARS-CoV-2 代指）为 sarbecovirus 亚属 β 冠状病毒，与同为冠状病毒的 SARS-CoV 的基因序列相似性为 75%—80%[37, 38]。冠状病毒是一个大型病毒家族，它们的直径为 125 纳米，拥有超过 3 万个碱基，是所有 RNA 病毒中基因组最大的。冠状病毒可引起感冒以及中东呼吸综合征（MERS）和严重急性呼吸综合征（SARS）等较严重疾病。此次的 SARS-CoV-2 是以前从未在人体中发现的冠状病毒新毒株。

### 7.4.3　新冠病毒致病机理

SARS-CoV-2 会利用其 S 蛋白破坏宿主细胞的保护膜。首先，该蛋白的受体结合域与一种名为 ACE2 的受体结合，后者位于宿主细胞的表面，这是打开人类基因的关键步骤。ACE2 在全身各器官的动脉和静脉内膜上都有表达，但在肺泡和小肠内膜上的表达尤为密集。病毒附着自身后，宿主细胞会在其一个专门的"切割位点"剪断 S 蛋白，暴露出融合肽，这是帮助撬开宿主细胞膜的氨基酸链，使病毒膜与之融合。一旦入侵者的遗传物质进入细胞，病毒就会控制宿主的分子机制来产生新的病毒颗粒。然后，这些后代离开细胞去感染其他人[39]。

### 7.4.4　新冠病毒与微生物

SARS-CoV-2 新冠病毒感染可引发一种过度的免疫反应，称为细胞因子风暴，可以导致多器官衰竭和死亡。这与它的受体 ACE2 以及与之相关联的微生物有着密不可分的关系。Cole-Jeffrey 等人的研究推测 ACE2 的治疗作用可以通过其对胃肠道和 / 或肠道微生物的作用来介导，并探讨了肠道和肺微生物群在心肺健康中的作用[40]。另外，Shigeo 等人的研究表明肺菌群的改变可能修改针对病毒和继发性细菌感染的免疫应答[41]。最近 Shen 等人的研究还表明，新冠肺炎患者的微生物多样性明显低于健康人，但并未发现其他微生物群落的明显差异[42]。

基于这些结论，Gou 等人在最近的研究指出，炎症与肠道微生物之间存在潜在的氨基酸相关通路，表明了肠道微生物群可能是影响正常人感染新冠肺炎严重程度的原因[43]。另一种观点提及了 SARS-CoV-2 对于肠道微生物群的影响，是导致压力的来源之一，并且这种压力同样与感染严重程度具有相关性[44]。

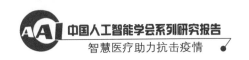

### 7.4.5 新冠病毒的检测

新冠肺炎检测试剂主要包括两类：核酸检测试剂和抗体检测试剂。核酸检测过程包括标本处理、核酸提取、进行 PCR 检测等多个步骤。抗体检测过程包括胶体金法和磁微粒化学发光法，抗体检测是对人体血液中的抗体水平进行检测。临床上也会进行胸部 CT 扫描辅助确诊高度怀疑感染的患者，但是新冠肺炎中的发现不明确[45]。

在与微生物相关的方面，胃肠道分泌的感染性病毒因子可以在粪便检测中被监控到，这也表明了粪便传播的可能性。基于该可能，粪便微生物菌群移植和粪便库的国际专家小组就粪便供体选择方面提出了需要检测有无新冠症状的建议[46]。研究还发现，存在呼吸道的 rRT-PCR 检测呈阴性，但粪便 rRT-PCR 检测结果呈阳性的例子，这对康复检测提出了需要检测粪便的要求[47]。

### 7.4.6 新冠病毒与人工智能

（1）CT 图像检测：利用机器学习在识别新冠患者的 CT 图像方向取得了很好的效果，例如 Li 等人开发了基于深度学习的模型——新冠肺炎检测神经网络（COVNet），该网络可以从胸部 CT 容积检查中提取视觉特征以检测新冠肺炎[48]；Wang 等人利用 GoogleNet Inception v3 CNN 深度学习网络，证明了基于胸部 CT 图像识别的深度学习算法，能够更快且较为准确地检测出 COVID-19 病例[49]。

（2）感染人数预测：基于各种各样的传染病数学模型，结合机器学习的方法，疫情早期产生了一大批用于感染人数预测的算法。Sun 等人结合带有时滞的 SEIJR 模型，利用结合四阶 Runge-Kutta 的 PSO 算法求解了意大利早期的传染模型[50]；Godio 等人基于改进的 PSO 和时滞模型，研发了新的用于拟合和预测传染患者数的 Matlab 程序[51]。

（3）感染严重程度：不同的患者感染后病情的严重程度差异较大，基于这一情况，Jiang 等人开发了用于在感染初期就可以预测感染严重程度的模型，并且寻找到了用于预测的最优特征组合，使得更多的生物学解释成为可能[52]。

（4）病毒结构：基于深度学习开发的病毒结构预测模型加快了人们对病毒结构认识的步伐。DeepMind 利用深度学习系统 AlphaFold 预测了新冠病毒的 S 蛋白质结构，同时发布了六种预测结构，但尚未经试验验证[53]。

# 参考文献

［1］ Turnbaugh P J，Ley R E，Hamady M，et al. The human microbiome project：exploring the microbial part of ourselves in a changing world［J］. Nature，2007，449（7164）：804.

［2］ Grice E A，Kong H H，Conlan S，et al. Topographical and temporal diversity of the human skin microbiome［J］. Science，2009，324（5931）：1190-1192.

［3］ He J，Li Y，Cao Y，et al. The oral microbiome diversity and its relation to human diseases［J］. FOLIA MICROBIOL，2015，60（1）：69-80.

［4］ Navid A. Applications of system-level models of metabolism for analysis of bacterial physiology and identification of new drug targets［J］. BRIEF FUNCT GENOMICS，2011，10（6）：354-364.

［5］ Qin J，Lin R，Reas J，et al. A human gut microbial gene catalogue established by metagenomic sequencing［J］. Nature，2010，464（7285）：59-65.

［6］ 王子恺，杨云生. 肠道微生物与人类疾病［J］. 解放军医学杂志，2012，37（12）：1163-1175.

［7］ Zhao HY，Wang HJ，Lu Z，et al. Intestinal micro ora in patients with livercirrhosis［J］. Chin J Dig Dis，2004，5（2）：64-67.

［8］ Kurokawa S，Kishimoto T，Mizuno S，et al. The effect of fecal microbiota confer resilience to chronic social defeat stress in mice［J］. Sci Rep，2017（7）：45942.

［9］ Zhang C，Cleveland K，Schnoll-Sussman F，et al. Identification of low abundance microbiome in clinical samples using whole genome sequencing［J］. Genome Biology，2015，16（1）：265-280.

［10］ Tang K W，Larsson E. Tumour virology in the era of high-throughput genomics［J］. Philosophical Transactions of the Royal Society B：Biological Sciences，2017，372（1732）：20160265.

［11］ 闻玉梅. 应用微生物与肿瘤相关性研究成果为防治肿瘤服务［J］. 微生物与感染，2008，3（1）：3-10.

［12］ Sung J，Kim S，Cabatbat J，et al. Global metabolic interaction network of the human gut microbiota for context-specific community-scale analysis［J］. Nat Commun，2017（8）：15393.

［13］ 胡聪聪. 融合基因表达数据的生物代谢建模分析［D］. 北京：中国科学技术大学，2016.

［14］ Zackular J P，Rogers M A，Ruffin M T，et al. The human gut microbiome as a screening tool for colorectal cancer［J］. Cancer Prev Res（Phila），2014，7（11）：1112-1121.

［15］ Sung J，Hale V，Merkel A C，et al. Metabolic modeling with Big Data and the gut microbiome［J］.

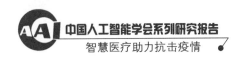

Applied & translational genomics, 2016 (10): 10-15.

［16］Fumagalli M, Pozzoli U, Cagliani R, et al. Genome-Wide Identification of Susceptibility Alleles for Viral Infections through a Population Genetics Approach [J]. Plos Genetics, 2010, 6 (2): e1000849.

［17］Dyer, M. D., Murali, T. M., Sobral, B. w. The Landscape of Human Proteins Interacting with Viruses and Other Pathogens [J]. PLoS Pathogens, 2008, 4 (2): e32.

［18］Wang, D., Coscoy, L., Zylberberg, M., et al. Microarray-based detection and genotyping of viral pathogens [J]. Proceedings of the National Academy of Sciences of the United States of America, 2002, 99 (24): 15687-15692.

［19］Calderwood, M. A., Venkatesan, K., Xing, L., et al. Epstein-Barr virus and virus human protein interaction maps [J]. Proceedings of the National Academy of Sciences of the United States of America, 2007, 104 (18): 7606-7611.

［20］de Chassey, B., Navratil, V., Tafforeau, L., et al. Hepatitis C virus infection protein network [J]. Molecular systems biology, 2008, 4 (1): e175.

［21］Konig, R., Stertz, S., Zhou, Y, et al. Human host factors required for influenza virus replication [J]. Nature, 2010, 463 (7282): 813-817.

［22］Pinney, J. w, Dickerson, J. E.PFu, W, et al. HIV-host interactions: a map of viral perturbation of the host system [J]. Aids, 2009, 23 (5): 549-554.

［23］Jager, S., Cimermancic, P, Gulbahce, N, et al. Global landscape of HIV-human protein complexes [J]. Nature, 2012, 481 (7381): 365-370.

［24］Elnifro, E. M., Ashshi, A. M., Cooper, R. J., et al. Multiplex PCR: optimization and application in diagnostic virology [J]. Clinical microbiology reviews, 2000, 13 (4): 559-570.

［25］Duitama, J., Kumar, D. M., Hemphill, E., et al. PrimerHunter: a primer design tool for PCR-based virus subtype identification [J]. Nucleic acids research, 2009, 37 (8): 2483-2492.

［26］Koressaar, T., Remm, M. Enhancements and modifications of primer design program Primer3 [J]. Bioinformatics, 2007, 23 (10): 1289-1291.

［27］Klenk, H D, Garten, W and Matrosovich, M. Molecular mechanisms of interspecies transmission and pathogenicity of influenza viruses: Lessons from the 2009 pandemic [J]. Bioessays, 2011, 33 (3): 180-188.

［28］Yassine, H, Lee, C and Gourapura, R Interspecies and intraspecies transmission of infuenza A viruses: viral, host and environmental factors [J]. Animal Health Research Reviews, 2010, 11 (1): 53-72.

［29］Tang P, Chiu C. Metagenomics for the discovery of novel human viruses [J]. Future Microbiol,

2010, 5（2）: 177-189.

［30］Wang D, Urisman A, Liu YT, et al. Viral discovery and sequence recovery using DNA microarrays［J］. PLoSBiology, 2003, 1（2）: 257-260.

［31］Lima-Mendez G, Van Helden J, Toussaint A, Leplae R. Prophinder: a computational tool for prophage prediction in prokaryotic genomes［J］. Bioinformatics, 2008, 24（6）: 863-865.

［32］Akhter S, Aziz RK, Edwards RA. PhiSpy: a novel algorithm for finding prophages in bacterial genomes that combines similarity- and composition-based strategies［J］. Nucleic Acids Research, 2012（16）: 329-334.

［33］Arndt David, Marcu Ana, Liang Yongjie, Wishart David S. PHAST, PHASTER and PHASTEST: Tools for finding prophage in bacterial genomes.［J］. Briefings in bioinformatics, 2019, 20（4）: 1560-1567.

［34］Jie Ren, Nathan A. Ahlgren, Yang Young Lu, Jed A. Fuhrman, Fengzhu Sun. VirFinder: a novel k-mer based tool for identifying viral sequences from assembled metagenomic data［J］. Microbiome, 2017, 5（1）: 2049-2618.

［35］Jie Ren, Kai Song, Chao Deng etc. Identifying viruses from metagenomic data using deep learning［J］. Higher Education Press and Springer-Verlag GmbH Germany, 2020, 8（1）: 64-77.

［36］Gorbaleya AE., Baker SC., Baric RS., et al. The species Severe acute respiratory syndrome-related coronavirus: classifying 2019-nCoV and naming it SARS-CoV-2［J］. Nature Microbiology, 2020, 5（5）: 536-544

［37］Zhu N, Zhang D, Wang W, et al. A novel coronavirus from patients with pneumonia in China, 2019［J］. New England Journal of Medicine, 2020, 382（8）: 727-733.

［38］Perlman S. Another decade, another coronavirus［J］. New England Journal of Medicine, 2020, 382（8）: 760-762.

［39］Profile of a killer: the complex biology powering the coronavirus pandemic［J］. Nature, 2020, 581（7806）: 22-26.

［40］Cole-Jeffrey C T, Liu M, Katovich M J, et al. ACE2 and microbiota: emerging targets for cardiopulmonary disease therapy［J］. Journal of cardiovascular pharmacology, 2015, 66（6）: 540-550.

［41］Hanada S, Pirzadeh M, Carver K Y, et al. Respiratory viral infection-induced Microbiome alterations and secondary bacterial pneumonia［J］. Frontiers in immunology, 2018（9）: 2640.

［42］Zi S, Yan X, Lu K, et al. Genomic diversity of SARS-CoV-2 in Coronavirus Disease 2019 patients［J］. Clinical Infectious Diseases, 2020, 71（15）: 713-720.

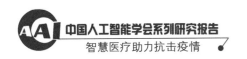

［43］Gou W，Fu Y，Yue L，et al. Gut microbiota may underlie the predisposition of healthy individuals to COVID-19 ［J］. Journal of Genetics and Gemomics，2021，4（2）.

［44］Anderson G. Psychological Stress and Covid-19: Interactions with Gut Microbiome and Circadian Rhythm in Driving Symptom Severity ［M］. Preprint, London: CRC Scotland & London，2020.

［45］American College of Radiology. ACR recommendations for the use of chest radiography and computed tomography（CT）for suspected COVID-19 infection ［J］. ACR website.，2020.

［46］Gianluca Ianiro，Benjamin H Mullish，Colleen R Kelly，et al Screening of faecal microbiota transplant donors during the COVID-19 outbreak: suggestions for urgent updates from an international expert panel ［J］. The Lancet Gastroenterology & Hepatology，2020，5（5）: 430-432.

［47］Ianiro G，Mullish B H，Kelly C R，et al. Screening of faecal microbiota transplant donors during the COVID-19 outbreak: suggestions for urgent updates from an international expert panel ［J］. The Lancet Gastroenterology & Hepatology，2020，5（5）: 430-432.

［48］Li L，Qin L，Xu Z，et al. Artificial intelligence distinguishes COVID-19 from community acquired pneumonia on chest CT ［J］. Radiology，2020，296（2）: 65-71

［49］Wang S，Kang B，Ma J，et al. A deep learning algorithm using CT images to screen for Corona virus disease（COVID-19）［J］. European Radiology，2021，1.

［50］Sun S，Zheng Y. Prediction of 2019-nCov in Italy based on PSO and inversion analysis ［J］. medRxiv，2020.

［51］Godio A, Pace F, Vergnano A. SEIR modeling of the Italian epidemic of SARS-CoV-2 using computational swarm intelligence ［J］. International Journal of Environmental Research and Public Health, 2020, 17（10）: 3535.

［52］Jiang X，Coffee M，Bari A，et al. Towards an artificial intelligence framework for data-driven prediction of coronavirus clinical severity ［J］. CMC-Computers，Materials & Continua，2020，63（1）: 537-551.

［53］Team A F. Computational predictions of protein structures associated with COVID-19 ［J］. DeepMind Website K，2020（417）: 453.

# 第8章

## 进化树与新冠肺炎

## 8.1 概述

2019 年 12 月至今,我国武汉暴发的新冠肺炎疫情引起了全球关注。2020年 2 月 11 日,该病毒被国际病毒分类委员会冠状病毒研究小组命名为"SARS-CoV-2"(Severe Acute Respiratory Syndrome Coronavirus 2),同时,由该病毒感染引起的疾病被世界卫生组织命名为"COVID-19"(Coronavirus Disease 2019)。新冠肺炎具有人际传播的特点,传染性强,人群普遍易感。在疫情暴发的初期,科学家们通过对病毒结构的研究,将新型冠状病毒定位为 β 冠状病毒属。在这次对新型冠状病毒的研究中,系统进化树分析的方法起到了不可替代的作用。

### 8.1.1 进化树简介

在生物学中,系统进化树分析即系统发育分析(Phylogenetic analysis),主要指分子发育分析,通过进化的思想来研究病原微生物与其宿主的进化关系或类别,而这种进化关系通常通过系统发育树(Phylogenetic Tree)来呈现。系统发育树又称为系统进化树,是以树枝分枝状的图形来概括物种间的亲缘及进化关系,树的分枝长度刻画了进化距离的大小。在进化树上每个叶子节点代表一个物种,如果每一条边都被赋予一个适当的权值,那么两个叶子节点之间的最短距离就可以表示相应两个物种之间的差异程度。

分子系统发育分析通过比较生物大分子序列差异的数值构建系统进化树,常用的生物大分子为蛋白质序列和核酸序列。该方法以分子钟假说为基础,在进化过程中,相似功能位点的分子进化速率几乎完全一致,根据核酸和蛋白质

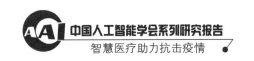

的序列信息，可以推断物种之间的系统发育关系，准确测定序列分化发展的时间，其主要过程可利用软件进行多序列对比来表现。

分析不同机体蛋白的序列和功能以构建进化树，对推进生物医药研究、分子遗传学的研究有重要作用。物种进化树的构建不但有助于物种进化过程及发展历史的研究，而且对于模糊、不确定、部分真和大数据的信息处理具有重要的作用[1]。

在新冠肺炎肆虐期间，中国的科学家对该病毒和疾病特征进行了及时且准确的解析和描述，运用系统进化树的分析方法对新型冠状病毒 SARS-CoV-2 的进化和变异情况进行了研究，结果将有助于研究病毒 SARS-CoV-2 的溯源、进化，对正确防控疾病具有指导意义[2]。

### 8.1.2 新冠肺炎的进化关系研究现状

现在，新冠肺炎在全球暴发，各国科学家共同致力于研究新型冠状病毒的进化关系。依据目前的进化研究，冠状病毒属分为 α、β、γ、δ 亚家族，γ、δ 属宿主主要为鸟类和鱼类，而 α、β 属主要感染哺乳类动物。SARS-CoV-2 与严重急性呼吸综合征冠状病毒（SARS-CoV）、中东呼吸综合征冠状病毒（MERS-CoV）均为 β 属。研究显示，SARS-CoV-2 与 SARS-CoV 在基因序列上的同源性更接近，达到了 80%，二者的主要差异在于开放阅读框 ORF1a 和编码 S 蛋白的基因序列。结构学研究表明，SARS-CoV-2 S 蛋白与 ACE2 受体的亲和力明显高于 SARS-CoV S 蛋白，SARS-CoV-2 组织亲和力以及人际传染性可能远强于 SARS-CoV[3]。进化分析显示，新型冠状病毒与来自中华菊头蝠（中国马蹄蝠的一种）的蝙蝠 SARS 样冠状病毒（bat severe acute respiratory syndrome-related coronaviruses）最为相似，核苷酸同源性达到 84%，与人类 SARS 病毒的核苷酸同源性达到 78%，与 MERS 病毒的同源性达到约 50%[4, 5]

事实上，β 属的冠状病毒（coronavirus，CoV）可在人类、其他哺乳动物和鸟类中广泛传播，导致呼吸系统、消化系统和神经系统疾病。蝙蝠是大量的 CoV 的自然储库，SARS-CoV 和 MERS-CoV 均是由蝙蝠经过中间宿主突破物种屏障传播至人类[6]。

那么 SARS-CoV-2 初始是否同样来自蝙蝠呢?

2020 年 1 月 21 日，中国科学院上海巴斯德研究所 Xu 等[7]比较了 SARS-CoV 和 SARS-CoV-2 的 S 蛋白结构，发现虽然后者 RBD（受体结合区，receptor binding domain）结构域中的 4 个关键氨基酸被替换，但结构并没有发生改变，二者 RBD 结构域的 3D 结构几乎相同，该研究推测，SARS-CoV-2 的自然宿主可能与 SARS-CoV 一样，均为蝙蝠。

2020 年 1 月 23 日，中国科学院武汉病毒研究所 Zhou 等[8]经过基因序列对比发现，SARS-CoV-2 与 SARS-CoV 有 79.5% 的基因序列相似，与此前在云南菊头蝠上检测到的蝙蝠 CoV（RaTG13）相比较具有 96.2% 的一致性。该研究发现，SARS-CoV-2 与 SARS-CoV 使用相同的受体血管紧张素转化酶 2（angiotensin converting enzyme 2，ACE2）进入细胞，继而推测，SARS-CoV-2 可能与 SARS-CoV 一样，其自然宿主均为蝙蝠。

然而，中国医学科学院病原生物学研究所所长金奇教授表示，蝙蝠携带的病毒正常条件下不能直接感染人类，可能通过"中间宿主"感染人类。中间宿主可能是周边与人类有频繁接触的野生/半野生动物甚至家养动物。通过中间宿主环节可能促进病毒的重组和突变，进而扩大其遗传多样性，增加感染人类的危险性。事实上，对于 SARS-CoV-2 来源的探究一直在持续进行中[6]。

在对 SARS-CoV-2 的中间宿主的研究中，华南农业大学 Xiao 等[9]的研究结果揭示穿山甲是 SARS-CoV-2 的潜在中间宿主。同一时期，香港大学管轶团队与广西医科大学胡艳玲团队合作研究表明[10]，早期的穿山甲（2017—2018年采集）中存在与 SARS-CoV-2 基因组相似率在 85.5%—92.4% 的 CoV。上述两个研究表明，穿山甲很可能是 SARS-CoV-2 从蝙蝠到人类的中间宿主。

综上所述，SARS-CoV-2 可能存在多个中间宿主，而要回答这一科学问题，系统进化树分析方法将起到不可替代的作用。

## 8.2　常用进化树构建算法和软件

### 8.2.1　常用进化树构建算法

基于分子水平的系统发育推断方法可分为基于离散特征的方法和基于距离的方法。其中基于离散特征的方法是通过搜索各种可能的树，选择最能解释物种之间的进化关系的系统发育关系树，这种方法使用统计技术定义一个优化标准，评估树的优劣，其中包括最大简约法、最大似然法和贝叶斯方法。

距离法的理论基础是最小演化原理。这种方法首先构造一个距离矩阵来表示每个物种之间的进化距离，然后根据这个距离矩阵对聚类算法研究的物种进行分类。Kidd&Sgaramelh-Zonta[11]首先提出了基于距离数据的系统树重建算法，从所有可能的进化树分支中选择进化树长度的最小和。最小距离法通常找不到精确的进化树，只能找到近似最小进化树，但其计算速度非常快，且精度较高，因此被广泛应用于系统开发分析中。距离法包括非加权组平均法、邻接法、距离变换法和邻接关系法，其中最常用的是邻接法。

#### 8.2.1.1 邻接法

邻接法由 Saitou&Nei[12] 提出，该算法基于最小演化原理，能同时给出系统树的拓扑结构和分支长度。该算法在重建系统发育树时，认为在进化分支上，发生趋异的次数可以不同，因此区别于非加权组平均法所做的假定。最近的计算机模拟已表明该算法是最有效的基于距离数据重建系统树的方法之一。该方法通过确定距离最近（或相邻）的成对分类单位来使系统树的总距离达到最小。该算法的优点是重建的树相对准确，假设少，计算速度快，只得到一棵树。其缺点主要表现在将序列上的所有位点同等对待，且所分析序列的进化距离不能太大。故邻接法适用于进化距离不大，信息位点少的短序列。

在邻接法的基础上，研究者们提出了许多改进算法：Studier&Keppler[13]的改进算法引入了线性数组的概念，大大降低了计算的时间复杂度。Bruno[14]等人提出了加权邻接算法，Desper&Gascuel[15]提出了 FASTME（fast Minimum-Evolution）算法，Criscuolo&Gascuel[16]提出了快速邻接算法，所有这些改进方法都可缩短建立系统树的时间。邻接法作为基于距离法的一种算法，优点是速度快，适合于大型数据集和自举分析，允许不同序列间有不同的分支长度，允许多重替换，但当序列差异很大时，转换成距离矩阵会使序列信息减少，而且距离法只提供一棵可能的树，并对模型的依赖比较强烈。

#### 8.2.1.2 最大简约法

最大简约法是基于奥卡姆剃刀原则而发展起来的一种进化树重构的方法，即突变越少的进化关系就越有可能是物种之间的真实的进化关系，系统发生突变越少得到的系统发生结论就越可信。最大简约法首先是由 Camin&Sokal[17] 提出来的，经过 Hein（1990[18]，1993[19]）的研究极大地发展了用最大简约法来建立进化树的应用。

最大简约法采用 5 个假设（Felsenstein，1978[20]，1979[21]，1981a[22]，

1981b[23]）：①序列中的每个位点独立进化；②不同世系独立进化；③序列上的位点（碱基或氨基酸）的替换概率小于该分支系统发生时间的长度；④系统中发生的不同分支变化是不同的，但高变化率分支与低变化率分支之间的变化不会有太大的差异；⑤位点之间的变化不会有太大的差异。一个位点的删除和插入各算一个变化，但连续的删除 N 个位点，应该算作独立的 N 个事件。

为了推断系统之间的关系，我们首先判断信息位点。信息位点是那些产生使一棵树与另一棵树区分开的突变的位点。如果一个位点是一个信息位点，其中至少有两种核苷酸在该位点出现两次及以上[24]。在简约方法中，仅考虑信息位点，而不考虑非信息位点。其次确定每棵树的替换数目。这里以 3 棵树为例来说明构建过程，要确定每棵树的替换数目，就要从 5 个已知的外部节点上的核苷酸推断出 4 个内部节点上最可能的核苷酸。查找内部节点的算法如下：如果内部节点的两个直接后代上的核苷酸交集为非空，则该节点最可能的候选核苷酸为该交集。否则，候选核苷酸是两个后代节点上核苷酸的并集。当一组核苷酸整合到一个节点中时，核苷酸取代必须在通向该节点的分支的某处发生。因此，并集核苷酸的数量也是生成的外部节点上核苷酸置换的最小数量，这些外部节点从它们的共同祖先形成当前的核苷酸状态。找到内部节点后，可以计算内部节点的后代替换数。信息位点替换的数量是通过从外部节点上的不同核苷酸数量中减去 1 来计算的。考虑所有可能的树，分别评估每棵树的变化，并计算每个位点的最小核苷酸取代数。所有信息位点替换的总和最小的树是最简约树。

随着序列数量的增加，可能的树的拓扑结构呈现爆炸性增加，遍历这些可能的树的拓扑结构，计算出最小替换数而找到最简约树，无疑计算量是相当庞大的。通常使用分支约束算法和启发式算法来搜索具有大量序列数据集的建树。

最大简约法可以产生多棵简约树，在这种情况下，通常选择可以概括这些极简树的一致树作为代表。通过将所有树上一致的分支点视为二叉分支点，将不一致的分支点视为连接多个分支的内部节点来完成此操作。

### 8.2.1.3 最大似然估计法

一般来说，最大似然法的效果较好。最大似然方法根据特定的"替代模型"分析给定的一组序列数据，以使每个获得的拓扑结构的似然值最大化，最后选择具有最大似然值的拓扑结构作为最佳系统树。该方法分析的核心是替代模型，Jukes-Cantor 模型[25]、Kimura 双参数模型[26]最为常用。该算法要求所有分类单元具有完整的 DNA 序列数据（如果有缺失，将不会计算出来）。在计算过程

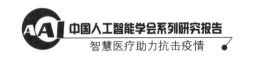

中，仅考虑碱基替换，而忽略缺失／插入。

在最大似然算法中，考虑了拓扑结构和分支长度，并且最大化了似然率以估计分支长度。该算法基于统计特性，具有良好的数学理论支持。在可变演化速率的假设下，最大简约法比转换距离法和邻接法的结果稍差，而最大似然法最好。也就是说，最大似然算法允许每个分支以不同的速率演进。

### 8.2.1.4　贝叶斯算法

贝叶斯算法也是基于统计定律的，它由给定的序列组成来计算进化树和进化模型的概率。

$$P(T, \theta \mid D) = \frac{P(T, \theta) \times P(D \mid T, \theta)}{P(D)}$$

其中，$P(T, \theta)$ 为给定的树 $T$ 和参数 $\theta$ 的先验概率／边缘概率，是不考虑序列时的概率。$P(T, \theta \mid D)$ 为给定序列下的后验概率，$P(D \mid T, \theta)$ 为给定的树 $T$ 和参数 $\theta$ 的似然值，分母 $P(D)$ 是一正则化常数。该定理表明后验信息可由前验信息和碱基序列信息所得。

开始，我们不知道系统树的概率。我们假设每棵树的概率相等。将 DNA 序列信息和进化模型代入贝叶斯公式以计算每棵树的概率。每个系统树的拓扑结构以不同的间隔分布。每棵树的位置受拓扑结构和分支长度的影响。对系统发生问题，难以得到各概率的解析解，现有的解决办法主要是马尔可夫链蒙特卡洛抽样方法，将进化树（拓扑结构与进化模型参数）转换为马尔科夫链，待马尔科夫链收敛于后验概率分布即可[27]。

### 8.2.1.5　系统发育树常用算法的不同特点

当序列之间的分叉度不高且序列足够长时，通过邻接法、最大简约法和最大似然法获得的进化树通常具有相似的拓扑结构。当序列之间的差异较大时，将 DNA 序列转换为距离矩阵时，通常会丢失一些信息。

距离法的性能取决于距离矩阵的质量，因此，只有当序列满足特定条件时，距离法才能具有较高的精度。简约法不依赖于任何进化模型，但是进化树的简约计分完全由重构祖先序列中最小突变数以及是否按照约定的最小核苷酸进行突变来确定替代途径未知。而且，所有分支中的突变数不能相同。由于不考虑核苷酸的突变过程，长分支末端的序列由于趋同进化而显示出良好的相似性，从而导致对"长分支吸引"的敏感性。因此，当序列分叉度高时，最大简约方法可能会得到错误的拓扑。最大简约方法仅适用于建立具有高度相似性的序列的进化树。其次，当序列数据量很大时，最大简约方法要建立进化树是很费时的。最大似然法是一种基于进化模型的统计方法，具有统计一致性和健壮性的优点。该算法可以在统计框架内比较不同的树，并充分利用原始数据。但是，该算法和邻接法一样，需要选择模型，对于不同的模型，将获得不同的结果。并且该算法比较耗时，适合序列不多的情况。贝叶斯方法因为后验概率不仅涉及所有树，还集成了每棵树的分支长度和替代模型参数值的所有可能组合，因此无法使用常规分析方法来解决该问题。幸运的是，可以使用多种数值方法来近似后验概率，其中最有用的是马尔可夫链蒙特卡洛算法，该算法通过计算机仿真和采样技术获得分支模式的后验概率。与先前的最大似然方法相比，贝叶斯推理的优势在于能够以较高的计算速度处理大型数据集，并且同时使用后验概率来测量树的置信度。

## 8.2.2　系统发育树常用的软件包介绍

目前有很多软件包可以进行系统发生树推断及可靠性检验，还有像 Unifrac 和 ITOL（Interactive Tree Of Life）等在线画树和分析树的工具。美国华盛顿大学提供了一个相关网站（http://evolution.genetics.washington.edu/phylip/software.html），该网站列出了 150 多种相关软件包，并可以对软件进行按类别查询，如按软件的运行系统、使用的算法等进行查询，在查询结果页面对软件进行简单介绍的同时提供了下载的链接。这里简单介绍 3 种最常用的软件。

### 8.2.2.1　PHYLIP

PHYLIP（phylogeny inference package）是由美国华盛顿大学 Felsenstein[28] 用 C 语言编写的系统发生推断软件包，它提供免费的源代码，支持 Windows 和 Linux 等多种系统。它由 35 个子程序组成，可以使用最大似然法、最大简约法和距离法进行建树。最大似然法有两类程序：带生物钟的建树子程序（dnamlk、promlk）和不带生物钟的建树子程序（dnaml、proml）。最大简约法也分为带分子钟的建树子程序（dnapennys）和不带生物钟的建树子程序（dnapars、protpars）。距离法建树由 dnadist、prodist、fitch、kitsch、neighbor 等子程序组成，dnadist 和 prodist 可实现 F84、Kimura、Jukes-Cantor、LogDet 模型计算距离矩阵，fitch 子程序可实现不带分子钟的 Fitch-Margoliash[29] 法画树，而 neighbor 子程序带有邻接法和非加权组平均法两种画树方法。每种建树方法都带有许多不同的选项供研究人员根据研究目的进行选择优化。软件包带有画树的子程序，

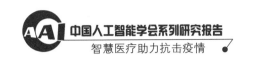

可以画三角形有根树及矩形有根树（drawgram），也可以画无根树（drawtree）。子程序 seqboot 对构建的树进行标准误估计及可靠性检验，提供分析报告。此程序包还可以实现一致树的构建（consensus）以及树的重构（retree）等。唯一不方便的是该程序包基于命令行形式，操作界面不够友好。

### 8.2.2.2　MEGA

Mega 是由美国宾夕法尼亚州立大学的 Masatoshi Nei[30]等人编写的用于分子进化遗传分析的软件包。它可以系统地分析核酸和氨基酸的序列。在树的构建方法上，该软件提供了距离法中的非加权组平均法、邻接法和最大简约法。该算法可以对所构造的树进行自举检验和标准差估计的可靠性测试，并提供分析报告。该软件不仅可以分析本地序列文件，还可以在 Web 上在线搜索和分析它们。它可以分析 NCBI 数据库中的序列文件以重建进化树。该软件可以绘制多种形状的系统发育树，例如矩形、三角形和圆形。

### 8.2.2.3　MrBayes

MrBayes（系统发育的贝叶斯推断）由 John Huelsenbeck[31]等人编写，该方法使用马尔科夫链方法来估计参数模型的后验概率分布。该软件采用命令行形式，支持 Windows 和 UNIX 系统，能够处理核苷酸、氨基酸、限制酶位点和形态数据等数据，同时集成了多物种溯祖算法，支持正向、负向和总线形拓扑结构，支持 BEAGLE 数据库，在使用兼容硬件（NVIDIA 显卡）的条件下可以提高运行速度。

## 8.3　进化树在新冠肺炎中的应用

在对新型冠状病毒的研究中，从初识病毒对其溯源，研究病毒的进化过程做进一步了解，至根据病毒特征采取防控措施，这些阶段均应用了进化树方法，该方法在全球疫情研究与防治过程中承担了重要角色。

### 8.3.1　分析基因组序列基本信息为新冠肺炎溯源

GISAID（Global Initiative of Sharing All Influenza Data）汇集全球各实验室 1442 份新冠病毒基因组测序结果，生成了新冠病毒进化树。研究基因组成的演化对揭示基因的起源及病毒与宿主之间的关系具有重要意义。通过将新冠病毒的基因、蛋白序列与其他已知病毒进行比对，能够快速定位宿主来源，从而解答了新冠病毒的传播扩散是由一个国家地区发生的还是在不同的地区独立发生的问题。

　　进化树是表示各种毒株之间的遗传和变异关系的常见方法，纵向连线表示亲缘关系远近，横向连线表示进化时间长短。图 8-1 是新冠病毒的进化树，实测样本以各色圆点表示，从左向右水平方向的连线是病毒进化线，表示病毒基因组发生碱基突变，连线长度与碱基取代数量相关，并且与时间相关。垂直连线显示在同一平面上同时发生的进化线。

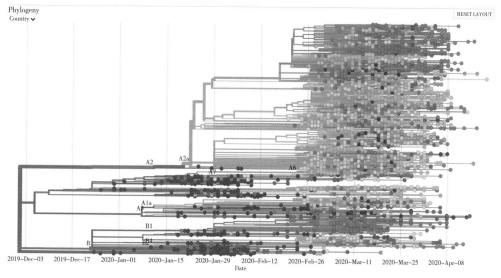

**图 8-1　新冠病毒进化树**[32-34]（图片来源：https://www.gisaid.org/epiflu-applications/next-hcov-19-app/ 由 Nextstrain 团队维护。数据来自 GISAID EpiFlu™ 数据库。）

　　水平线相连色点表明左侧病毒是右侧病毒的祖先。在新冠病毒的进化树中只有很少不同色点的水平直线连接，大部分都是相同色点的水平连接。表明只有极少的红色样本来自蓝紫或者黄绿，同样也只有极少的蓝紫样本来自红色样本或者黄绿样本。理论上所有样本点必然来自同一个来源，但是，并没有显示任何实际样本测序证明理论上假设的这个来源的物理存在，最左侧的垂直线上没有任何代表样本基因组的色点，这种情况被称为进化树的"任意根"（Arbitrary Root）。

　　目前生成的新冠病毒进化树表明亚洲、欧洲、美洲的新冠病毒是独立发生的。没有发现一个可以作为美国新冠病毒祖先的中国新冠病毒，也没有发现一个可以作为欧洲病毒祖先的中国新冠病毒，同理，作为美国病毒祖先的欧洲病毒同样也不存在。意大利株与其他已知毒株相比更独立也更古老，其直接祖先在 2019 年 12 月 19 日之前就与其他地区发现的毒株分离。目前来看，中国不是病毒的源头。

从地域上看病毒并非来源于中国，那么新冠病毒和自然界已有病毒有怎样的联系呢？科研人员对病毒序列用二代测序或结合三代测序测定，测序长度为 29688 ~ 2999bp[4]，全部涵盖了病毒的编码区。病毒编码的结构蛋白 S、E、M 和 N 蛋白，非结构蛋白 ORF1a、ORF1ab、ORF3 等在文献和数据库中有详细的解析[36, 37]。经比对后，SARS-CoV-2 与 SARS-CoV、MERS-CoV 的序列相似性分别平均为 78.7% 和 48.7%，与来自蝙蝠冠状病毒株 bat-SL-CoVZC45（简写 CoVZC45）和 bat-SL-CoVZXC21（简写 CoVZXC21）较为接近，相似性分别为 87.5% 和 87.3%，与 BetaCoV/bat/Yunnan/RaTG13/2013（简写 RaTG13）最为接近，相似性为 95.9%。而与其他冠状病毒之间的差异较大，在 48.0% ~ 87.4%，这也决定了它们在进化上分属于不同的病毒属（表 8-1）。

表 8-1　39 株新冠病毒与其他冠状病毒核苷酸的相似性比较（单位：%）

| Sequence | COVID-19 | RaTG13 | CoVZC45 | CoVZXC21 | SARS | MERS |
|---|---|---|---|---|---|---|
| COVID-19 | 99.5 ~ 100 | 95.7 ~ 96.1 | 87.4 ~ 87.6 | 87.3 ~ 87.4 | 78.6 ~ 78.8 | 48.6 ~ 48.8 |
| RaTG13 | – | – | 87.5 | 87.4 | 78.6 | 48.8 |
| CoVZC45 | – | – | – | 97.2 | 80.0 | 48.3 |
| CoVZXC21 | – | – | – | – | 80.1 | 48.2 |
| SARS | – | – | – | – | – | 48.0 |

除了将病毒的基因序列进行对比外，科研人员对病毒的蛋白质进行了比较，从而增加确定新冠病毒宿主的准确率。各冠状病毒编码蛋白质 ORF1ab、S、E、M 和 N 的氨基酸相似性如表 8-2 ~ 表 8-6 所示。选用序列 MN908947 作为参考株进行比较，结果与基因组的核苷酸相似性一致。ORF1ab、S、M 和 N 蛋白与 RaTG13、CoVZC45、CoVZXC21 相似性最高，其次是 SARS-CoV，与 MERS-CoV 相似性最低，结合前文中进化树分析的结果，在同一亚属内有着高的相似性，不同亚属之间的相似性较低。

表 8-2　冠状病毒 ORF1ab 的氨基酸相似性（单位：%）

| Sequence | RaTG13 | CoVZC45 | CoVZXC21 | SARS | MERS |
|----------|--------|---------|----------|------|------|
| COVID-19 | 98.5 | 95.6 | 95.2 | 86.1 | 45.4 |
| RaTG13 | – | 95.4 | 94.9 | 85.9 | 45.4 |
| CoVZC45 | – | – | 98.0 | 87.0 | 45.5 |
| CoVZXC21 | – | – | – | 86.7 | 45.2 |
| SARS | – | – | – | – | 45.3 |

表 8-3　冠状病毒 S 蛋白的氨基酸相似性（单位：%）

| Sequence | RaTG13 | CoVZC45 | CoVZXC21 | SARS | MERS |
|----------|--------|---------|----------|------|------|
| COVID-19 | 97.4 | 80.1 | 79.5 | 75.9 | 28.9 |
| RaTG13 | – | 80.1 | 79.5 | 76.5 | 29.1 |
| CoVZC45 | – | – | 98.6 | 75.5 | 29.4 |
| CoVZXC21 | – | – | – | 75.3 | 29.3 |
| SARS | – | – | – | – | 28.9 |

表 8-4　冠状病毒 E 蛋白的氨基酸相似性（单位：%）

| Sequence | RaTG13 | CoVZC45 | CoVZXC21 | SARS | MERS |
|----------|--------|---------|----------|------|------|
| COVID-19 | 100.0 | 100.0 | 100.0 | 94.7 | 35.3 |
| RaTG13 | – | 100.0 | 100.0 | 94.7 | 35.3 |
| CoVZC45 | – | – | 100.0 | 94.7 | 35.3 |
| CoVZXC21 | – | – | – | 94.7 | 35.3 |
| SARS | – | – | – | – | 35.3 |

表 8-5　冠状病毒 M 蛋白的氨基酸相似性（单位：%）

| Sequence | RaTG13 | CoVZC45 | CoVZXC21 | SARS | MERS |
|----------|--------|---------|----------|------|------|
| COVID-19 | 0.981 | 0.986 | 0.986 | 0.891 | 0.387 |
| RaTG13 | – | 0.986 | 0.986 | 0.909 | 0.393 |
| CoVZC45 | – | – | 1 | 0.896 | 0.387 |
| CoVZXC21 | – | – | – | 0.896 | 0.387 |
| SARS | – | – | – | – | 0.411 |

表 8-6　冠状病毒 N 蛋白的氨基酸相似性（单位：%）

| Sequence | RaTG13 | CoVZC45 | CoVZXC21 | SARS | MERS |
|---|---|---|---|---|---|
| COVID-19 | 99.0 | 94.2 | 94.2 | 90.2 | 45.9 |
| RaTG13 | – | 94.2 | 94.2 | 90.2 | 45.9 |
| CoVZC45 | – | – | 99.2 | 91.9 | 45.5 |
| CoVZXC21 | – | – | – | 91.7 | 45.5 |
| SARS | – | – | – | – | 45.6 |

## 8.3.2　构建新冠肺炎进化过程以研究变异趋势

传统的病毒进化研究方法可以从序列同源性、基因组排列顺序、基因组的基因组成等方面构建病毒的进化树。单基因的进化树并不一定代表病毒的进化树，多个基因串联所获得的进化树比单基因的进化树具有更好的稳定性，基因组的排列顺序与单基因的进化分析从两个不同的侧面反映了病毒的进化。

来自剑桥、英国和德国的研究人员[38]利用基因网络技术，重建了新冠肺炎在人类身上的早期"进化路径"。他们通过分析第一批 160 个完整的病毒基因组，发现了一些新的冠状病毒通过突变进行原始传播，而这些突变产生了不同的病毒谱系。而病毒的大量快速突变，导致研究者们很难精确地追踪到一个新冠肺炎系谱树，因此其通过使用数学网络算法同时可视化所有可能的谱树，以得到突变与病毒谱系的关系，从而建立"进化途径"。

科研人员应用 MEGA-X 软件构建全基因组进化树能够获得新冠病毒的种类，以 BIC（Bayesian Information Criterion）最小值为最佳核苷酸替代模型参数。根据国际病毒分类委员会的分类，目前冠状病毒的分类是 Alpha、Beta、Gamma 和 Delta[39]。

有研究者应用 tMRCA（Time to the Most Recent Common Ancestor）分析方法对新冠肺炎做进化时间分析，推测出了新冠病毒的出现日期。研究表明，tMRCA 平均时间是 73 天（2019 年 11 月 10 日），95% 可信区间是 38.9—119.3 天，后验概率是 100%。结果提示病毒的出现日期在 2019 年 9 月 23 日—2019 年 12 月 15 日。这与文献中报道的第 1 例病例在 2019 年 12 月 1 日出现也是相吻合的[2]。

为了推测出新冠病毒是否是自然进化的结果，科研人员检测 SARS-CoV-2 与 BetaCoV/bat/Yunnan/RaTG13/2013、bat-SL-CoVZC45、SARS-CoV 之间是否有进化

上的时间关系。结果显示：SARS-CoV-2 与 BetaCoV/bat/Yunnan/RaTG13/2013 不存在时间进化关系，说明在自然界自然进化中是很难实现的，然而与 CoVZC45、SARS-CoV 却存在着明显的正性时间进化信号[2]。

利用基因网络技术分析的 377 个公开获得的新冠肺炎病毒、先前已知能引起流感的冠状病毒和致命的致病性 P3/P4 病毒、SARS、MERS、Victoria、Lassa、Yamagata、埃博拉和登革热的全基因组序列[2]。前述全基因组序列的实验结果显示，当前新冠肺炎与 SARS 和 MERS 以及犀牛和穿山甲中的新冠肺炎有很强的相似性，而新冠肺炎与流感冠状病毒和其他 P3/P4 病毒则相反。对人类新冠肺炎进化树的地理和时间过程分析揭示了来自 21 个国家的菌株之间可能的异质进化路径。

### 8.3.3 由进化树中得到新冠肺炎防控措施的启发

根据防治传染病的经验，隔绝传播源与切断传播路径是至关重要的措施，有关研究人员运用进化树方法探索病毒变异过程中的传播途径，为有效阻止疫情的进一步蔓延做出了贡献。

研究人员原本主要运用于绘制史前人类运动轨迹的基因网络技术，迁移至新冠肺炎这样的冠状病毒研究，准确地追踪了已建立的感染途径（突变和病毒谱系连接了已知病例之间的点）[38]。这项研究揭示了新冠肺炎的三个"变种"A 型（蝙蝠中发现的"原始人类基因组"）、B 型（武汉的主要病毒类型）和 C 型（主要的欧洲型）的变异传播路径情况：武汉存在与 A 型最接近的新冠肺炎，却非主要病毒类型，而在居住于武汉的美国人身上发现了变异的 A 型病毒，另外，在美国和澳大利亚的患者身上也发现了大量的 A 型病毒；B 型病毒在东南亚各地的患者中普遍存在，却未发现传播到其他地区并发生进一步的变异；C 型病毒在法国、意大利、瑞典和英国的早期患者中发现，在中国大陆的样本中未发现，但在新加坡、中国香港和韩国的样本中发现。因此，科学家们认为，"系统发育"方法可以应用于最新的冠状病毒基因组测序，以帮助预测未来全球疾病传播和激增的热点[38]。

病毒在流行过程中是否产生对抗外界压力的适应力是影响病毒传播能力的一个重要因素[2]。全基因组数据选择进化压力分析结果显示病毒可表现出进化选择，在高度保守的基因内发生多频次同义替代的位置可能对病毒的生命活力具有重要的影响。此研究表明，继续加强这些位点的监测，将有助于解析新冠

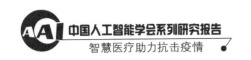

肺炎强传播能力，对后期的防控具有一定的启示作用。

同时，通过对来自不同国家的新冠肺炎毒株的广泛分析表明，中国、泰国、日本、美国和韩国的约 13 个毒株最有可能与第一代新冠肺炎病毒有关联或可能导致研究人员发现其来源[40]。但这并不意味着 13 株新冠肺炎病毒株的宿主患者来自这些国家，或由于国际旅行而在这些国家感染病毒。在全国范围内，新冠肺炎可能已经有多个来源。这些研究强调了为任何没有直接接触患者或已知接触但出现可疑症状的疑似患者制定更积极的隔离和隔离程序的必要性。

在新冠肺炎患者治疗过程中，对于突发且顽强的新型病毒，最初的措施只是为患者提供支持性治疗，而缺少有效的药物。引入相关进化树方法的研究在用药策略上有所突破。

研究人员从四种已知流感冠状病毒和以人类为宿主的新冠肺炎的序列之间的序列相似性观察到：与新冠肺炎和 7 株 P3/P4 致死株的共同相似性相比，新冠肺炎与其他已知的引起流感的冠状病毒的相似性普遍较高，而不是 SARS 和 MERS[40]。这明确了重新判断氟尿嘧啶治疗的重要性，以及药物再利用是否可能缓解当前的新冠肺炎危机。

研究人员观察到，从人类宿主分离的新冠肺炎菌株在 2019 年 12 月到 2020 年 3 月之间的差异稳步增加[40]，这表明新冠肺炎在人类宿主中正在积极进化。这一发现对新冠肺炎的管理和疫苗的开发具有重要意义。同时从现有的所有人类新冠肺炎基因组序列中，科研人员计算出了第一个代表人类新冠肺炎菌株共享序列的通用模型，该模型为疫苗和抗体的开发提供了重要信息。

综上所述，进化树方法在新冠肺炎研究中的合理应用为制定防控病毒传播、治疗病毒感染患者路线图提供了重要指导。

## 参考文献

［1］吕洪林. 粒计算理论下的进化树建模与应用探讨［J］. 白城师范学院学报，2019，33（10）：19.

［2］周烨真，张世豪，陈嘉仪，等. 新型冠状病毒 SARS-CoV-2 的变异和进化分析［J］. 南方医科大学学报，2020，40（2）：152-158.

［3］周娟，李丹，李云铸. 新型冠状病毒（2019-nCoV）相关研究进展［J］. 中国感染控制杂志，2020，19（3）：288.

［4］Lu R，Zhao X，Li J，et al. Genomic characterisation and epidemiology of 2019 novel coronavirus：implications for virus origins and receptor binding［J］. Lancet（London，England）2020.DOI：10.1016/s0140-6736.

［5］Chan JF，Yuan S，Kok KH，et al. A familial cluster of pneumonia associated with the 2019 novel coronavirus indicating person-to-person transmission：a study of a family cluster［J］. Lancet（London，England）2020.DOI：10.1016/s0140-6736.

［6］王晓钰，崔立. 新型冠状病毒（SARS-CoV-2）传播的溯源分析及启示［J］. 上海交通大学学报（医学版），2020，40（2）：149.

［7］Xu X，Chen P，Wang J，et al. Evolution of the novel coronavirus from the ongoing Wuhan outbreak and modeling of its spike protein for risk of human transmission［J］. Sci China Life Sci，2020，63（3）：457-460.

［8］Zhou P，Yang XL，Wang XG，et al. Discovery of a novel coronavirus associated with the recent pneumonia outbreak in humans and its potential bat origin［EB/OL］.（2020-01-23）［2020-02-20］. https://www.biorxiv.org/content/10.1101/2020 .01.22.914952v1.

［9］Xiao KP，Zhai JQ，Feng YY，et al. Isolation and characterization of 2019-nCoVlike coronavirus from Malayan pangolins［EB/OL］.（2020-02-20）［2020-02-20］. https://www.biorxiv.org/content/10.1101/2020.02.17.951335v1.

［10］Lam TTY，Shum MHH，Zhu HC，et al. Identification of 2019-nCoV related coronaviruses in Malayan pangolins in southern China［EB/OL］.（2020-02-18）［2020-02-20］. https://www.biorxiv.org/content/10.1101/2020.02.13.945485v1.

［11］Kidd KK，Sgaramelh-Zonta LA. Phylogenetic Analysis：concepts and methods［J］. The American Journal of Human Genetics，1971，23（3）：235-252.

［12］N Saitou，M Nei.The neighbor-joining method：a new method for reconstructing pyhlogenetic trees.［J］. Molecular Biology and Evolution，1987，4（4）：406-425.

［13］Studier JA，Keppler KJ.A note on the neighbor-joining algorithm of Saitou and Nei［J］. Molecular Biology and Evolution，1988，5（6）：729-731.

［14］Bruno W J，Socd N D，Halpern AL. Weighted neighbor joining：a likelihood-based approach to distance-based phylogeny reconstruction［J］. Molecular Biology and Evolution，2000，17（1）：189-197.

［15］Desper R，Gascuel Q. Fast and accurate phylogeny reconstruction algorithms based on the Minimum-Evolution principle［J］. Journal of Computational Biology，2002，9（5）：687-705.

［16］Criscuolo A，Gascuel Q. Fast NJ-like algorithms to deal with incomplete distance matrices［J］.

BMC Bioinformatics, 2008, 9（1）: 166–168.

［17］Camin J H, Sokal R R.A method for deducing branching sequences in phylogeny［J］. Evolution, 1965, 19（3）: 311–326.

［18］Hein J. Reconstructing evolution of sequences subject to recombination using parsimony［J］. Mathematical Biosciences, 1990, 98（2）: 185–200.

［19］Hein J. A heuristic method to reconstruct the history of sequences subject to recombination［J］. Journal of Molecular Evolution, 1993, 36（4）: 396–405.

［20］Felsenstein J. Cases in which parsimony or compatibility methods will be positively misleading［J］. Systematic Zoology, 1978, 27（4）: 401–410.

［21］Felsenstein J. Alternative methods of phylogenetic inference and their interrelationship［J］. Systematic Zoology, 1979, 28（1）: 49–62.

［22］Felsenstein J. A likelihood approach to character weighting and what it tells us about parsimony and compatibility［J］. Biological Journal of the Linnean Society, 1981, 16（3）: 183–196.

［23］Felsenstein J. Evolutionary trees from DNA sequences: a maximum likelihood approach［J］. Journal of Molecular Evolution, 1981, 17（6）: 368–376.

［24］林昊，郭锋彪，王栋. 简明生物信息学［M］. 成都: 电子科技大学出版社. 2014.11, 34–35.

［25］Jukes, T.H. Recent advances in studies of evolutionary relationships between proteins and nucleic acids［J］. Space Life Sciences, 1969, 1（4）: 469–490.

［26］Kimura M. A simple method for estimating evolutionary rates of base substitutions through comparative studies of nucleotide sequences［J］. Journal of Molecular Evolution, 1980, 16（2）: 111–120.

［27］Yang ZH, Rannala B. Molecular phylogenetics: principles and practice［J］. Nature Reviews Genetics, 2012, 13（5）: 303–314.

［28］Felsenstein J. PHYLIP（Phylogeny Inference Package）version3.5 c［R］. Distributed by the Author. Department of Genetics, University of Washington, Seattle, 1997.

［29］Saitou N, Imanishi T. Relative efficiencies of the fitch–margoliash, maximum–parsimony, maximum—likelihood, minimum–evolution, and neighbor–joining methods of phylogenetic tree construction in obtaining the corrent tree［J］. Molecular Biology and Evolution, 1989, 6（5）: 514–525.

［30］José Luis Balcázar, Miquel Planas, José Pintado, et al. MEGA4: Molecular Evolutionary Genetics［J］. 2013, 24（24）: 1596–1599.

［31］John P. Huelsenbeck. MRBAYES: Bayesian inference of phylogenetic trees［J］. Bioinformatics, 2001, 17（8）: 2.

［32］Hadfield James，Megill Colin，Bell Sidney M，et al. Nextstrain：real-time tracking of pathogen evolution［J］．Bioinformatics（Oxford，England），2018，34（23）：4121-4123.

［33］Sagulenko Pavel，Puller Vadim，Neher Richard A. TreeTime：Maximum-likelihood phylodynamic analysis［J］．Virus evolution，2018，4（1）.

［34］GISAID EpiFlu™. Genomic epidemiology of hCoV-19［DB/OL］．（2020-01-22）［2020-06-17］. https://www.gisaid.org/epiflu-applications/next-hcov-19-app.

［35］Li Xingguang，Wang Wei，Zhao Xiaofang，et al. Transmission dynamics and evolutionary history of 2019-nCoV［J］．Journal of medical virology，2020，92（5）：501-511.

［36］Wu Aiping，Peng Yousong，Huang Baoying，et al. Genome Composition and Divergence of the Novel Coronavirus（2019-nCoV）Originating in China［J］．Cell host &amp; microbe，2020，27（3）：325-328.

［37］Ceraolo Carmine，Giorgi Federico M. Genomic variance of the 2019-nCoV coronavirus［J］．Journal of medical virology，2020，92（5）：522-528.

［38］Peter Forster et al，Phylogenetic network analysis of SARS-CoV-2 genomes［J］．Proceedings of the National Academy of Sciences，2020，117（17）：9241-9243.

［39］Phan T. Novel coronavirus：From discovery to clinical diagnostics［J］．Infect Genet Evol，2020，79：104-211.

［40］Yanni Liu，Bing Liu，Jiangtao Cui，et. al. COVID-19 Evolves in Human Hosts［J/OL］．［2020-03-20］．http://dx.doi.org/10.2139/ssrn.3562070.

# 第**9**章

# 基于时空轨迹信息保障安全复工的
# 疫情防控关键技术

## 9.1 背景与意义

当前新冠肺炎疫情防控成为我国治理体系和能力的一次严峻考验。习近平总书记在调研指导新冠肺炎疫情防控工作时强调，要鼓励运用大数据、人工智能、云计算等数字技术，在疫情监测分析、病毒溯源、防控救治、资源调配等方面更好地发挥支撑作用。习近平总书记的重要讲话强调了完善应急机制与充分运用大数据技术密切契合的重要性，成为提升疫情防控治理能力的重要指引。

科学决策是抗疫成功的"大脑中枢"。面对疫情形成的纷乱局势，各级政府快速建立跨部门、跨领域的全流程数据管理系统，利用手机信令数据、铁路航空等交通数据、互联网应用的 GPS 数据等，开展疫情监测分析、病毒流动溯源、患者和密切接触者追踪以及人员排查分析等，持续提供完整、连续和准确的海量信息，对疫情及走向进行及时研判，制订合理预案，做出科学决策，实施精准防控，提高了抗疫工作效率。特别是在分析疫情传播路径和人口流动轨迹等方面，大数据技术[1]以数据、算法和模型为基础，提供了无可替代的洞察力和预见性。

然而，疫情防控与安全复工之间存在一定程度的矛盾，如何在保证疫情防控成果的同时，让无风险或者低风险地区的员工复工复产，是减少疫情次生灾害、保障社会经济平稳运行的关键所在。实现该目标的关键在于判断哪些人员是安全的？哪些人员有可能接触过确诊 / 疑似患者从而变得不安全？因此，相同时间、相同地点人员的碰撞数据非常重要。与确诊 / 疑似患者有过时间地点碰撞的人员需要人工确认是否有患病的风险。面对大规模目标人群，如何在本地医疗资源有限的情况下实现高质量的快速筛查和诊断?

在疫情暴发之前,人与人之间的交集异常多,如果将人员作为节点,人员之间时间地点的交集作为节点之间的边,形成一个复杂的连通图。由于近距离接触的数据不易获取,而运营商的基站数据以及铁路、公路等运行数据中涉及距离的范围过大,所以难以甄别哪些人员是安全的。

但是,随着疫情期间人们流动性的急剧减少,时间地点的交集、碰撞大幅度降低,人与人之间的连通性变得很稀疏。从连通图的角度来看,比较容易发现人员之间的碰撞关系形成了一个个的"孤岛",即每个孤岛内有限的人员之间形成了碰撞关联。如果一个孤岛中无一人是确诊/疑似患者,称为"安全岛"。该研究目的之一是如何找出这些安全岛,并且验证特定人员是否在一个安全岛中。

当然,由于我国人口众多、数据量庞大,直接识别安全岛要获取的数据过于庞大,在短期内是不太现实的。因此,可以从相反的角度,根据确诊/疑似患者在其住院之前的完整活动轨迹空间来找出"危险岛"。如果一个复工人员处于"危险岛"之中,就可认为需要严格审视该员工自身的安全状况。

在我国疫情防控工作中,时空位置大数据正在发挥积极作用,但在其基础上构建的服务体系仍存在时空轨迹数据不全、精度不高、城市网格管理的精细程度不够、数据共享不足以及公民的知情权与数据隐私权之间存在矛盾的问题。2020年1月1日,我国密码领域的首部法律《密码法》正式实施,患者、医院、医疗企业等可以依法使用商业密码保护网络与信息安全。2020年2月5日,国家卫生健康委员会下发《关于加强信息化支撑新型冠状病毒感染的肺炎疫情防控工作的通知》。其中特别指出"加强网络信息安全工作,以防攻击、防病毒、防篡改、防瘫痪、防泄密为重点,畅通信息收集发布渠道,保障数据规范使用,切实保护个人隐私安全,防范网络安全突发事件,为疫情防控工作提供可靠支撑。"在积极利用大数据支撑疫情联防联控工作中,如何做好数据安全和个人信息保护成为难点,特别是采集内容、脱敏要求、授权机构、安全管理、事后处理、监督审计等细节问题是隐蔽于大数据背后的安全隐患。

为此,在中国工程院应对新冠肺炎疫情设立的紧急攻关培植研究项目的支持下,在方滨兴院士的领导组织下,多家单位联合研发"基于时空轨迹信息保障安全复工的疫情防控关键技术及系统",依据已知的确诊/疑似患者及其活动轨迹,构建相应的"危险岛"。

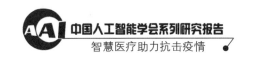

为授权管理人员提供核查指定人员是否与"危险岛"中节点有时空交集、所属的程度（置信度）有多大提供查询手段，从而为判断被查询者是否复工复产提供判定条件，并为疑似感染人员提供 CT 影像辅助快速筛查和诊断。该系统可提供用于安全性研判的分布式在线查询功能，为精准落实疫情防控和复工复产两手抓、两不误奠定信息技术支撑基础。该系统还可以应用于公共场所人员疫情安全系数的测评，例如商店、饭店、会场等。

## 9.2　当前时空大数据系统存在的问题

"要加大科技研发力度，充分运用大数据分析等方法支撑疫情防控工作。"这是习近平总书记对统筹推进新冠肺炎疫情防控和经济社会发展工作提出的要求。在防疫期间，政府机关、疾控机构等组织与运营商合作开展疫情大数据分析，实现对全国疫情相关的人员流动、发展态势等分析挖掘及预警，对疫情防控工作起到重要支撑作用。此次抗击疫情，大数据等技术为科学精准防控提供了关键支撑，而其核心就是由时间和空间构成的时空大数据，并且对数据进行深加工。抗疫过程中的应用，既有让人眼前一亮甚至是叹为观止的积极效应，也存在着数据的质量、隐私安全等方面不容忽视的问题。

### 9.2.1　数据共享有待进一步加强

疫情防控的重点工作之一是隔离传染源，包括隔离确诊病例，并对密切接触者进行医学观察，这需要获取确诊病例在传染期内的时空轨迹。当前病例时空轨迹数据的收集依靠各地方社区、公安或疾控部门的工作人员以人工口头询问方式采集，不但效率低，而且可能出现漏报、错报或瞒报情况。融合通信运营商、交通部门、铁路和航空公司、互联网应用等数据可以获得比较完整的用户时空轨迹，对打通各平台的数据共享壁垒具有必要性。

### 9.2.2　数据资源质量不高

长期以来，很多政府部门都存在底数不明和基数不清等问题，政府管理的信息系统数据不全，疫情期间依靠人工方式来获取数据，比如社区工作人员通过手工填表或电话访问等方式来开展工作，不同政府部门用不同的途径以及格式（表格）采集数据，数据加工的过程缺乏严格的质量控制机制，导致许多数据质量较低，增加了数据清洗、集成和规约的难度，也降低了数据分析和数据挖掘的价值。

### 9.2.3　信息孤岛问题突出

大数据的关键是"大"，疫情防控涉及方方面面，必须综合运用多个政府部门的基础数据库如卫健、交通、公安和民政等系统，还要与铁路、民航和电信以及大数据企业广泛合作，但由于信息安全、部门利益和信息成本等原因，政府部门以及企业之间的信息壁垒依然存在，不同数据维度不一致，数据接口不一，很难实现共享和互通，跨地区、跨层级和跨部门的数据流转难以实现，严重抑制了大数据的效用。

### 9.2.4　数据运算存在误差

数据是算法的基础。大数据抗疫的精准性源自数据的全面性和有效性。当数据缺损或者没有数据时，哪怕算法和模型再好，也不可能得到有意义的结果，比如基于大数据的健康码是抗疫的重要利器，但多数省份的健康码相互不承认，很多从未去过湖北的人的健康码却识别出近 14 天有湖北出行记录，给抗疫工作带来了巨大的影响。

### 9.2.5　个人信息安全隐忧

在疫情时期，公众在使用互联网线上服务应用和配合复工复产人员信息排查中，仍然面临着较高的个人信息滥用与泄露风险。为了摸排人员流动等方面的情况，各级各地政府部门都上线了与疫情相关的大数据产品，广泛收集社会民众的个人信息，包括身份证号、个人住所、健康状况以及近期活动等，但大量的信息通过杂乱的途径收集起来，也形成了个人信息被窃取和泄露等方面的隐患，比如有湖北旅居史人群受到匿名辱骂和歧视，网上售卖疫情期间的个人信息等。要构建基于时空大数据的疫情防控体系，必须考虑用户个人隐私的保护。例如，通信运营商提供的用户时空轨迹数据和卫生健康委员会提供的确诊病例的个人信息，必须经过脱敏处理，且确有必要才能共享。政府部门向科研机构共享这些数据，也必须隐去用户敏感信息。

面对当前各类大数据系统存在的问题，传统的疫情防控体系由于缺乏数据

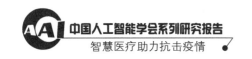

共享融合用户数据安全等因素难以应对。在方滨兴院士的领导组织下，多家单位联合研发"基于时空轨迹信息保障安全复工的疫情防控关键技术及系统"，充分利用我国在地理信息系统、室内外导航定位、运营商大数据等领域取得的成果，提出的面向隐私保护的基于多源数据融合的场景下，实现安全的数据分析和挖掘。通过该系统，解决和平衡公众的出行需求、企业的复产需求、社会的运转需求和疫情防控之间难以调和的矛盾，让智慧城市更加智慧。

## 9.3 技术路线与特色

本研究的前提是在确保个人隐私安全的前提下进行"危险岛"的生成及相关节点存在性的研判，判断相关节点中是否有被查询者，以及被查询者涉入的程度。保护个人隐私的方法主要有两种：一是将相关系统放在拥有数据的部门来运行，从而实现"程序送到家，数据不出门"，并提供相应的"防水堡"。基于方滨兴院士提出的"数据不动程序动，数据可用不可见"的隐私保护理念，确保敏感数据不出门，使得个人隐私数据仅参与运算，但未在其他部门传播。二是导出的数据，如手机号码和身份证号等个人隐私数据按照通行的方法进行脱敏。位置信息只给基站的唯一编号（有条件的带有经纬度值），不含具体的物理地址，且经过脱敏处理及相关部门的授权。

表 9-1　疫情防控中可用的时空位置大数据

| 来源 | 类型 | 说明 |
| --- | --- | --- |
| 通信运营商 | 移动<br>联通<br>电信 | 移动通信运营商中获取脱敏后的基站编号（含时间）及其经纬度坐标 |
| 国家卫生健康委员会 | 患者数据 | 确诊/疑似患者的脱敏手机号码、脱敏身份证号等信息 |
| 民航部门 | 航班数据 | 用户的脱敏身份证信息、航班号及座位号 |
| 铁路部门 | 列车数据 | 用户的脱敏身份证信息、列车号及座位号 |

数据信息的潜在来源包括六个部门，分别是拥有航班信息的部门、拥有铁路信息的部门、三个移动通信运营商，以及卫生健康委员会。其中，从民航、铁路部门中获取用户的脱敏身份证信息、航班/列车号及座位号；从移动通信运营商中获取脱敏后的基站编号（含时间）及其经纬度坐标；从卫生健康委员会

188

中获取确诊／疑似患者的脱敏手机号码、脱敏身份证等信息。同时，分别在这六个部门放置前端信息采集／脱敏系统，将需要的数据脱敏导出。考虑到该研究仅考虑危险岛的信息，因此，所导出的信息均属于与危险岛相关的信息，而不会大批量地导出信息。危险岛的初始信息均来自卫生健康委员会的确诊／疑似患者的脱敏信息；判断性计算信息来自民航、铁路及移动通信运营商的编号（航班号、列车号、基站号）信息。

该研究提出大数据关联分析模型MDATA，利用所导出的确诊／疑似患者的基站等相关信息，建立确诊／疑似患者带病期间的完整活动轨迹空间；同时计算出相关基站的危险置信度，为判断查询者的危险程度提供参数。为了判断查询者是否与危险岛中的时空轨迹有交集，MDATA系统还提供危险岛信息筛选功能，即根据需要查询的手机号码，首先从移动通信运营商中提取其基站轨迹信息，然后根据基站的危险置信度及其碰撞程度给出被查询者的危险系数。未来MDATA系统还可以提供高风险区域的可视化预警机制，并结合当前地理位置和地图信息，采用图表可视化技术预警最近时段、附近位置的高风险感染区域；支持开启移动预警提醒功能，帮助管理部门及时动态掌握高风险区域。

该研究提供一个基于手机号码的云端查询服务系统，用于实时判定手机号码对应人员的病毒感染风险，协助单位排查复工人员的潜在感染风险。同时，也可以应用于公共场所（如商场、会议区）排查进入的人员。其方法是从终端提交一个待查的手机号码，将该手机号码导入相关运营商放置的前端隐私保护数据获取系统中获取相关的基站编号信息，提交给MDATA系统并根据所建立的"危险岛"中的时空轨迹进行碰撞计算，由MDATA系统给出基于危险置信度的安全性判断。查询系统将MDATA系统反馈的结果生成具有相应安全等级和时效性标注的二维码，并将结果返回给手机用户。系统终端可以通过扫描该二维码来鉴别该人员在各时间段的安全风险等级状态。由此，可将其与对应手机号码用户绑定，支持用户进出工作区域时的快速管理。也可以通过提交身份证号来查询，在移动通信运营商端反查该身份证号所对应的手机号码，转换为对其手机号码的查询。个人查询因涉及个人隐私，故需要得到本人的授权，其中基于手机号码的查询需要验证该手机号码所有者授权查询其时空轨迹；基于身份证号的查询需要通过人脸识别技术，以证明该人员授权查询其个人时空轨迹。

该研究还提供一个客户端的手持管理者查询系统。手持系统可以主动获取周边的手机号码，基于本系统的时空碰撞发现具有危险性的手机用户；还可以

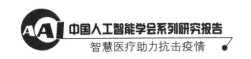

在园区、单位等公共场所出入口放置本设备，非危险人群可通过该系统自行核查其二维码绑定的手机号码是否与随身手机号码一致，避免出现故意不使用随身手机号码查询自身的疫情危险系数的恶意逃避行为。其中管理者需要通过政府一级的授权来启用使用手机号码或身份证号查询时空轨迹的功能，表明其行为属于政府授权而非个人授权。

## 9.4　系统介绍

产业融合与安全保障是发展必不可少的长效机制。方滨兴院士团队及联合单位以疫情防控为背景，从个人隐私保护、网络和信息安全防护等方面进行分析，依托人工智能、区块链[19-22]、云计算[17, 18]、大数据等核心技术，充分发挥技术手段与平台优势，强化新技术的安全应用，提升疫情防控效率、构建态势感知能力，为疫情防控及复工复产提供覆盖数据全流程的安全解决方案矩阵，助力打赢防控疫情攻坚战。

该研究通过开发一系列基于时空轨迹信息保障安全复工的疫情防控关键技术，形成一套平台系统，建设一个时空大数据的疫情防控体系，助力安全复工复产。该系统可为有序推动复工复产提供人员疫情安全性核查，为公众提供自身疫情安全性核查，维护公众安全。该系统的主要内容包括：

（1）确诊 / 疑似患者信息的采集与脱敏分系统。基于隐私保护的方法获取确诊 / 疑似患者的时空轨迹信息，包括：手机位置信息、车、船和飞机班次信息等，由山东合天智汇公司负责研发。

（2）移动通信运营商端的脱敏手机号码基站信息筛选查找分系统。查询输入脱敏手机号码最近时间段内经过基站的列表向量，即活动轨迹基站向量，该向量包含所经过的基站编号、驻留时间及其他关于位置的辅助描述信息，并通过活动轨迹基站向量脱敏程序实现查找基站向量结果的脱敏处理，供后续碰撞比对，由中国电子信息产业集团有限公司第六研究所负责研发。

（3）运营商与前端信息采集 / 脱敏服务的 API 接口。根据身份证号反查对应的手机号码并提交给基站信息筛选查找系统。查询需要经过主管部门认可，还需经过本人人脸认证授权，以保证查询请求符合法律程序，由中国联通数据中心负责研发。

（4）面向数据采集的数据隐私安全保障分系统。为卫生健康委员会、民航、铁路、运营商数据的采集提供安全保障，对数据采集、数据操作等行为实施管控与留痕审计，并提供数据查询、数据分析等服务，由深圳云安宝公司负责研发。

（5）面向确诊/疑似患者时空轨迹的大数据关联分析模型（MDATA），研究面向具有规模时空数据的人员行动时空轨迹的碰撞方法，面向基于确诊/疑似患者时空轨迹的移动基站的危险度随时间变化的评价方法，研究基于基站危险度评价和人员时空轨迹的危险性置信度评价方法，给出被核查人员的疫情安全系数（危险置信度），由广州大学负责研发。

（6）面向确诊/疑似患者、基于MDATA大数据关联模型的时空轨迹空间构建、管理和推演系统，建立"危险岛"，基于MDATA模型的基站时段传染风险评估与人员轨迹碰撞查询功能，由湖南星汉数智公司负责研发。

（7）基于手机号码的云端疫情安全系数查询服务分系统。提供微信小程序下载、健康二维码生成与展示功能，提供机构用户注册及管理、终端设备及证书管理功能；与其他服务对接，查询并标注机构内人员健康状态；支持开放查验、多机构并发查验、手机号码和人脸识别等手段验证用户身份等功能，由湖南文盾公司负责研发。

（8）面向工作区域的安全核验和巡查分系统。通过手持检测设备扫描工作区域内手机终端信息，检测携带未经查询过的手机进入工作区域，以便根据二次自动查询来判断其危险程度。该分系统支持管理者在非合作条件下的查询，支持政府管理部门授权的个人信息查询，由山东合天智汇公司负责研发。

（9）新冠肺炎CT影像辅助诊疗分系统，包括一套新冠肺炎CT影像辅助诊疗系统和一套移动端的新冠肺炎CT影像综合分析AI辅助系统，实现基于CT影像的新冠肺炎特征检测功能，可作为基层医院临床远程辅助诊断手段，有效提高新冠肺炎的筛查能力，实现就诊患者的快速诊断鉴别。可以通过第一手资料来进行本系统功能的正确性核查，由北京邮电大学可信分布式计算与服务教育部重点实验室联合天津超算中心负责研发。

公众的出行需求、企业的复产需求、社会的运转需求和疫情防控之间难以调和的矛盾，将有望通过利用时空轨迹大数据建立起的公共疫情防控服务体系得到解决，时空位置大数据服务让城市更加"智慧"的设想得以实现。

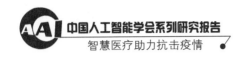

## 9.5　关键技术

### 9.5.1　社交网络匿名保护技术

社交网络产生的数据是大数据的重要来源之一，同时这些数据中包含大量用户隐私数据。由于社交网络具有图结构特征，其匿名保护技术与结构化数据有很大不同。社交网络中的典型匿名保护需求为用户标识匿名与属性匿名，在数据发布时隐藏了用户的标识与属性信息[2-4]，以及用户间关系匿名，在数据发布时隐藏用户间的关系[5]。而攻击者试图利用节点的各种属性，重新识别出图中节点的身份信息。目前的边匿名方案大多是基于边的增删，随机增删交换边的方法可以有效地实现边匿名[6]。另一个重要思路是基于超级节点对图结构进行分割和集聚操作。如基于节点聚集的匿名方案、基于基因算法的实现方案、基于模拟退火算法的实现方案以及先填充再分割超级节点的方案[7]。

### 9.5.2　数据水印技术

数字水印是指将标识信息以难以察觉的方式嵌入数据载体内部且不影响其使用的方法，多见于多媒体数据版权保护。也有部分针对数据库和文本文件的水印方案[8]。由数据的无序性、动态性等特点所决定，在数据库、文档中添加水印的方法与多媒体载体上有很大不同。其基本前提是上述数据中存在冗余信息或可容忍一定精度误差[9]。文本水印的生成方法种类很多，可大致分为基于文档结构微调的水印，依赖字符间距与行间距等格式上的微小差异；基于文本内容的水印，依赖于修改文档内容，如增加空格、修改标点等；基于自然语言的水印，通过理解语义实现变化，如同义词替换或句式变化等。

### 9.5.3　数据溯源技术

数据溯源技术基本出发点是帮助人们确定数据仓库中各项数据的来源，例如了解它们是由哪些表中的哪些数据项运算而成，据此可以方便地验算结果的正确性，或者以极小的代价进行数据更新[10]。数据溯源的基本方法是标记法，通过对数据进行标记来记录数据在数据仓库中的查询与传播历史[11]。后来概念进一步细化为 why—和 where—两类，分别侧重数据的计算方法以及数据的出处。

除数据库以外，它还包括 XML 数据、流数据与不确定数据的溯源技术。数据溯源技术也可用于文件的溯源与恢复[12]。

### 9.5.4　角色挖掘

基于角色的访问控制（RBAC）是当前广泛使用的一种访问控制模型。通过为用户指派角色，将角色关联至权限集合，实现用户授权、简化权限管理。早期的 RBAC 权限管理多采用"自顶向下"的模式：即根据企业的职位设立角色分工。当其应用于大数据场景时，面临需大量人工参与角色划分、授权的问题（又称为角色工程）[13]。后来研究者们开始关注"自底向上"模式，即根据现有"用户—对象"授权情况，设计算法自动实现角色的提取与优化，称为角色挖掘[14]。

典型的工作包括：以可视化的形式，通过用户权限二维图的排序归并的方式实现角色提取；通过子集枚举以及聚类的方法提取角色等非形式化方法；基于形式化语义分析，通过层次化挖掘来更准确提取角色的方法。在大数据场景下，采用角色挖掘技术可根据用户的访问记录自动生成角色，高效地为海量用户提供个性化数据服务，同时也可用于及时发现用户偏离日常行为所隐藏的潜在危险。但当前角色挖掘技术大都基于精确、封闭的数据集，在应用于大数据场景时还需要解决数据集动态变更以及质量不高等特殊问题[15]。

### 9.5.5　风险自适应的访问控制

在大数据场景中，安全管理员可能缺乏足够的专业知识，无法准确地为用户指定其可以访问的数据。风险自适应的访问控制是针对这种场景讨论较多的一种访问控制方法。Jason 的报告[23]描述了风险量化和访问配额的概念。随后，Cheng 等人[24]提出了一个基于多级别安全模型的风险自适应访问控制解决方案。文献提出了一种针对医疗数据提供用户隐私保护的可量化风险自适应访问控制[16]。通过利用统计学和信息论的方法，定义了量化算法，从而实现基于风险的访问控制。但同时，在大数据应用环境中，风险的定义和量化都较之以往更加困难。

## 参考文献

［1］ 李国杰，程学旗. 大数据研究：未来科技及经济社会发展的重大战略领域——大数据的研究

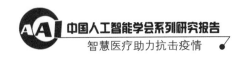

现状与科学思考［J］. 中国科学院院刊，2012，27（6）：647–657.

［2］ Sweeney L. k–ANONYMITY：A MODEL FOR PROTECTING PRIVACY［J］. International Journal of Uncertainty，Fuzziness and Knowledge–Based Systems，2002，10（5）：557–570.

［3］ Machanavajjhala A，Gehrke J，Kifer D，et al. l–diversity：Privacy beyond k–anonymity［C］// Proceedings of the 22nd International Conference on Data Engineering，ICDE 2006，3–8 April 2006，Atlanta，GA，USA. IEEE，2006.

［4］ Bu Y，Fu A W C，Wong R C W，et al. Privacy preserving serial data publishing by role composition［J］. Proceedings of the Vldb Endowment，2008，1（1）：845–856.

［5］ Josephine L . To what Extent does De–Anonymization of Mobile Datasets Compromise Privacy？［EB/OL］. 2013/2013. https://www.cs.auckland.ac.nz/courses/compsci725s2c/archive/termpapers/725jlim13.pdf.

［6］ Xiaowei Ying, Xintao Wu. Randomizing Social Networks: a Spectrum Preserving Approach［C］. Proceedings of the 2008 SIAM International Conference on Data Mining（SDM），2008: 739–750.

［7］ Michael Hay, Gerome Miklau, David D. Jensen, Donald F. Towsley, Chao Li. Resisting structural re–identification in anonymized social networks［J］. VLDB J, 2010, 19（6）: 797–823.

［8］ Agrawal，R.，Haas，P.J. & Kiernan，J. Watermarking relational data: framework，algorithms and analysis［J］. VLDB J，2003，12（2）: 157–169.

［9］ Liu Y C，Ma Y T，Zhang H S，et al. A method for trust management in cloud computing: Data coloring by cloud watermarking［J］. International Journal of Automation & Computing，2011，8（3）: 280–285.

［10］ Adam Pease, Ian Niles. John Li. The Suggested Upper Merged Ontology: ALarge Ontology for the Semantic Web and its Applications［R］. 2002.

［11］ Yingwei Cui, Jennifer Widom, Janet L. Wiener. Tracing the lineage of view data in a warehousing environment［J］. ACM Transactions on Database Systems，2000，25（2）: 179–227.

［12］ Buneman P，Khanna S，Tan W C . Why and Where: A Characterization of Data Provenance［C］// International Conference on Database Theory. Springer Berlin Heidelberg，2004.

［13］ Fang Liang，Guo Yunchuan. A Survey of Role Mining Methods in Role–Based Access Control System［M］// Web Technologies and Applications. Springer International Publishing，2014.

［14］ Lu H，Hong Y，Yang Y，et al. Towards user–oriented RBAC model［J］. Journal of computer security，2015，23（1）: 107–129.

［15］ Chari S N，Molloy I M，Park Y . Role mining with user attribution using generative models［P］. United States，US20120246098A1. 2015.

［16］Zhang R，Chen D，Shang X，et al. A Knowledge-Constrained Access Control Model for Protecting Patient Privacy in Hospital Information Systems［J］. IEEE Journal of Biomedical & Health Informatics，2018，22（3）：904-911.

［17］Gupta，Rakesh. Above the Clouds：A View of Cloud Computing［J］. Eecs department university of california berkeley，2012，53（4）：50-58.

［18］胡光永. 基于云计算的数据安全存储策略研究［J］. 计算机测量与控制，2011，19（10）：2539-2541.

［19］Zhang P，Walker M A，White J，et al. Metrics for assessing blockchain-based healthcare decentralized apps［C］// 2017 IEEE 19th International Conference on e-Health Networking，Applications and Services（Healthcom）. IEEE，2017.

［20］何蒲，于戈，张岩峰，等. 区块链技术与应用前瞻综述［J］. 计算机科学，2017，44（4）：1-8.

［21］余辉，戴阿咪，王士泉，等. 区块链技术在卫生健康领域的应用及发展［J］. 中华医学图书情报杂志，2018，27（2）：72-77.

［22］李静，单既桢. 区块链技术在卫生健康领域的应用研究［J］. 信息技术与信息化，2019（12）：210-212.

［23］The MITRE Corporation. Horizontal integration：Broader access models for realizing information dominance. http://www.fas.org/irp/agency/dpd/Jason/classpol.pdf. 2013-06-13.

［24］Cheng P C，Rohatgi P，Keser C，et al. Fuzzy multi-level security：An experiment on quantified risk-adaptive access control［J］// Security and Privacy，2007. SP '07. IEEE Symposium on. IEEE，Oakland，USA，2007：222-230.

# 第**10**章

## 抗击疫情下的数据隐私保护
## 与隐私保护下的联邦学习

## 10.1 抗击疫情下的数据隐私保护

新冠肺炎疫情正在全球肆虐，其传播速度之快，感染范围之广，防控难度之大是新中国成立以来从未有过的，在近千年的人类与病毒抗争史上也实属罕见。在新冠肺炎疫情发展的同时，随着国家疫情相关数据的公开，新冠肺炎疫情确诊患者的移动轨迹、所在小区及相关信息成为在疫情防控中大众所关心的热点，目前已经有不少的政府部门也陆续公开相关确诊患者信息。同时，该部分数据也为相关研究人员研究疫情传播与防控提供了重要数据参考。

在这些公开的数据中包含不少的隐私信息，如确诊或疑似病例的姓名、年龄、地址、出行史、人员接触史、健康状况等个人信息。这些隐私数据被泄露的同时，对涉疫情人员个人及其家庭甚至社会大众都会造成负面影响，这也引发公众对隐私保护的担忧。因此，国家对这些个人数据的保护十分重视。为做好疫情联防联控中的个人信息保护，积极利用包括个人信息在内的大数据支撑联防联控工作，中央网信办于 2020 年 2 月 4 日发布《关于做好个人信息保护利用大数据支撑联防联控工作的通知》[1]，确保个人信息得到科学应用及有效保护。

近年来，公民隐私意识逐步提高，公众对个人信息的保护也越来越关注。在疫情期间，不仅要更好地保护涉疫情人员的个人信息以及合法权益，同时也要披露相关信息，增加公众对疫情的关注度，唤醒公众防疫意识，维护社会公共利益。如何平衡隐私权和公众知情权，成为在"新常态"下各责任主体需要重点关注的一大问题。

### 10.1.1 医疗数据隐私风险巨大

在计算机软硬件技术飞速发展的大环境下，数据价值日益凸显，社会整体信息化程度也随之不断提升，开创了数据汇集、数据提炼、数据变现的信息时代。信息技术商业化日渐深入的同时，数据汇集所隐含的隐私风险也日渐放大。2019 年，网络安全公司 vpnMentor 发现厄瓜多尔 2000 万民众个人数据遭泄露，其中 700 万人是未成年人，这是厄瓜多尔史上最严重的数据泄露事件之一[2]。公开资料显示，厄瓜多尔大约有 1650 万人口，这意味着全国人口都可能受到影响。泄露的数据包含了公民的姓名、出生日期和地点、家庭住址、电子邮箱地址、身份证号码、个人税号和就业信息等。此外，个人财务信息也被泄露，包括银行的账户状态、余额和信用类型等。据厄瓜多尔检察长办公室表示，有一部分泄露的数据还包括已故人员的详细信息。本次数据泄露的原因是位于迈阿密的厄瓜多尔数据分析公司 Novaestrat 的服务器出现了漏洞。

医疗服务信息化不仅是国际发展的未来走向，也是我国医疗改革的必经之路与重要内容。目前，越来越多的企业和医疗机构已经投身到医疗信息化的建设当中。然而，在互联网医疗的热潮之下，医疗信息安全问题也随之而来。近年来，针对医院的勒索、挖矿、医疗信息泄露等医疗行业的信息安全事件层出不穷，医院信息系统已经成为不法黑客的重点攻击对象之一。2019 年年底，谷歌与美国第二大医疗体系阿森松集团（Ascension）的合作项目——"夜莺项目"被曝光采集了全美 2600 家医院、5000 万名患者医疗隐私数据，用于实时读取、存储和算法生成，而医生和患者却毫不知情[3]。曝光不到 48 小时，美国联邦部门就开启了对谷歌医疗数据项目的调查。据报道，"夜莺项目"收集了 5000 万名美国患者的信息，信息内容包括患者的姓名和出生日期、化验结果、诊断资料和住院记录等，与此同时，有不少于 150 名谷歌员工可以接触和存取这些极为私密的医疗数据。2019 年，据 Securityaffairs 报道，德国漏洞分析和管理公司 Greenbone Networks 的专家发现，600 个未受保护的服务器正处在一个裸露的互联网环境中，这些服务器包含大量医疗放射图像[4]。其中，中国有 14 个未受保护的 PACS 服务器系统，且因此外泄了近 28 万条数据记录。这些患者的数据记录十分详细，包括姓名、出生日期、检查日期、调查范围、成像程序的类型、主治医师、研究所/诊所和生成的图像数量。2017 年 6 月，据英国《每日电讯报》报道，位于 Bondi Junction 的 The Cosmetic Institute 将患者的私人信息，如姓名、住址、医保号码和病历等发在网上[5]。这家诊所网站的一个公共索引工具披露了患者丰胸前后的对比图，还有穿着泳衣的私密照片。该网站会自动存储客户要求在网上提交的裸照及手术前填写的体检表。一个网站的索引一般情况下都处于保密状态，然而却发生了允许公众访问的重大技术错误，导致患者数据和隐私曝光。对于医疗领域而言，隐私泄露所带来的问题还不仅如此。由于相关配套法律体系不够完善，有关保护患者隐私与数据安全的问题再度暴露在人们的视野之中"。

以《通用数据保护条例》《中华人民共和国网络安全法》《信息安全技术个人信息安全规范》《个人金融信息保护技术规范》《金融分布式账本技术安全规范》等一系列法律法规和技术规范为标志，隐私保护立法的精细化、全面化、严格化，唤醒了用户的数据属主权益和隐私信息保护意识，推动了医疗大数据领域统一的数据控制权向分散的数据属主回归[6]。

### 10.1.2 医疗数据常见的隐私保护策略

人们对于数据隐私的第一印象大多是与个人用户相关的数据，如身份、行踪、购买行为等。不过，这些都只是数据隐私范畴的一部分。除此之外，任何不愿意被公开披露的信息其本质上都属于隐私，如企业内部业务数据，对应数据所有权的拥有者，相应地就是数据属主，理应被保护。

医疗数据具有其特殊的敏感性和重要性，这与一般行业的数据有所不同。医疗数据的来源和范围具有多样化的特征，包括病历信息、医疗保险信息、健康日志、基因遗传、医学实验、科研数据等。个人的医疗数据关系到个人的隐私保护，医疗实验数据、科研数据等除了关系到数据主体的隐私、行业发展，甚至与国家安全也息息相关。

目前，常见的传统医疗大数据隐私保护策略主要包含以下几种：

（1）标识匿名保护。在具体的患者诊疗档案中，常常都会以该患者的姓名、证号码等作为唯一标识，然而，这些信息本身便是应该予以保护的内容，因此准确的做法应该是在不影响信息正确性的前提下对信息进行匿名保护。针对这种问题，一些科研人员进一步提出在隐私保护数据发布的过程中对身份进行保护的匿名方法，即在需要发布的数据中对身份标识进行删除，然后再对标识数据进行匿名处理，这样就能够在保护用户个人隐私的基础上进一步提高信息的准确性。在这种方法的实施过程中，可以选取概化和有损连接这两种方式。

（2）分级保护制度。信息不同，在隐私保护中的权重并不相同，如果对这些信息不加以区分，统一选取高级别的保护手段，则会严重影响实际的应用效率，还会造成资源浪费。然而，如果只针对核心信息进行防护，也可能造成部分隐私信息泄露。因此我们需要构建并对照完善的数据分级制度，对于不同级别的个人信息数据区别对待，选取不同的保护措施。

（3）基于访问控制的隐私保护。在医疗领域信息化系统中，隐私保护的难点主要集中在参与对照的人员比较多，使得潜在的信息泄露点也相应增加。通过访问抑制技能，能够对不同的人员设置不同的访问权限，进而使他们访问到不同的数据和内容，如此一来也可以有效解决数据的分级问题。例如，对于财务部门的人员，就应该只可访问患者的费用相关信息，而不能对医生的诊断信息进行查看。目前广泛应用的访问抑制主要是基于角色的访问抑制，这样就可以拥有相对应的操作权限，很好地限制访问内容。然而在实现准则设置与权限分级中，其具体过程和手段对照较为复杂，通过统一的准则设置来实现统一的授权是比较困难的，在部分情况下需要针对特殊情况进行单独设置，不易实现总体的管理与调整。因此还需要对准则引擎在医疗领域中的具体应用进行深入研究。

此外，差分隐私、同态加密、安全多方计算、联邦学习等技术也被广泛应用于医疗大数据的存储、传输和分析过程的隐私保护中。

### 10.1.3　疫情大数据下的隐私保护

为了深入分析确诊患者疫情相关信息，进行综合全面的病理分析和流行病学调查，将患者之间的传播链和转播网络展现出来。需要对涉疫情人员进行全面的个人信息数据收集、数据存储、数据传输和数据分析[7]，同时保证其隐私权不受侵犯。

（1）数据收集阶段。在进行疫情相关人员个人信息收集时，应尽量使用电子设备或渠道，以方便数据管理和保护，但需注意采集设备与数据存储后台间通信安全，防止敏感信息被截获或篡改。如需从其他渠道获取相关疫情人员信息，需确保采集接口安全。若通过纸质途径进行采集，并利用人工进行数据录入，需在采集过程中与信息主体核对数据准确性，并对转录数据进行二次校验，以保证数据完整性和准确性。

针对涉疫情人员信息收集过程中的隐私安全问题，首先进行数据的匿名和脱敏处理，然后采用添加随机性的原理对数据收集过程提供本地化差分隐私保护。匿名和脱敏处理：用于疫情防控无须公开详细的个人信息，如真实姓名、完整证件号码、具体地址等，因此在数据处理阶段，应对所收集到的个人信息进行匿名化和脱敏处理，具体"匿名和脱敏"原则是应保证处理过的信息"无法识别特定个人且不能复原"。如在寻找确诊病例接触过的人员时，仅表明所到场所、所乘坐车次或航班，不披露任何病例个人信息，也不披露详细同乘人员名单；在披露病情时，仅列明确诊和疑似患者急诊日期、性别、年龄、报告来源、医院名称、化验结果、患者状况，删除姓名、证件等可识别至个人的标识。差分隐私保护：①对收集到的数据进行数值化处理，在很多场景中数据是字符串格式，注入噪声的过程较为困难，通过统计、与阈值进行比较等方式将其结果转换为数值，之后再注入噪声；②提供隐私预算调整权限，给予相关责任方端侧参数配置权限，可以根据防疫和隐私需求调整差分隐私的两个核心参数来更改噪声的分布和强度，从而实现不同程度的隐私保护；③噪声注入，将配置好的噪声添加至原始数据，因为噪声的随机性，这部分数据即使泄露也很难关联到个人，能在很大程度上抵御包括差分攻击在内的多种隐私攻击。

（2）数据存储阶段。应对疫情相关信息，按照信息敏感程度进行分级管理，明确涉疫情人员个人隐私信息存储要求和标准。将敏感程度高的身份识别信息与一般疫情信息分开管理和存放，使用安全可靠的存储介质，并尽可能安排专人进行管理。应确保存储涉疫情人员个人信息介质安全，并采用加密等技术手段保障数据安全。此外，还应考虑采取备份等手段，降低数据丢失带来的风险。

（3）数据传输阶段。需明确数据传输目的和用途。此外，应提高各社区、街道及其他工作人员的个人信息保护意识，并严格限制接触个人信息权限，降低数据泄露风险。公众在接收到违规传播的个人信息时，也应做到立刻删除并停止继续传播。应确保传输涉疫情人员个人信息传输介质安全可靠，如保证存储设备安全且设有密码、纸质文档采用密封袋传输以及电子邮件信道安全。

（4）数据分析阶段。涉疫情人员分析和防疫战略布局需要大量的数据作为基础。然而，受系统性能瓶颈、数据安全法规约束和患者隐私安全担忧等影响，各疾控中心和诊疗机构拥有的疫情医疗数据无法采用传统集中式方法训练机器学习模型，而单一诊疗机构拥有的数据量有限，难以训练得到优质的机器学习模型，导致诊疗机构之间缺乏有效的信息互通与协作，彼此数据封闭孤立，并以"信息孤岛"的形式存在。

为了解决上述问题与挑战。首先，利用自然语言处理等技术从各方收集的疫情相关信息中抽取确诊患者基本信息（性别、年龄、常住地、工作、接触史等）、轨迹（时间、地点、交通工具、事件）及病患关系形成结构化信息，构建包含确诊患者属性信息和结构信息的图数据。将单个确诊患者的全局医疗信息汇入一个图中，包含属性信息（患者自身的身份、诊断、治疗、身体状态等信息）和结构信息（如接触史、访问地点关联等），其中，每个确诊患者作为图中的节点，其结构信息作为图中的边。

其次，采用联邦学习作为关键技术，在构建的图数据的基础上，进行多参与方的可信联合建模。基于联邦学习、图学习和隐私保护技术（差分隐私、同态加密等）在保护患者隐私的前提下，利用神经网络深度挖掘确诊患者间的关联关系、流行趋势等影响疾病防控的关键因素，迭代优化本地子模型，使不同疾控中心和诊疗机构在不共享数据的基础上实现联邦建模和协作更新，从技术上打破数据孤岛壁垒，满足数据安全法规和患者隐私保护要求，实现多诊疗机构机器学习模型的联合优化和共同获益。

最后，通过联邦建模、协同优化，生成适应本地区实际情况的疫情大数据分析模型，对患者进行更加全面的病理分析和流行病学调查，确保密切接触者能够早发现、早报告、早隔离。同时根据确诊患者的出行轨迹分布和关联，进行不同地区的疫情风险等级预测划分，提前对潜在高风险热点地区进行相关防控预警和部署。整合各地区疫情大数据资源，为快速流行病的预防和控制、卫生策略的制定提供关键支持，实现及时全面的防疫战略布局。

## 10.2　数据隐私保护下的疫情大数据联邦学习

2019 年 11 月，中国共产党十九届四中全会首次明确提出数据是一项重要的生产资料，其质量和价值通过共享、交易等流通方式得到实现和提升。近年来，在全世界范围内，信息保护意识日益增强，相关法律法规也陆续出台，其中最知名的是欧洲数据保护和隐私法规《通用数据保护条例》。然而，在基于用户数据提供服务时，不可避免地会触及个人敏感信息。在抗击新冠肺炎疫情的过程中，我国推出的"健康码"在控制人员流动和接触方面起到了至关重要的作用，但在使用过程中，"健康码"采集了大量诸如身份证、行动轨迹等敏感信息，一且泄露将引发严重后果。因此，为了保证用户隐私和数据安全，不同机构之间具有很强的数据壁垒，形成了"数据孤岛"效应，令用户数据处于围追堵截的消极保护状态，严重影响了人工智能时代下数据挖掘和使用的效率。

与传统信息安全理论所关注的保密性、完整性和可用性等静态安全不同，现代的信息安全更关注数据在动态利用过程中的安全性。联邦学习是国内外广泛研究和应用的人工智能热点技术之一，其概念最早在 2016 年由谷歌公司[8]提出，用于解决手机用户在本地更新模型的问题，能够在不传输原始数据条件下，基于分布在多个设备上的个人数据构建机器学习模型，从而防止个人数据的泄露。由于联邦学习技术不需要汇聚数据进行集中计算，而是分散人工智能的计算到参与各方的数据库上进行加密的分布式计算，并且传递的过程计算参数全部进行加密处理，保护了数据拥有者各自的隐私，从而兼顾数据的开放共享和隐私保护。从参与联邦的数据分布情况来看，联邦学习主要可分为横向联邦、纵向联邦和联邦迁移[9]三个类别。

（1）横向联邦学习适用于特征重叠较多但用户重叠较少的情况，把数据集按照横向（即用户维度）进行切分，基于特征相同而用户不完全相同的部分数据进行训练。

（2）纵向联邦学习适用于用户重叠较多但特征重叠较少的情况，把数据集按照纵向（即特征维度）切分，基于用户相同而特征不完全相同的部分数据进行训练。

（3）联邦迁移学习适用于用户与特征重叠都较少的情况，不对数据进行切分，引入迁移学习方法解决数据或标签不足的问题。

目前，联邦学习已经应用于金融、城市管理等领域中，微众银行利用纵向联邦将自有的发票数据和央行的征信分等属性联合构建企业信贷逾期概率模型，将原有的风控模型精度提升了约 12%。然而，在智慧医疗应用场景下，现有联邦学习方法还面临着诸多挑战。

（1）不同医疗机构的数据质量参差不齐。联邦学习的主要贡献在于将来自不同机构的数据在不共享原始数据下实现知识的学习，但由于不同级别医院的医生水平不同（在中国，医疗机构分为三级，每级进一步分为甲、乙、丙三等），贡献的数据质量也存在差异。由于数据无法直接交换，医疗机构难以察觉数据中的错误，从而严重影响智慧医疗模型的构建。

（2）患者数据通常具有个性化特点。疾病（例如新冠肺炎）对于不同人群的症状表现是不同的，例如新冠肺炎对于老年人的感染症状更加严重。由于人群分布等原因，来自不同机构的患者数据具有不同的数据分布，而联邦学习基于不同机构信息构建的全局模型难以在局部数据上实现最优的性能表现。

针对以上两个挑战，项目组分别提出了面向数据标注质量不均衡的联邦学习方法 FOCUS 以及面向患者个性化的联邦学习方法 FedHealth，保证了智慧医疗中数据流通下的隐私安全，从而促进联邦学习在智慧医疗中的应用。

### 10.2.1 面向数据质量差异的联邦学习

联邦学习希望吸引更多的参与者提供数据对模型产生贡献，传统的联邦学习对于每个数据提供者都均等对待。然而，假设某个参与者提供的数据具有噪声，将影响整个联邦模型的性能[10]。在医疗健康领域，通常情况下，医疗数据需要临床医生的"金标准"标定，但是不同医疗机构医生水平参差不齐。一旦标注出错，数据中包含错误标签，将对联邦学习模型产生负面的影响。针对这个问题，提出联邦机会计算方法（Federated Opportunistic Computing for Ubiquitous Systems，FOCUS）[11]，在联邦学习数据无法直接共享的情况下，有效检测出"脏"的参与者。

FOCUS 方法主要应用于横向联邦框架下，通过量化来自每个客户端数据集的质量，以一种机会计算方式将本地模型更新聚合到联邦模型中，从而降低质量较差的客户模型对整个联邦的影响。FOCUS 的工作流程如图 10-1 所示，当 K 个客户端将本地模型上传给服务器端，并且每个客户端接收到来自服务器端的联邦模型时：

（1）每个客户端 $i$ 在本地数据集上验证全局联邦模型，并将结果 $LL^i$ 发送给服务器端。

（2）服务器在其基准数据集上逐一评估每个客户端 $i$ 的本地模型 $M^i$，并将模型性能记录为 $LS^i$。

（3）当对应的 $LL^i$ 值被服务器端接收后，计算 $LL^i$ 和 $LS^i$ 之间的交叉熵，以产生反映客户 $i$ 本地标签质量的可信度度量。

（4）最后，每个客户 $i$ 的可信度度量作为其权重，采用加权聚合的方式更新全局的联邦模型。

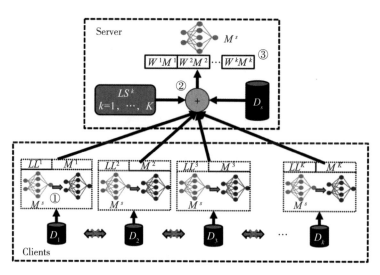

图 10-1  FOCUS 工作流程

### 10.2.1.1  客户端数据质量的衡量

由于缺乏关于客户端数据质量的先验知识，服务器端通过少量"金标准"的数据来确定数据的基准。服务器端给定一个基准数据集 $D_s$，如果在客户端数据集 $D_k$ 上训练的端模型 $M_k$ 在 $D_s$ 上表现良好，那么客户端的数据 $D_k$ 与基准数据集遵循相同的分布，即具有良好的数据质量。

为了准确地衡量客户的标签质量，FOCUS 进一步考虑全局的联邦模型在本地数据集上的性能表现，并定义了联邦模型和每个客户端的局部模型之间的互交叉熵损失 $E^k$，其计算方法如下所示：

$$E^k = LS^k + LL^k \tag{1}$$

$$LS^k = -\Sigma_{(x,\,y)\,\in\,D_s} ylogP\,(\,y|x;\;M^k) \tag{2}$$

$$LL^k = -\Sigma_{(x,\,y)\,\in\,D_k} ylogP\,(\,y|x;\;M^s) \tag{3}$$

$E^k$ 结合了客户 $k$ 本地模型在基准数据集上的性能（$LS^k$）和全局联邦模型在客户 $k$ 本地数据集上的性能（$LL^k$）。具体来说，$E^k$ 有三种可能的情况：

（1）$E^k$ 值较小。表示本地数据与基准数据集具有基本一致的数据分布，即客户端 $k$ 的数据质量较好。

（2）$E^k$ 值较大。此时意味着全局模型和局部模型都表现不佳，这说明与基准数据集相比，客户端数据集遵循不同的数据分布。因此，客户 $k$ 的标签很可能有噪声。

（3）$E^k$ 值适中。此时意味着两个模型中其中一个表现不好。这种情况难以

直接判断客户端 $k$ 是否包含噪声标签：若本地模型的性能较差，说明本地数据集难以支撑学习一个好的模型；若全局模型的性能较差，则意味着参与联邦模型训练的客户端中包含有噪声标签。

可以看出，每个客户端的互交叉熵 $E^k$ 能够一定程度上反映局部的数据质量，因此，客户端 $k$ 的可信度 $C^k$ 可进一步定义为：

$$C^k = 1 - \frac{e^{\alpha E^k}}{\Sigma_i e^{\alpha E^i}} \tag{4}$$

其中，$\alpha$ 为归一化参数。

### 10.2.1.2 机会性联邦模型更新

为了降低数据可信度低的客户端模型对整个联邦的影响，在常用的 FedAvg 方法[8]的基础上，在模型聚合过程中对每个客户端进行可信度加权，如下式所示：

$$M_t^s = \Sigma_{k=1}^K W_{t-1}^k M_t^k \tag{5}$$

$$W_t^k = \frac{n_k c_t^k}{\Sigma_{i=1}^K n_i c_t^i} \tag{6}$$

可以看出，各客户端的聚合权重之和 $\Sigma_{i=1}^K W_{t+1}^k = 1$，因此 FOCUS 与 FedAvg 方法一样，最终能够达到收敛。总的来看，FOCUS 在学习过程中，每轮迭代需要在客户端和服务器之间进行两次通信：服务器广播全局模型、客户端提交本地模型参数。在广播期间，服务器向所有客户端发送当前的联邦模型 $M^s$，在聚合过程中，$k$ 个客户端中全部或部分客户端发送基于本地局部数据更新的模型参数（$LL^k$，$M^k$）至服务器。与传统的 FedAvg 方法相比，除了模型参数外，只需要额外传输上一时刻的联邦模型在本地数据集上的性能表现参数。

## 10.2.2 面向数据个性化的联邦学习

患者数据通常具有个性化特点，不同的患者可能具有不同的病状表现[12]，来自不同机构的患者数据往往具有不同的数据分布。传统的联邦学习构建的通用联邦模型，在个性化的用户数据上难以实现最优的性能表现。迁移学习根据每个用户的数据分布特点，实现对通用模型的自适应调整，从而满足不同用户的个性化需求，是解决个性化问题的有效手段[13][14]。基于联邦学习和迁移学习的特点，针对联邦学习中数据个性化问题，项目组提出了面向可穿戴健康监护的联邦迁移学习框架（Federated Transfer Learning Framework for Wearable

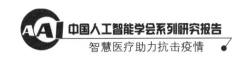

Healthcare，FedHealth）[15]。

FedHealth 通过联邦迁移学习旨在不损害用户隐私安全的情况下实现准确的个性化医疗健康监护。以 N 个用户（机构）和 1 个服务器为例，框架的整体结构如图 10-2 所示。该框架主要由四个过程组成。首先，服务器端基于公开数据集进行云模型的训练。然后，服务器端将云模型分发给所有用户，每个用户端可以根据本地数据做微调训练自己的用户模型。随后，用户端将模型参数通过加密[16]上传到服务器端，通过模型聚合方法参与训练新的云模型。最后，服务器端将更新后的云模型下发给每个用户端，每个用户端可以利用云模型和公开数据以及本地数据训练个性化的模型。在这一步中，由于服务器端的数据和用户数据存在较大的分布差异，因此需要通过迁移学习使模型更适用于用户（如图 10-2 中右侧部分所示）。

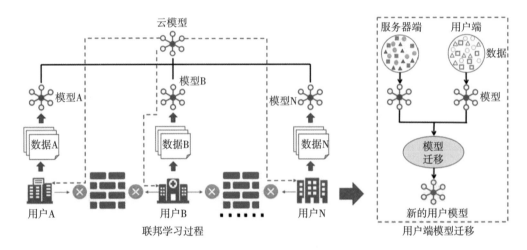

图 10-2　面向可穿戴健康监护的联邦迁移学习框架

具体而言，FedHealth 通过融合联邦学习和迁移学习形成统一的联邦迁移框架。通过联邦学习解决了数据孤岛问题，因此，在保障用户数据的隐私性和安全性的前提下可以综合所有用户数据信息来构建一个较为通用的联邦模型。另外需要解决的重要问题是个性化问题。尽管我们可以直接使用云模型，但由于用户数据和服务器端数据样本之间存在分布差异，通用的云模型在特定用户数据上的性能表现并不一定好。服务器端的通用云模型仅仅学习所有用户的共有的粗略特征，而无法学习特定用户的细粒度特征。通过迁移学习可以克服这个挑战。在此，重点介绍联邦迁移框架中的个性化迁移。用户端在从服务器端获取云模型的参数及公开数据后，对用户模型进行迁移学习，从而学习到适用于用户本地数据的个性化模型。迁移学习过程如图 10-3 所示，网络由两个卷积层、两个最大池化层、两个全连接层和一个分类层组成。在模型迁移中，通常认为卷积层旨在提取数据的低级特征，因此，将这些层与最大池化层的参数固定，即在反向传播中不更新它们的参数。对于两个全连接层，由于它们属于高层，提取的是高层抽象特征，更专注于特定的任务[17]，因此，在模型训练期间仅更新它们的参数即可。

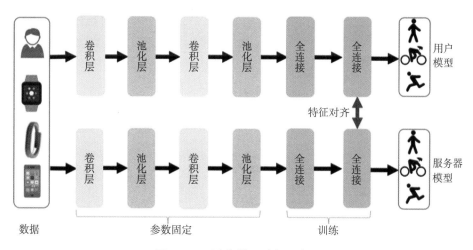

**图 10-3　迁移学习过程示意图**

FedHealth 将服务器公开数据集作为源域，对全连接层提取的特征进行适配，利用对齐方法[18]，FedHealth 在分类层之前加入一个对齐层以进一步自适应不同领域之间的分布差异。对齐层的目标函数用以对齐输入之间的二阶统计量，对齐损失如下所示：

$$\ell_{\mathrm{CORAL}} = \frac{1}{4d^2} \|C_S - C_T\|_F^2 \tag{7}$$

其中 $\|\cdot\|_F^2$ 为 Frobenius 范数，d 为嵌入特征的维数。$C_S$ 和 $C_T$ 是根据[18]计算得到的源域和目标域特征的协方差矩阵。$\eta$ 表示权衡参数，$\{x_i, y_i\}_{i=1}^n$、$\{x_i^u, y_i^u\}_{i=1}^{n^u}$ 分别为服务器公开数据和用户端数据样本，利用源域数据和目标域数据计算交叉熵损失。因此，用户模型的优化目标形式化为：

$$\underset{\Theta_u}{\arg\min} \mathcal{L}_u = \sum_{i=1}^n \ell(y_i, f_u(x_i)) + \sum_{i=1}^{n^u} \ell(y_i^u, f_u(x_i^u)) + \eta \ell_{\mathrm{CORAL}} \tag{8}$$

面向可穿戴健康监护的联邦迁移学习框架 FedHealth 算法整体流程如下。

算法：FedHealth 学习过程

输入：来自不同用户的数据 $\{D_1, D_2, \cdots, D_N\}$，超参数 $\eta$。

输出：个性化用户模型 $f_u$。

（1）构建服务器端初始云模型 $f_S$。

（2）将云模型 $f_S$ 分发给每个用户。

（3）用户端训练用户模型。

（4）将所有用户模型的参数通过同态加密更新上传给服务器，然后根据模型聚合方法更新服务器云模型。

（5）将更新后的云模型分发给所有用户，每个用户端进行迁移学习得到个性化的用户模型 $f_u$。

（6）对持续增现的用户数据重复上述过程。


# 参考文献

［1］中央网信办．关于做好个人信息保护利用大数据支撑联防联控工作的通知［EB/OL］．http://www.cac.gov.cn/2020-02/09/c_1582791585580220.htm，2020-02-09．

［2］Jessie Yeung. Almost entire population of Ecuador has data leaked［EB/OL］．https://edition.cnn.com/2019/09/17/americas/ecuador-data-leak-intl-hnk-scli/index.html，2019-09-17．

［3］Ali Raza. Google Collects US Patient Data in Secret，Another Call For Blockchain［EB/OL］．https://bitcoinist.com/google-collects-us-patient-data-in-secret.html，2019．

［4］Pierluigi Paganini. More than 737 million medical radiological images found on open PACS servers［EB/OL］．https://securityaffairs.co/wordpress/91452/hacking/pacs-servers-unprotected-online.html，2019-09-18．

［5］马伟，许学国，杨平．电子病历中患者隐私权保护［J］．中国医学伦理学，2008，21（5）：141-142．

［6］杨琴．患者个人信息的法律保护与公益利用［J］．河南社会科学，2015，23（9）：66-71．

［7］普华永道．【防疫应变】疫情下的个人隐私保护［EB/OL］．https://mp.weixin.qq.com/s/_5h1ewV96FkLaW_biEZOmQ.html，2020-02-11．

［8］McMahan B，Moore E，Ramage D，et al. Communication-efficient learning of deep networks from decentralized data［C］//Artificial Intelligence and Statistics. 2017：1273-1282．

［ 9 ］ Yang Q，Liu Y，Chen T，et al. Federated machine learning：Concept and application ［ J ］. ACM Transactions on Intelligent Systems and Technology（TIST），2019，10（2）：1–19.

［ 10 ］ Kairouz P，McMahan H B，Avent B，et al. Advances and open problems in federated learning ［ J ］. arXiv preprint arXiv：1912.04977，2019.

［ 11 ］ Chen Y，Yang X，Qin X，et al. FOCUS：Dealing with Label Quality Disparity in Federated Learning ［ J ］. arXiv preprint arXiv：2001.11359，2020.

［ 12 ］ Chen Y，Yang X，Chen B，et al. PdAssist：Objective and quantified symptom assessment of Parkinson's disease via smartphone ［ C ］//2017 IEEE International Conference on Bioinformatics and Biomedicine（BIBM）. IEEE，2017：939–945.

［ 13 ］ Qin X，Chen Y，Wang J，et al. Cross–dataset activity recognition via adaptive spatial–temporal transfer learning ［ C ］//Proceedings of the ACM on Interactive，Mobile，Wearable and Ubiquitous Technologies，2019，3（4）：1–25.

［ 14 ］ Chen Y，Wang J，Huang M，et al. Cross–position activity recognition with stratified transfer learning ［ J ］. Pervasive and Mobile Computing，2019，57：1–13.

［ 15 ］ Chen Y，Qin X，Wang J，et al. Fedhealth：A federated transfer learning framework for wearable healthcare ［ J ］. IEEE Intelligent Systems，2020，35（4）：83–93.

［ 16 ］ Rivest R L，Adleman L，Dertouzos M L. On data banks and privacy homomorphisms ［ J ］. Foundations of secure computation，1978，4（11）：169–180.

［ 17 ］ Yosinski J，Clune J，Bengio Y，et al. How transferable are features in deep neural networks? ［ C ］// 27th International Conference on Neural Information Processing Systems. 2014（2）：3320–3328.

［ 18 ］ Sun B，Feng J，Saenko K. Return of frustratingly easy domain adaptation ［ C ］ Thirtieth AAAI Conference on Artificial Intelligence. 2016: 2058–2065.

# 第**11**章
## "村医通＋云端医院"筑牢农村防疫网

"高州非常具有创新性，山区老百姓能够享受到这样一个高效的、性价比很高的高水平医疗服务，我觉得应该是未来基层医改的一个方向。"这是国务院医改领导小组专家李玲教授对高州医改的评价。而在此次疫情防控中，高州医共体开通的"互联网医院＋村医通＋云门诊"全面覆盖县镇村，线上线下面向全市群众提供免费诊疗和健康咨询服务，筑牢农村疫情防控网，同时，借助互联网，在正常开展诊疗活动中严防严控，实现了住院患者无一感染。

"疫情来袭大家都怕，更不敢去医院，都宅在家里，身体有不适时，在村医通群里便可问诊医生，并做好预防，避免感染！"高州市荷塘镇六双村村委会杨姓村民说，只需在手机点击高州市人民医院组建的"村医通"健康微信群咨询，就能得到专家医生的线上免费答疑，可以快速知道新型冠状病毒肺炎疫情的总体状况，心定很多。

## 11.1 普及"村医通"，全民战疫聚合力

打赢疫情防控战，关键在末梢，成败看基层。"村医通"是高州市人民医院把党建工作由市区向农村拓展的新举措，从"治疗为中心"向预防并重转变，健康关口前移到农村，重点在于宣传党的路线方针政策与普及医疗健康知识。

农村是防疫战的底部，也是薄弱环节。高州市人民医院因地制宜在全国首创建立覆盖全市镇村的"村医通"健康微信群小程序迸发大能量，兜底为村民筑起一道厚实的防疫墙。

该院自 2018 年 4 月起在全市 23 个乡镇的 439 个村委会都建立"村医通"

健康微信群，由全院 43 个党支部 718 名党员"对口承包"，党员任群主，群内标配专家医生＋村医，把宣传党中央和国家的方针政策与普及健康知识结合起来，免费为村民答疑，做慢病管理，做村民身边的医生。如图 11-1 所示。

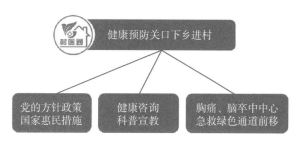

图 11-1　健康预防关口下乡进村图示

"村医通"由该院党员任群主，标配专家医生＋村医，把宣传党的路线方针政策与普及防控新冠肺炎的知识结合起来，每天为村民推送国家的防疫指引和医院制作的防疫知识及其他健康科普知识，医院还成立专家群作为"村医通"解答专业知识的"智慧库"。

随着新冠肺炎疫情的出现，"村医通"顺应群众的需求，迅速升级服务内容，每天以读图、漫画、推文等发布"防疫小贴士"，为村民推送国家的最新防疫指引和医院制作的规范防疫知识，内容涵盖居家防控、疑似病例处置、就医预检分诊流程的注意事项、正确的口罩佩戴及手卫生方法、公共卫生防护等。至 2020 年 2 月底已推送疫情防控健康知识文章约 100 篇次，解答疑难问题 1600 多个，村民足不出户可知晓疫情防控对策。线下，全院 700 多名党员医生第一时间进村入户，发放医院编印的镇村防疫指南手册、宣传单等"防疫方"，为村民讲解防疫要点，安抚村民情绪。党群医联动，全面动员，切实提升广大村民的防控意识和经验水平，弥补防疫短板。

每当"村医通"里出现跨专业的问题，群里的医生会把相关信息转到专家群寻求解答。网上免费为群众答疑，引导村民理性做好防控工作。如今，高州 22 万户乡村家庭的村民加入"村医通"健康微信群，以每户家庭 5 人估算，受益面达 100 多万名村民，凝聚了战疫的"群众力量"。如图 11-2 和图 11-3 所示。

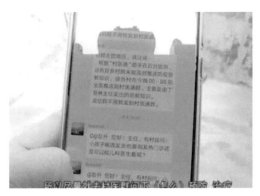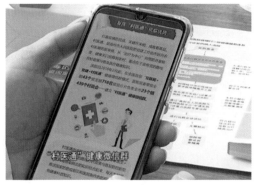

图 11-2　村民在村医通微信群获取抗疫知识，进行健康咨询

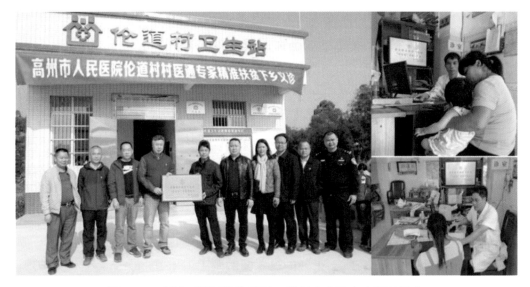

图 11-3　网上"村医通"落地，党员专家驻点家门口看病

## 11.2　借助互联网医院，远程医疗降风险

高州市人民医院互联网医院于 2019 年 7 月 10 日接入并通过广东省监管平台审核、获得开展互联网诊疗业务资格。互联网医院覆盖全市 28 个镇卫生院、社区中心、农场医院及全市"底网"439 个村卫生站，向群众提供基于互联网的线上问诊、就医服务、医患互动、疾病诊治和慢病管理等全面的医疗健康互联网服务，线上线下服务一体化、诊前诊中诊后服务一体化，促进形成"基层首诊、分级诊疗、急慢分治、双向转诊"的诊疗模式。

为抗击此次疫情，高州市人民医院作为广东首批 57 家开设发热门诊和新冠肺炎咨询等服务的互联网医院之一，发挥互联网医疗远距离、非接触优势，开设了网上发热、新冠肺炎网上咨询、AI 医生辅助群众自我判断等服务，减轻了医院门诊压力。引导群众在网上进行常见病、慢性病复诊，减少了医院就诊交叉感染风险和医疗防控耗材消耗。

在线咨询由专科医师轮流当值，及时回应咨询事项。医生通过患者描述的症状、出现的时间、是否有与可疑患者接触的经历等，可初步判断其可能发热原因，减少非新冠肺炎患者到医院交叉感染的概率，保证疑似新冠肺炎患者可及时到医院接受规范诊疗，避免延误病情。

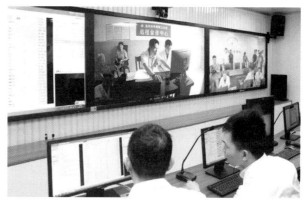

图 11-4　网络基层能力支持中心覆盖全市乡镇卫生院

目前已通过手机 App 视频连线乡村医生，为 2600 多例发热门诊、慢性病等患者提供网络坐诊远程免费答疑，解决了疫情期间村民"足不出户"的健康需求。如图 11-4 和图 11-5 所示。

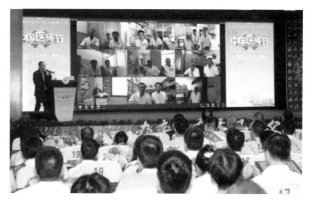

图 11-5　网联县镇村，8 个网点同时视频连线，卫生院医生、村医远程会诊、一对一指导、学习技能

## 11.3　启动"云门诊"，网上问诊惠民生

高州是广东省西南部一个山区县级市，山地丘陵多，村民出城就医不便。疫情期间发热生病了怎么办？会不会是新冠肺炎病毒感染？这时"村医通"难以解决治病的需要了，以高州市人民医院为核心的"云端战'疫'"出招，"互联网医院"把健康送到家门口，坚决守住镇村防疫战线。

"有送上门的防疫手册对照，有一线专家连线指导，我们对发热患者的诊疗思路就非常明确了。"高州顿梭村委会卫生第一分站的乡村医生程和昌说。

根据《广东省卫生健康委办公室关于进一步利用省远程医疗服务网络开展疫情防控工作的通知》，高州市人民医院互联网医院为落实新冠肺炎依法防控措施，充分利用互联网诊疗优势给村民朋友提供健康咨询方便，村民只需到当地卫生站就诊，即可通过图文咨询、视频门诊实现与高州市人民医院专家的直接问诊，让基层群众在家门口就能享受到优质的医疗服务。

高州市人民医院"互联网医院"目前已试行开通网上问诊，各乡医有需要可以使用高州市人民医院"互联网医院"（纳里医生）软件的"云门诊——预约门诊功能"，通过人民医院"互联网医院"终端设备连线人民医院出诊医生，开展协同云门诊、咨询。

据悉，高州市人民医院"互联网医院"平台为乡村医生开通云门诊通道，

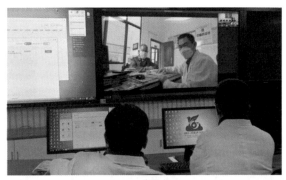

图11-6　医院心血管内科张灿副主任医师（右一）、骨外科吴旭东副主任医师（左一）视频连线实时免费为高州石仔岭街道镇大岭村卫生站的村医和村民提供医疗、防疫指导

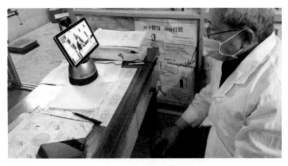

图11-7　深镇镇大田村卫生站乡村医生参加新冠肺炎远程医疗培训

专家排班上线免费答疑。村民只需到村卫生站就诊，5分钟内即可通过图文、视频等多种方式，实现与该院专家"面对面"的网上直接问诊。医院为村医提供分级诊疗＋分级隔离的指导，村民不出村即可享受到优质的医疗服务和疫情防护指引。

目前高州市人民医院"互联网医院"假期开设云门诊，每天排班上线医师，为村医协同诊疗。高州市人民医院互联网医院平台可以为市民提供初筛和分诊，并提供医学建议，可以减少盲目跑医院。建立与县域百姓需求侧相适应的常见病尽可能不出镇，小病在村医解决及健康预防、慢病管理、少生病的健康服务体系。如图11-6和图11-7所示。

## 11.4 严防严控，正常诊疗零感染

在新冠肺炎疫情期间，高州市人民医院一直正常开展诊疗活动。为确保做到"三个零"（住院患者零感染，患者家属零感染，医护人员零感染），医院设立规范的发热门诊，所有患者到院就诊均需预检分诊，排查疑似患者。在医院大门口安装自动测温仪，所有进入医院的人全都要测量体温。此外，患者均需在门诊或急诊完成核酸咽拭子检查才能入院，并且每日及时报告核酸检测情况。

为减少患者及家属排队等候时间，有效降低病毒交叉感染概率，粤西首推床边即时结算服务。另外，他们借助互联网的优势，实现了线上预约挂号、线上智能导诊、线上咨询、线上病情报告查询。如图11-8和图11-9所示。

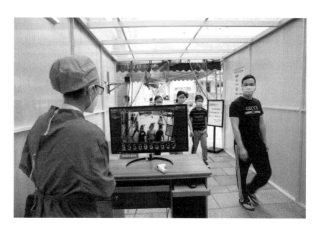

图 11-8　医院在大门口安装自动测温仪

在疫情期间，高州市人民医院每日服务住院患者保持在1000以上，最高达2507人，自2020年1月—3月12日以来，累计服务住院患者19571人次，无一感染。

高州市人民医院作为高州市医共体牵头医院，从百姓需求侧出发，建设了县镇村三级健康服务体系，通过"互联网医院＋村医通＋云门诊"全面覆盖镇村，线上线下面向全市

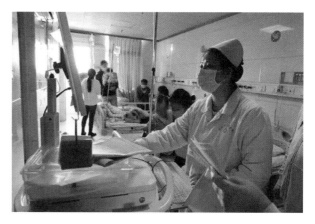

图 11-9　床边即时结算服务

群众提供免费诊疗和健康咨询服务，筑牢农村疫情防控网。获得了国家卫生健康委员会基层卫生健康司肯定，并在官方网站向全国推广这一基层抗疫"高州模式"。

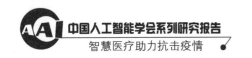

## 11.5　升级县域健康保障

为了提升整个县域的健康保障力度，高州市政府投入 800 万元，由高州市人民医院再自筹 300 万元，于 2019 年 8 月牵头整合全市基层医疗网络体系并升级为互联网医院。2020 年 1 月 30 日，广东省卫生健康委员会公布广东首批 57 家互联网医院开设网上发热门诊和新冠肺炎免费咨询服务名单，上榜的高州市人民医院为茂名、湛江地区首家提供这些服务的互联网医院。

"远程会诊、培训，不用出门，不用接触，不必担心人传人，自身安全有保障，学到的一样多。"高州市马贵镇卫生院院长谭明录表示，这种网上远程的专家技术指导让他更好地开展基层防控工作。

为进一步增强村医的抗疫力量，高州市人民医院在防疫物资紧缺的情况下，还筹集 400 支电子额温枪、8000 个医用口罩、750 瓶医用酒精、750 本防疫手册，免费送给全市 23 个镇 439 个村委会的村卫生站，提升乡村医生"前哨"的发现与防控疫情能力。

目前，高州"互联网医院"平台已网联全市 28 家镇卫生院、439 个村委会的村卫生站，健康预防关口前移进村入户，持续提供专业的医疗支撑保障，"大病不出县、常见病不出镇、小病不出村，治疗与预防并重让群众少生病"的与县域群众健康需求侧相适应的三级服务体系逐渐夯实，已为 2600 多例发热门诊、常见病、慢性病等患者提供了免费咨询服务，既缓解了医务人员的抗疫压力，也利于切断传播途径并保护易感人群，助力打赢疫情防控阻击战。

"高州市人民医院的抗疫模式值得借鉴学习。"国家人口健康科学数据中心副主任尹岭在"医共体'战疫'策略视频研讨会"上实时视频说，一是怎样做大做强县级医院专科，县级医院的专科再强也不过分；二是高州的抗疫模式没有停留在理论层面，而是"沉下去"实践并取得很好的效果。

# 第12章

# 东华医为助力疫情防控

东华医为科技有限公司前身是成立于 1999 年的东华软件股份公司医疗卫生事业部，累计为全国 800 多家包括医院、医疗集团、保险公司、卫生健康委和社保局等在内的客户提供各类产品解决方案，包括智慧医院解决方案群、区域医疗解决方案群、互联网医疗解决方案群、医保支付与控费综合解决方案群等。在复旦大学最新全国百强医院排行榜中，包括北京协和医院、华西医院、湘雅医院等在内的 33% 的百强医院使用了东华医为的产品及服务。深耕医疗健康信息化领域 20 年，东华医为在云计算、移动互联网、大数据、人工智能、区块链等方面积累了丰富的经验和能力。面对突如其来的新冠肺炎疫情，东华医为依托 iMedical Cloud 生态系统，快速输出多种抗疫产品与解决方案，践行科技抗疫。

## 12.1 东华医为云 HIS 系统

东华医为云 HIS 系统是基于云计算的数字化医院信息系统（含数据中心和集成平台），是基于微服务架构的开放式云平台，深入融合了东华医为在医疗 IT 行业 20 年的研发和交付经验以及 iMedical 的产品化、业务治理和最佳实践等能力。实现从挂号、门诊、检验检查到住院等医疗全流程服务，同时支持患者端、医护端移动应用的全流程的信息化服务；能够实现跨机构、跨地域的医疗健康信息资源的集中统管、统一调配、按需服务。系统支持公有云、私有云和混合云等各类部署方式。产品化程度非常高，产品升级非常便利。系统架构如图 12-1 所示。

新冠肺炎疫情发生以来，借助产品优势，东华医为团队快速实现了火神山、雷神山医院云 HIS 上线部署，相对传统 HIS 建设模式，云 HIS 可实现医疗机构

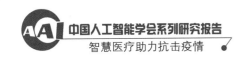

无机房、免运维运行，极大降低了信息化基础设施建设与运维成本，提升了建设效率，在疫情严峻的关键时刻，云 HIS 模式实现了快速、稳定实施上线，为医院快速投入诊疗工作节省了宝贵的时间。为应对火神山、雷神山医院无门诊、患者集中转诊入院的特殊情况，东华医为云 HIS 系统创新了入院模式，将所有转诊患者的信息在入院前就录入系统，系统为每个患者生成入院二维码，患者在入院时只要出示二维码，护士扫码后即可自动分配床位和主管医生、护士，大大缩短了患者入院等待时间。首批入院的 200 名患者，不到 1 小时就全部办完入院手续，为后续的治疗赢得了宝贵的时间。

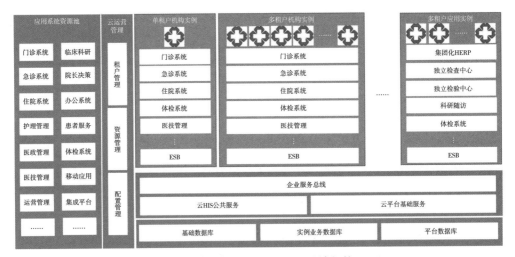

**图 12-1　东华医为云 HIS 系统架构**

## 12.2　基于 5G 技术的远程医疗

针对此次疫情传染性较强，具有基础疾病的患者年龄较大、病情较重等特点，东华医为与华为、联通等生态合作伙伴一起，共同在火神山医院建设了基于 5G 的远程医疗平台，从而实现远程会诊、远程诊断，实现医生和专家远程高清视频实时互动交流，患者在火神山医院即可享受各地专家的诊疗服务，大大提高了诊疗的效率。外地专家也可使用远程会诊 App，随时随地进行远程会诊。东华医为承建的火神山医院院内信息化系统在短短几天内与北京 301 医院的远程会诊系统实现了患者病历、医嘱、检查检验报告等数据接口对接，通过标准影像传输协议实现了影像数据的上传，打通了数据通路，为301医院专家给火神山医院患者进行远程会诊提供了医疗数据支撑。

## 12.3 影像识别助力新冠病毒的智能诊断

随着新冠病毒检测标准的更新，影像学诊断越发重要。东华医为在火神山医院部署了医学影像信息系统（PACS），连接CT、移动DR、移动超声等多种影像检查设备，医生可以快速调阅患者的检查图像，进行影像学诊断。

疫情紧迫，医护人员劳动强度非常大，为了减轻医生的工作量，提高诊断水平，东华医为加大研发投入力度，基于世界先进的深度学习算法，极速训练医学影像数据，采用肺癌、肝癌等智能诊断的数学模型，训练并构建肺部结节的影像AI诊断模型，并与PACS系统深度融合，在不增加医护人员工作量的前提下，为医生提供智能辅助诊断功能，让一线影像诊断医生的诊断起到事半功倍的效果，从而大幅提高了医学影像诊断准确性和诊断效率。如图12-2所示。

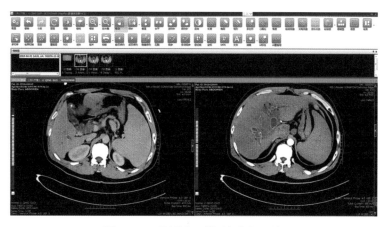

**图12-2 影像识别智能诊断系统**

## 12.4 新冠肺炎诊断知识图谱助力抗疫

2019年12月，湖北省武汉市等多地突发新冠肺炎疫情，短短一个多月肆虐全国。危难时刻，东华医为承接了武汉火神山医院等疫情防控重点单位的多个信息系统建设，为一线奋战的医护人员提供全时、全程的线上线下信息保障，为打好疫情防控阻击战构筑了稳定高效的医疗信息系统平台。同时，为充分发挥信息化在辅助疫情研判、创新诊疗模式、提升服务效率等方面的支撑作用的要求，医为百科及诊断结构化产品团队紧锣密鼓，加快新冠肺炎相关前沿文献、最新诊疗方案的结构化与智能索引研发工作，并应用于临床实践，为一线医护人员提供了有力的信息支持。

### 12.4.1 使命召唤齐上阵，打好知识战"疫"

2020 年 2 月 3 日，国家卫生健康委员会发布了《关于加强信息化支撑新型冠状病毒感染的肺炎疫情防控工作的通知》，其中明确要求加强信息化支撑疫情防控工作。如何能充分发挥新技术的作用，通过 AI、知识图谱、大数据等创新技术，辅助疫情研判，创新诊疗模式，提高临床效率。把临床医生最需要的医学知识既快速又准确地推送给医生，提升医护人员诊疗效率，是当务之急、当务之需。

随着对疾病的认识，防控策略和诊疗方案不断更新。新冠肺炎疫情诊疗方案从 1 月 15 日第一版到 3 月 3 日第七版，不到两个月更新了 7 版。诊疗方案的更新是依据不断积累的临床经验以及科研数据，还有对疾病的逐渐认知，包括发病机制、病理和临床转归等进行不断的调整。中国的新冠肺炎诊疗方案的快速更新为降低病亡率发挥了重要作用。如图 12-3。

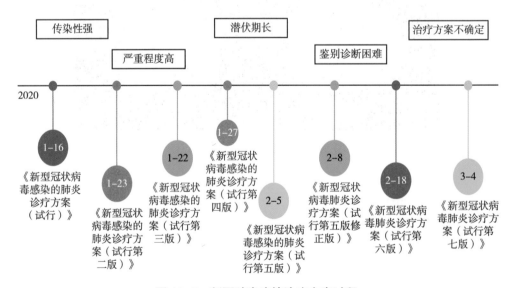

图 12-3　新冠肺炎疫情诊疗方案过程

　　抗击疫情争分夺秒、刻不容缓，一线医护人员临床诊疗中已经耗费大量的精力体力。如何将最新的诊疗方案推送给临床医生，并保持和国家最新诊疗方案同步，为抗疫助力，东华医为知识图谱研发团队第一时间与中国医学科学研究院信息所等多家医学信息权威机构沟通交流，多方协作采集整理国内外新冠肺炎相关的前沿文献资料，分析处理最新诊疗方案。已完成主体知识的梳理与类目索引，按照病原生物学、流行病学、检验检测、诊断标准、治疗方案、疫苗研制等分类进行结构化索引，便于医护人员的快速查阅浏览。如图 12-4 所示。

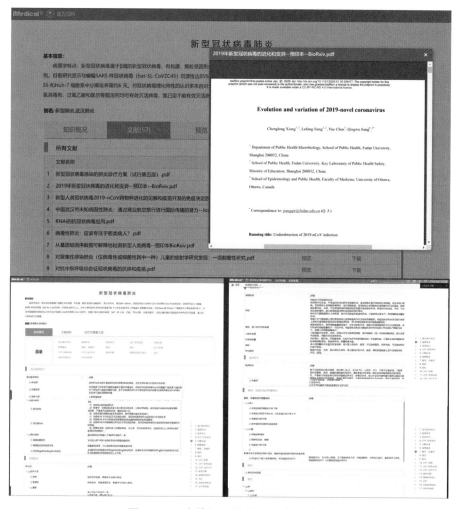

**图 12-4　主体知识的梳理与类目索引**

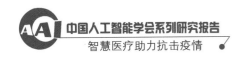

### 12.4.2 信息汇聚上云端，辅助疫情防控

为辅助做好全民疫情防控工作，医为百科将总结梳理的新冠肺炎知识图谱公开发布，依托健康乐等多种互联网诊疗平台，提供网上咨询、居家观察指导、就诊智能导引等服务，方便广大民众的查阅与使用，为基层疫情防控工作提供了新冠肺炎知识保障和实践指导。

### 12.4.3 知识结构化索引，助力疫情诊疗

抗击疫情争分夺秒、刻不容缓，一线医护人员耗费大量的精力体力，承受着巨大的压力，缺乏对病例数据的统计分析与最新诊疗方案的有效理解，只能疲于应对快速激增感染病例的治疗活动。为此，东华医为研发团队与医学专家多次沟通，交流合作，从医学诊疗、流行病学等多维视角对新冠肺炎相关文献和诊疗方案进行分类梳理，构建结构化智能索引（图 12-5），并能够与防控一线的信息系统深度融合，实现了快速筛查、精准提示、诊疗措施预警等功能，缩短了医护人员信息查阅的时间，可有效提升新冠肺炎疫情防控的工作效率。

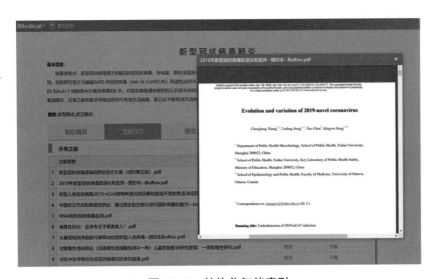

**图 12-5　结构化智能索引**

在武汉火神山、雷神山医院的医疗信息系统平台登录首页提供新型冠状病毒的知识图谱（图 12-6），只需要点击图谱即可查看新型冠状病毒的医为百科信息，方便医护人员快速查阅和浏览相关信息。

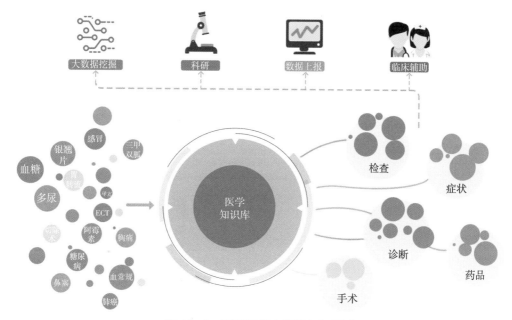

**图 12-6　新型冠状病毒的知识图谱**

2020 年 2 月 17 日，火神山医院部署完医为百科，医护人员查看频次较高，仅 2020 年 2 月 25 日当天就有 128 次访问浏览记录。截止到 28 日已经有 500 多次访问记录。2020 年 2 月 17 日在雷神山医院部署完医为百科，截止到 28 日已经有 249 次访问记录。如图 12-7 所示。

### 12.4.4　临床决策支持系统，提升医生工作效率

随着市场经济体系的建立和卫生改革不断深化，医疗市场竞争日趋激烈，医院面临的内、外环境发生了根本变化，生存发展面临着前所未有的巨大压力。信息化技术能促进医院各项改革措施的落实，推动医院改革的深化，信息技术已日益成为提高医院科学管理水平、医疗服务质量和医疗工作效率的有力手段，加快信息化建设是深化医院改革、促进医院发展的必然要求。医院信息系统是医院信息化的重要标志，临床决策支持系统（CDSS）是提高医院信息化水平的重要手段之一，它的建成和运行很大程度上提高了医院整体工作效能、服务质量和管理水平。

针对此次疫情，我们专门研发了针对新冠肺炎的临床决策支持系统，并在火神山、雷神山上线。在开立医嘱时，能智能推荐诊疗药物、检查化验、手术及治疗方案，医生双击即可开立医嘱，减少了医生诊疗的时间。为减轻抗击疫情一线人员的工作强度、提高工作效率贡献一分力量。

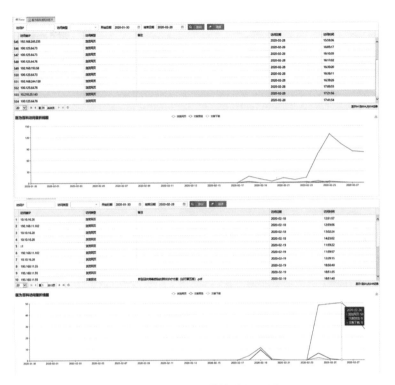

图 12-7 知识图谱的访问记录

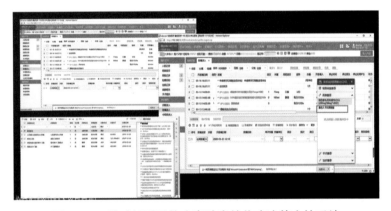

图 12-8 针对新型冠状病毒肺炎的临床决策支持系统

## 12.5 智能语音交互系统

东华医为与北科瑞声联袂打造的智能语音 HIS 系统 iMedical 8.4，是智能语音系统和医院信息系统有机结合。支持传统交互方式和纯语音交互，包括声纹认证、语音输入、语音医嘱录入、语音控制、医学参数录入、语音查询等多种功能。并实现针对医院需求的定制，包括场景定制、各个科室定制、每个用户的定制模型。系统客户端、服务器端完全私有化部署，确保信息安全和用户隐私，将在电子病历系统、移动护理系统等方面有效促进医生工作智能化，提高工作效率，大幅提升医院管理信息化现代化科学水平。

在火神山、雷神山院内，因为此次疫情传染性较强，采用非接触操作医院信息系统是唯一高效、安全的交互方式，东华医为与战略合作伙伴北科瑞声公司共同建设了非接触智能语音 HIS 系统，实现了语音直接操控方式，医护人员在穿戴防护服和多层口罩的情况下仍能方便快捷使用，来自全国各地的医护人员在时间紧迫的情况下，无须培训即可直接使用。北科瑞声拥有数十项国内国际发明专利和软件著作权的雄厚研发基础，研发了基于新一代信息技术的语音处理系统，在国内医疗领域首次解决了有遮挡情况下的语音识别和交互。

在此基础上，"智能语音 HIS 系统"被国家工信部列为 34 项国家推荐产品目录之一，也被人工智能标准化总体组、广东工信厅、深圳工信局、青岛市、福州市作为抗击疫情重点产品予以推荐。

### 12.5.1　系统特色

（1）设备多样：支持 PDA、手机、台式 PC 机等多种硬件设备的部署。

（2）关键提取：支持关键字词自动定位，关键要素提取，以辅助研究判断。

（3）角色分离：基于说话人分离技术，自动分离医疗场景人员。

（4）语音转写：基于智能语音识别技术，支持医疗过程中将中文语音自动转为文字展示。

（5）行业定制：医疗行业深度定制，超过 30GB 的医疗文本资料数据处理，不同科室领域定制。

（6）实时编辑：医疗过程中可随时对语音转写结果进行校正编辑。

（7）音像记录：支持音频、视频、文本内容同步记录，同步回听、回看、回查。

（8）同步回听：点击任一转写文本内容可直接回听医疗现场音频，还原真实情况。

（9）应用融合：与医疗业务系统（HIS 系统等）进行应用深度融合。

（10）闭环管理：图像识别、语音转写、音视频监控等技术实施医疗过程数据全程跟踪。

（11）移动灵活：智能移动终端，语音转写，随时随地业务信息查询及处理。

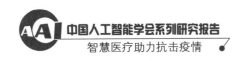

（12）数据私有：端云结合的部署模式，数据私有云存储，安全可靠。

## 12.5.2 系统应用场景及功能介绍

### 12.5.2.1 移动护士站

（1）声纹识别登录。语音录入自己的姓名，系统可通过声纹识别直接登录系统。

（2）语音导航功能。护士在 PDA 上通过语音录入"床号＋菜单名称"可直接定位到该床患者所需要的护理操作菜单，极大地减少了用户查找患者频点菜单的复杂操作，例如"01 床，生命体征录入"就会直接进入生命体征录入界面。

（3）快速采集生命体征。护士在采集患者生命体征时，通常先记录在册之后在电脑端统一录入，而语音 PDA 系统通过语音录入"体温 36.7℃，脉搏 70"会自动识别并进行填写，可以实时快速地进行录入。

（4）双向人机交互。系统会校验录入的数值及内容，在某项内容录入荒诞值后，系统会给出语音提示，例如体温录入 30℃会提示"体温 30℃不合理，请重新录入。"

（5）业务场景和语音技术深度融合。护士可以通过语音直接录入患者相关护理病历，例如日常生活能力评分的录入，在语音录入"进食－完全独立，洗澡－完全独立"等项目标准后，系统实现自动评分。

### 12.5.2.2 移动医生站

（1）声纹识别登录。语音录入自己的姓名，系统可通过声纹识别直接登录系统。

（2）语音导航功能。医生在移动 App 上通过语音录入"床号＋菜单名称"可直接定位到该床患者所需要的护理操作菜单，极大地减少了用户查找患者频点菜单的复杂操作，可通过手机查看患者信息、诊断、检验检查等。

- 诊断及医嘱的录入

系统实现了医生在查房时，可以便捷地通过语音为患者录入诊断及医嘱，通过语音导航功能进入诊断（医嘱）录入界面，语音录入诊断（医嘱），这种方式既提高了医生的工作效率，又可以让患者得到及时的诊治。

- 日常病程的录入

医生通过移动端可直接为患者录入日常病程记录，通过语音录入的病程记录会上传服务器，实现与 PC 端的数据同源。

### 12.5.2.3　PC 端医生工作站

PC 端同样实现了声纹识别登录，在此基础上还可以通过语音实现系统及菜单的开启、关闭，患者的选取以及病历的语音书写。

（1）语音登录系统。语音录入"打开东华医疗系统"即可打开界面，语音录入自己的姓名，可直接进入登录界面；语音录入"关闭东华医疗系统"即可关闭系统。

（2）打开及关闭菜单。系统可以识别语音指令打开关闭菜单，例如语音录入"打开患者列表"就可以实现患者列表的开启，语音录入"选择 01 床患者"就可以选中 01 床患者进入诊疗菜单。

（3）病历录入。与移动端病历录入功能类似，医生可以在选择患者并通过语音指令选择相应的病历文书后，在文书录入时通过语音的方式来进行文字录入。

（4）手术室语音系统应用（研发阶段）。麻醉医师在手术过程中要在麻醉单上记录患者手术时间点及用药信息，语音医疗系统可以在麻醉医师给药的同时实现同步记录，通过语音将手术诊疗操作记录在麻醉单上。例如重要的手术时间点，语音录入"记录患者入室"可自动将手术患者入室时间进行记录；语音录入"丙泊酚 5 毫克 / 千克 / 小时"可以在麻醉单上记录患者的用药情况。

手术室护士在手术前后需要清点器械，清点完成后需要在系统内录入对应的器械数量，语音医疗系统可以在护士清点完器械后直接语音录入"手术钳 5 个"完成清点录入。

（5）检查报告工作站（研发阶段）。医技医师在给患者做检查时需要采集患者各项检查结果进行记录，在书写报告时可以通过语音直接进行文字录入，快速完成患者检查报告。

## 12.6　患者管理平台在疫情中的应用

东华医为患者管理平台通过八项核心服务：个人健康档案、家庭医生、健康管理、慢病管理、孕产儿管理、科研随访、患者服务和满意度调查，在医院、诊所、科室、医生、护士、患者之间建立起有效、精准的连接，进而助力医疗机构为不同的患者群体提供多方位、全生命周期的医疗健康服务，助力医院的院内业务进一步延伸并得到有效补充。患者管理平台为医院提供了一条便捷可

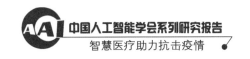

行的构建"闭环医疗"体系的途径。

为响应国家卫生健康委发布《关于做好新型冠状病毒肺炎出院患者跟踪随访工作的通知》（国卫办医函〔2020〕142号），东华医为患者智能随访系统针对新冠肺炎患者制订个性化随访与管理方案，为武汉火神山医院提供技术服务支持：通过智能随访自动推送服务，按照既定周期和自定义时间向患者推送消息留言、健康知识、随访表单、复查提醒等；依托于医生端App和患者端微信，实现医患沟通与医医互动；推送患者新冠肺炎院后康复与防护等相关健康内容，让随访医生更便捷地了解到患者近期身体基本状况并及时进行健康指导；为随访患者提供安全、优质、快捷及更加人性化的服务，最终实现新冠肺炎患者临床诊治与健康管理全闭环。

### 12.6.1　系统应用场景及功能介绍

#### 12.6.1.1　随访方式

（1）针对已出院患者。火神山医院出院患者会收到医院的随访邀请短信，通过短信推送流程加入随访计划。如图12-9所示。

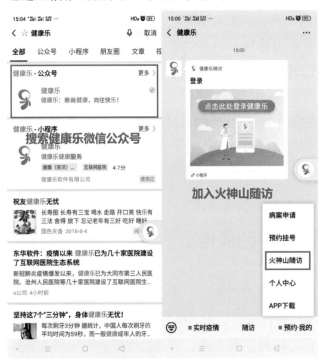

**图 12-9　系统随访方式**

（2）针对在院患者。通过病区二维码或医生随访链接微信分享加入随访。

#### 12.6.1.2　在线咨询

（1）患者可通过"健康乐"微信公众号，用文字、图片、语音等形式向医生发起咨询。

（2）医生可通过手机端医为App回复患者消息。

#### 12.6.1.3　智能随访自动推送服务

通过东华医为搭建的"火神山医院出院患者智能随访系统"，可进行健康宣教知识、随访记录表、信息调查表等智能推送。

#### 12.6.1.4 满意度调查问卷

通过患者满意度调查，及时了解患者对医院的服务评价，加强工作改进。如图12-10所示。

### 12.6.2 系统特色

（1）支持 HIS、电子病历、PACS、检验等系统数据对接。

（2）支持可穿戴设备（血压计、血糖仪等）对接。

（3）智能随访。

（4）语音录入病历。

（5）个人健康档案。

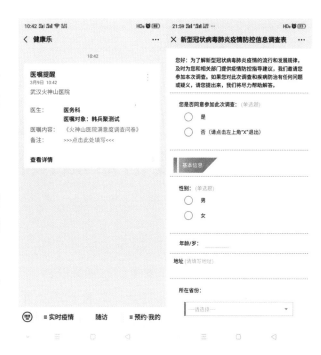

图 12-10 满意度调查问卷

新冠肺炎疫情发生以来，东华医为凭借健康乐互联网信息平台快速打通 B2B/B2C 通道，搭建了健康乐新冠肺炎服务平台，实时准确向社会发布新冠肺炎疫情的最新情况；并为中国医科大学附属第一医院、青岛大学附属第一医院等 10 余家医院搭建了互联网医院生态平台，在特殊时间帮助医疗机构为百姓提供持续的医疗服务，让患者在线看病，在家等药上门，缓解了医疗机构的诊疗压力，避免了患者就医时的交叉感染。

# 第13章

## 基于智能感知与数据处理的
## 疫情监测预警系统

 2019 年 12 月，武汉发生新冠肺炎疫情，并逐步传播到我国全境及部分域外国家。为阻止疫情进一步蔓延，政府于 2020 年 1 月 23 日对武汉采取了隔离措施，包括北京、上海等 31 个省市也相继实施了严格的防控措施。国际国内社会也高度关注中国政府采取的高强度防控疫情举措。世界卫生组织 2020 年 1 月 30 日晚宣布将新冠肺炎疫情列为"国际关注的突发公共卫生事件"。疫情发生以来，习近平总书记亲自部署、亲自指挥，并对科技工作寄予厚望，要求科技界要勇于担当，打好这场硬仗，发挥关键作用，有所作为。

 为贯彻落实党中央、国务院关于新冠肺炎疫情防控工作的总体部署，充分发挥信息化在辅助疫情研判、创新诊疗模式、提升服务效率等方面的支撑作用，国家卫生健康委员会在总结各地典型做法的基础上，制定出台了《关于加强信息化支撑新型冠状病毒感染的肺炎疫情防控工作的通知》[1]。主要包括强化数据采集分析应用、积极开展远程医疗服务、规范互联网诊疗咨询服务、深化"互联网 +"政务服务、加强基础和安全保障五方面内容。要求各地积极运用互联网 +、大数据等信息技术助力疫情阻击战，减少线下诊疗压力和交叉感染风险，减轻基层统计填报负担，对疫情发展进行高效跟踪、筛查、预测，为科学防治、精准施策、便民服务提供有力支撑。其中第一个鼓励研究方向就是"新型冠状病毒感染的肺炎监测、预警技术和产品研发与应用"，鼓励在新冠肺炎的个体监测、群体分析以及面向各级地区单位的预警技术、产品研发及应用研究。

 为充分发挥信息化在个体监测、群体态势分析以及多级预警体系当中的优势作用，项目组利用人工智能和大数据技术对疫情发展进行实时跟踪、重点筛查、有效预测、及时预警，为科学防治、精准施策提供数据支撑。该研究符合党中央、国务院关于新冠肺炎疫情防控工作的总体部署，符合国家卫生健康委员会《关于加强信息化支撑新型冠状病毒感染的肺炎疫情防控工作的通知》的具体要求。项目研究成果将用于及时解决对居家隔离和密切接触者监测缺乏高效手段和工具的瓶颈问题，其意义在于：

（1）提供精准智慧工具对隔离对象和密切接触者连续监测。

（2）为乡镇、县、市提供疫情变化的多级预警预报。

（3）实现重大疫情区域联防联控的信息共享和决策参考。

（4）为医院救治患者提供第一手基础信息和数据。

## 13.1 智能感知

在智慧医疗助力抗击疫情的应用中，运用热成像[2]、测温[3]、人脸智能侦测[4]等技术，实现区域人员检测、精确人员温度检测；通过扫码识别，将个体的体征数据以及相关信息上传至 App 系统，后台系统通过大数据分析对区域人员进行合理、安全的管理。

### 13.1.1 体温感知

项目组与重庆广讯微科公司合作，联合研发了一套面向大规模人群的非接触快速人体智能测温仪（图 13-1），可以非接触开始检测新冠肺炎高风险人群，现已经在西南地区和北京进行实际应用。

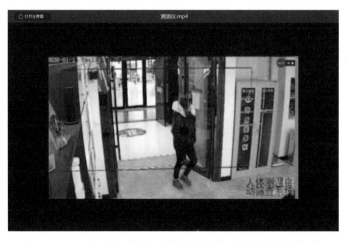

图 13-1　面向大规模人群的非接触快速人体智能测温仪

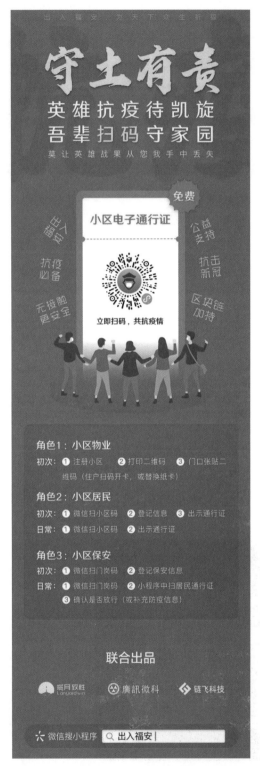

图 13-2　疫情防控小区电子通行证 App 系统

非接触人体温度检测热成像系统具有快速、方便、直观、安全等特点，集测温热成像和可见光于一体。特有双视配准机制，使可见光与热成像视场相同。热成像高精度人体测温，精度 ≤ 0.3℃，内置自动测温修正，彻底消除温度漂移，可长年稳定工作，实时测温，多目标同步自动测量，响应时间在 50 毫秒以内，实现被检测人流经过检测区域的动态检测，杜绝漏检、漏测，智能超温报警，声光报警，快速筛查追踪体温异常者。以红外热图及高清图像处理、精确测温等技术为核心，能够实现区域人员检测、精确人员温度检测，助力各场景疫情监控及响应机制的可靠执行。

### 13.1.2　数据接入

项目组与重庆广讯微科公司、成都揽月致胜公司合作，联合研发了一套面向小区的电子通行证 App 系统（图 13-2），实时采集小区居民的多源数据，汇集云大数据平台进行处理，动态监测人群行为体征变化，早期预警，对接重庆市疾控中心。现已经推广到重庆市、成都市多个大型小区。

住户通过手机扫码申请通行证，管理方确认住户身体健康和身份安全后，一键发放，最大限度保护一线人员，实现无接触式发放"临时通行证"，同时住户也可通过小程序实时了解本户人员出入配额使用情况，积极配合防控人员做好居家隔离。

后台服务器的架构是自研的 cango 系统，系统可根据各地疫情防控政策，灵活设置不同条件频次。比如，一般住户以家庭为单位限制出入次数，针对返程人员，居家隔离 14 天等。

门岗扫码识别时，可依据住户配额情况，决定"放行"或"劝返"；若遇到提问或健康状态异常人员，门岗可一键反馈至疫情防控中心，方便及时追踪疑似患者。若有新型冠状病毒接触史人员，需进行长时隔离观察，隔离人员可通过此系统发送生活物资需求清单给物业人员，物业根据清单情况进行采购配送。避免人员物理接触，导致恶性传播。

## 13.2 智能数据处理与决策

项目以 hive-on-spark 大数据平台为支撑，构建如图 13-3 所示的数据层基础、核心子系统、应用系统等多级结构的技术路线。其中数据基础层的数据主要源自新冠肺炎疫情个性化监测子系统前端采集的数据（比如居民的个人信息、

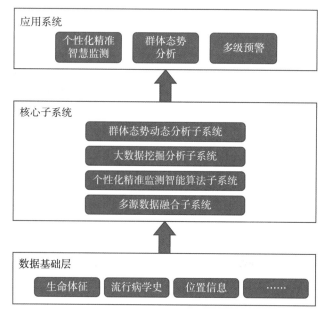

图 13-3　技术路线图

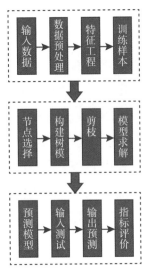

**图 13-4　疫情数据处理与挖掘分析流程**

生命体征数据、流行病学史数据、位置信息等），大数据平台提供的搜索工具从互联网爬取的新冠肺炎疫情数据（比如国家卫生健康委员会公布的确诊病例数据、疑似病例数据、治愈病例数据、死亡比例数据等）、官方公布的交通数据、人口迁移数据等。疫情数据处理和挖掘分析流程如图 13-4 所示，疫情大数据平台接口如图 13-5 所示，疫情大数据平台架构如图 13-6 所示。

大数据平台提供 Hive On Spark 和 SparkSQL 用户接口，用户可以通过用户接口提交新冠肺炎疫情检索请求，疫情大数据分析平台会智能化将检索请求转换成分布式任务，在海量的数据中高效获取结果，并且返回给用户。同时提供了编程接口，用于其他团队的二次开发。

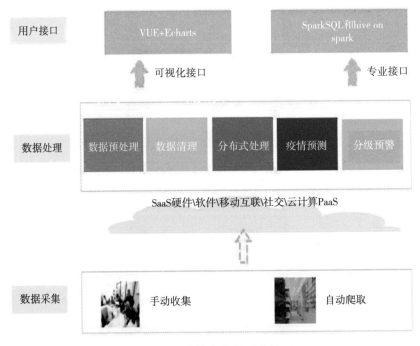

**图 13-5　疫情大数据平台接口**

结构上 Hive On Spark 和 SparkSQL 都是一个翻译层，把一个 SQL 翻译成分布式可执行的 Spark 程序；数据库引擎都是 Spark。

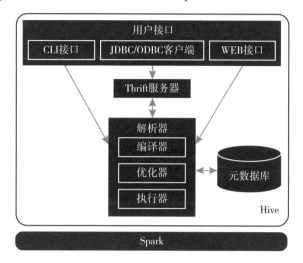

**图 13-6　Hive On Spark 架构**

## 13.2.1　算法建模与封装

### 13.2.1.1　数据预处理研究

针对获取到的包括生命体征、流行病学史、位置信息等关键指标数据，考虑到所获取的数据类型和指标较多，且数据存在一定程度上的缺失、重复等问题，此外部分数据可能存在着一定程度上冗余，因此采取基于特征工程的数据预处理，主要包括了去除唯一属性，如 ID 属性这些不能刻画样本本身分布规律的属性；处理缺失值，包括了删除确实过多的特征、均值插补、建模预测、极大似然估计等方法[5]；特征编码，针对类似性别属性等特征进行二元化 0、1 处理，独热编码等[6]；数据标准化、正则化处理，消除量级影响[7]；降维处理，降低学习任务难度，减轻维数灾难问题[8]。项目进行过程中，可能不止上述预处理过程，根据实际情况再行选择。

图 13-7 为封装式特征选择分类集成模型，将实现特征优化，获得最优特征子集，有助于降低分类和回归误差。模型输入为待选特征集和分类类别，该模型采用 wrapper 模式，采用 ERR 作为特征选择评价准则，SVM 为分类器原型，CAGA 为搜索算法。

### 13.2.1.2　智能算法研究

在获得已经经过预处理的数据之后，以建立起有效的个体监测和群体态势

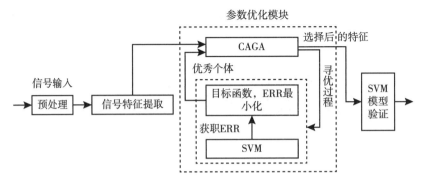

图 13-7　特征选择分类集成模型

分析体系，实时监测个人状况和疫情态势变化。主要包括两个层次，一是个体监测分析，采取基于决策树、SVM、深度神经网络等机器学习算法，准确对监测用户进行状态分级，包括未感染、疑似、高危三种状态，实现准确分类；二是对于已采取监测的个体数据，在不同区域分级的情况下，如小区、街道、区县、省市采取合适的聚类算法，提取合适特征进行聚类分析，如 K 均值聚类[9]、高斯混合模型[10]等，首先给出一个初始分组方法，以后通过反复迭代的方法改变分组，使得每一次改进之后的态势评估准确性都较前一次好，最终获得疫情态势的动态热点图。

项目组提出了一种基于深度子空间切换集成学习的多源数据融合识别方法，该方法基于优选的特征，进行深度子空间集成学习，再结合贝叶斯加权融合机制，从而提升模式识别或分类的准确性。

## 13.2.2　大数据平台架构

新型冠状病毒大数据处理平台基于 Spark 进行构建，Spark 定位于内存计算框架：分布式计算 RDD、实时计算 Spark Stream、结构化查询 SaprkSQL、数据挖掘 Spark.ML。其中，分布式计算为我们提供了高效的大数据处理能力，实时计算可以满足新型冠状病毒迅速变化的分析需求，结构化查询为我们提供了高性能的优化查询接口，数据挖掘为病毒发展预测等需求提供了有力的参考结论。

针对目前新型冠状病毒发展变化迅速的特点，新型冠状病毒大数据处理平台基于 Spark Streaming 进行高效的实时数据处理。Spark 流是对于 Spark 核心API 的拓展，从而支持对于实时数据流的可拓展，高吞吐量和容错性流处理。数据可以由多个源取得，如 Kafka、Flume、Twitter、ZeroMQ、Kinesis 或者 TCP 接

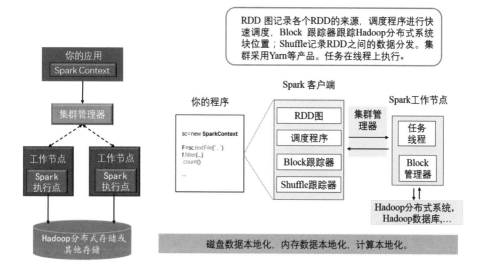

RDD 图记录各个RDD的来源,调度程序进行快速调度,Block 跟踪器跟踪Hadoop分布式系统块位置;Shuffle记录RDD之间的数据分发。集群采用Yarn等产品。任务在线程上执行。

图 13-8　新型冠状病毒大数据处理平台架构图

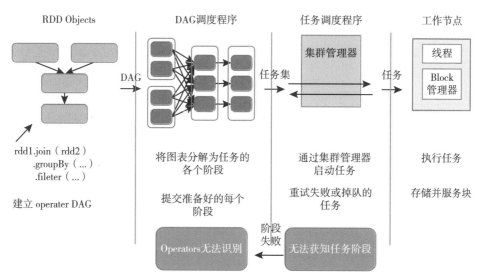

图 13-9　数据处理流程图

口,同时可以使用由如 map、reduce、join 和 window 这样的高层接口描述的复杂算法进行处理。最终,处理过的数据可以被推送到文件系统、数据库和 HDFS。大数据处理平台架构图和数据处理流程图分别参见图 13-8 和 13-9;流式处理架构参见图 13-10。

　　MLlib(Machine Learnig lib)是 Spark 对

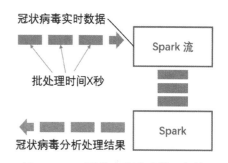

图 13-10　冠状病毒流式处理架构

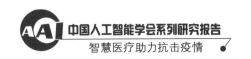

常用的机器学习算法的实现库，同时包括相关的测试和数据生成器。Spark 的设计初衷就是为了支持一些迭代的 Job，这正好符合很多机器学习算法的特点。MLlib 目前支持 4 种常见的机器学习问题：分类、回归、聚类和协同过滤。

## 参考文献

# 第14章

# 中山眼科中心互联网人工智能
# 义诊助力抗击疫情

2020年年初的新冠肺炎疫情成为世界范围内最为紧迫的公共卫生安全事件。病毒传播初期即见以结膜炎为表现的新冠肺炎的病例报道，提示有部分新冠肺炎患者可能通过眼部感染，必须采取有效措施切断这一潜在传播途径。根据"中央应对新型冠状病毒感染肺炎疫情工作领导小组"会议精神及国务院通知，全国各地医疗机构纷纷进入疫情战备状态，积极采取春节期间关闭非急诊及非疫情相关门诊等措施，尽可能避免因人员聚集引起疾病传播及暴发。与此同时，为了及时深入了解新冠肺炎可能的眼部发病规律，制定有效的眼部防控策略；亦方便广大眼病患者在疫情环境下常规眼病得到及时有效诊疗，包括中山大学中山眼科中心在内的多地眼病诊疗中心及时响应和部署，基于前期人工智能与大数据诊疗开发平台及网络远程会诊系统，在疫情期间探索开展了各种形式的互联网人工智能（Artificial Intelligence，AI）服务（图14-1）。现依据国家互联网诊疗管理指导精神，结合眼科诊疗实践，对有条件开展相关服务的眼病医疗机构、相关从业人员及就诊患者提供指导建议，以在将来更加规范、安全、有效地为眼病患者提供互联网人工智能诊疗服务。

## 14.1 规范眼科互联网医院线上问诊及开具处方

线上问诊及开具处方，即"求医""问药"是患者就医的基本需求，也是互联网医院线上诊疗的主要功能。《互联网诊疗管理办法（试行）》第二条指出，互联网诊疗是指医疗机构利用在本机构注册的医师，通过互联网等信息技术开

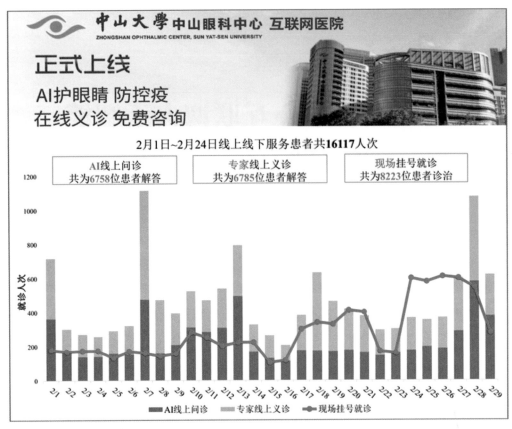

图 14-1 中山大学中山眼科中心疫情期间线上线下诊疗数量趋势（2020 年 2 月期间，线上诊疗共服务 13543 名患者，同期现场就诊人数为 8223 名）

展部分常见病、慢性病复诊和"互联网＋"家庭医生签约服务。具体规定包括以下几方面。

### 14.1.1 开设眼科互联网医院服务医疗机构资质及业务范围

互联网诊疗活动必须实行严格的准入管理，凡拟开展眼科互联网诊疗活动的医疗机构须向辖区主管部门申请审核，合格后才能开展。同时，互联网诊疗活动应当与医疗机构诊疗科目相一致，且符合分级诊疗相关规定，与其功能定位相适应。

医疗机构开展眼科互联网诊疗活动须接受辖区内县级及以上地方卫生健康行政部门的监督管理。同时应当加强互联网诊疗活动管理，建立完善相关管理制度、服务流程，保证互联网诊疗活动全程留痕、可追溯，并向监管部门开放数据接口。

医疗机构开展眼科互联网诊疗活动应当符合医疗管理要求，建立医疗质量和医疗安全规章制度；应当具备满足互联网技术要求的设备设施、信息系统、技术人员以及信息安全系统，并实施第三级信息安全等级保护；应当严格执行信息安全和医疗数据保密的有关法律法规，妥善保管患者信息，不得非法买卖、泄露患者信息，发生患者信息和医疗数据泄露后，医疗机构应当及时向主管的卫生健康行政部门报告，并立即采取有效应对措施。

### 14.1.2　从事眼科互联网诊疗医师资质

眼科医师开展互联网诊疗活动应当依法取得眼耳鼻咽喉专业执业资质，具有 3 年以上独立临床工作经验，并经其执业注册的医疗机构同意。

### 14.1.3　眼科互联网诊疗病种

目前，仅允许在线开展部分常见病、慢性病复诊，不得对首诊患者开展互联网诊疗活动。眼科医师应当掌握患者病历资料，确定患者在实体医疗机构明确为某种或某几种常见病、慢性病（如早期老年性白内障、眼压控制良好的青光眼等）后，才可以针对相同诊断进行复诊。当患者出现病情变化（如青光眼患者眼压控制不良、眼底疾病患者急性视力下降等）需要医务人员亲自诊查时，医疗机构及其医务人员应当立即终止互联网诊疗活动，明确指引患者到实体医疗机构就诊。

### 14.1.4　在线开具眼科处方规范

医疗机构开展眼科互联网诊疗活动应当严格遵守《处方管理办法》等处方管理规定。医师掌握患者病历资料后，可以为部分常见病、慢性病患者在线开具处方，但不得开具麻醉药品、精神药品等特殊管理药品的处方。为低龄儿童（6 岁以下）开具互联网儿童用药处方时，应当确认患儿有监护人陪伴。在线开具的处方必须有医师电子签名，经药师审核后，医疗机构、药品经营企业可委托符合条件的第三方机构配送。

## 14.2　发挥人工智能在互联网眼科诊疗中的积极作用

2017 年 7 月 20 日，国务院颁布了《新一代人工智能发展规划》，鼓励充分发挥已有人工智能诊疗系统及远程医疗平台作用，实现节约医疗资源、快速精准服务。在新冠肺炎严峻的防控形势下，人工智能辅助诊疗可以发挥避免患者聚集、切断传染途径、节约医疗成本以及有效防疫治病的特殊优势。眼位于体表，屈光间质透明，眼部的可视化特征有利于病变的直接活体观察，使得眼部影像成为白内障、角膜病和视网膜疾病等主要致盲眼病诊断的主要依据，这对于眼科推进人工智能诊疗系统研发及服务具有重要优势。各眼科医疗机构可根据本单位资源配置情况及需求提供不同形式的人工智能眼病诊疗服务。需要注意的是，国内人工智能眼病诊断医疗器械目前均尚未取得国家食品药品监督管理总局注册，不能用于独立诊断，但可作为初步问诊及筛查手段，为眼科医师诊疗提供参考。

### 14.2.1　人工智能在线问答

眼科临床诊疗及线上问诊中，对于多数患者关心、反复提及和有必要加强宣教的内容，可依据病种或眼科亚专科设置提问关键词识别及相应答案，开展24小时在线的"AI智能问答"服务。涉及病种或眼科亚专科建议结合各医疗机构临床业务开展范围灵活的设置。问题设置可包括相应医疗机构运行成熟的服务流程（如术后护理及复诊指征等）、亚专科业务范围介绍、就医流程指导等。

中山大学中山眼科中心在2020年2月，AI智能问答（图14-2）累计服务线上患者6758人次，与专家线上义诊服务量基本持平（图14-1），对患者及时获取

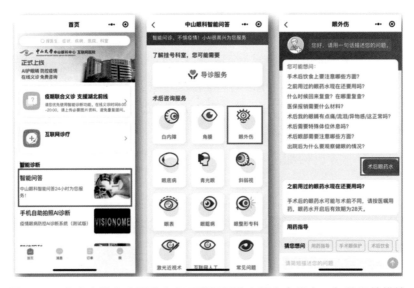

图14-2　中山大学中山眼科中心互联网医院小程序在线人工智能问答模块

所需信息、减轻眼科医生重复解答压力、提高服务质量及效率做出重要贡献。

## 14.2.2　人工智能在线疾病辅助诊断

AI 的兴起及其在疾病诊疗中的应用为眼科疾病诊断带来了革命性的变化。AI 利用计算机预先设置算法，通过对大量已标注疾病信息标签的图像等数据进行学习训练，实现疾病的自动诊断与预测。目前，国内外 AI 技术已被用于包括糖尿病视网膜病变、老年黄斑变性、青光眼、白内障、圆锥角膜在内的多种眼前、后段病变诊断模型研发，并陆续进入临床实验阶段。这些基于大规模图像的特征学习模型逐渐发展，为建立疾病智能辅助诊断系统提供了技术支撑。

各眼病诊治医疗机构可充分利用前期人工智能眼病诊断研发成果及资源优势，尝试将部分眼病诊断模型与患者移动设备或医疗机构专业检查设备进行接口设置，以提供诊断建议供患者自查或医生诊断参考。

中山大学中山眼科中心前期基于眼前段照相、广域眼底照相、婴幼儿行为视频等多种影像数据研发出相应的辅助眼病诊疗系统，可辅助诊断病种包括眼前节疾病（结膜充血 / 出血、角膜病变、白内障）、眼底疾病（格子样变性、视网膜裂孔、视网膜脱离、视网膜出血、视网膜渗出、玻璃膜疣、青光眼）、婴幼儿视功能评估等，已在多家合作医院及基层社区卫生服务中心得到应用。疫情期间免费开放手机自动拍照 AI 诊断功能，利用眼表图像识别结膜、角膜、晶状体等病变，如图 14-3 所示。

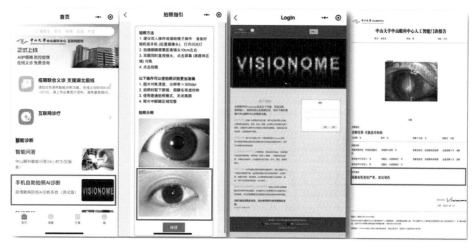

**图 14-3　中山大学中山眼科中心互联网医院小程序手机自助拍照 AI 诊断模块**

### 14.2.3　人工智能 + 移动远程会诊

2018 年 4 月 25 日，国务院办公厅《关于促进"互联网 + 医疗健康"发展的意见》正式印发，提出鼓励医疗机构应用互联网等信息技术拓展医疗服务空间和内容，允许依托医疗机构发展互联网医院，并对发展远程医疗提出明确要求。

建议各眼病诊疗医疗机构整合前期眼病 AI 诊断云平台、互联网医院远程会诊平台及智能眼科移动程序等资源优势，因地制宜地提供"AI+ 移动医疗"及"AI+ 远程会诊"等模式医疗服务，对 AI 问诊及诊断内容进行复核，并为疑难病例提供综合有效的诊治建议。

中山大学中山眼科中心充分发挥自身深厚的临床诊疗技术和数据资源优势，已建立覆盖多个服务网点的 AI+ 移动远程会诊的眼病防治新型服务模式。针对多种高发眼病以及治疗前后需长期随访的慢性眼病，如各种类型白内障、糖尿病视网膜病变（以及高血压眼病等全身相关慢性疾病）、青光眼、屈光不正（高度近视）、角膜疾病和结膜疾病等，通过 AI 诊疗互联网平台（线上）及 AI 诊疗门诊和基层 AI 诊疗服务点（线下）提供"上下一体"化的服务。同时，诊疗服务由人类医生和 AI 眼科机器人（或软件平台）"人机协作"同步进行，可高质量、高效率地为患者提供"互联网 +"人工智能诊疗应用服务（图 14-4）。

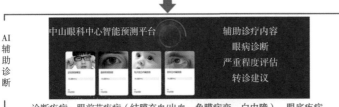

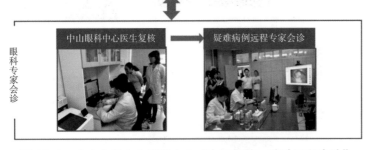

**图 14-4　中山大学中山眼科中心"人工智能 + 移动远程会诊"服务流程**

## 14.3　眼科互联网人工智能模式下患者指引

疫情期间，眼病诊治医疗机构患者应根据自身症状（择期、急诊）、就诊场所（院内/远程）及具体需求选择诊疗方式。

## 14.4　鼓励建立眼病智能防治区域联盟

为有效利用信息化和人工智能手段支援湖北眼科同道减少医疗物资消耗、预防和降低交叉感染风险，让湖北眼病患者在疫情防控期间一样可以享受优质的眼病防治服务，2020年2月初，中山大学中山眼科中心迅速行动，在广东省医学会眼科分会、湖北省医学会眼科分会、中国人工智能学会等机构的支持下，联合全国多家医院眼科形成区域联盟，开展"AI护眼睛·共抗疫情·互联网医疗服务前线—中山大学中山眼科中心支援湖北——眼科联合在线义诊和AI咨询服务"活动。把"AI护眼睛，在线义诊"服务送到疫情防控的最前线，为湖北眼病患者和医务人员提供安全有效的保障（图14-5）。

目前，互联网医院的建设主要以个体互联网医院为主，基于各医院的医疗资源，将部分医疗服务线上化。在不久的将来，互联网医院建设将打破医院界限，从各个区域的医疗发展情况出发，通过互联网医院云实现医疗资源的跨院区整合，区域互联网医院将成为线上诊疗组织结构的主要发展方向。

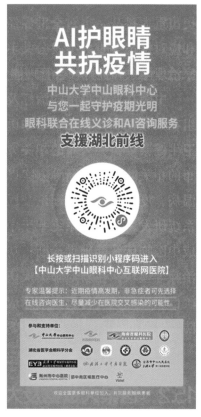

图14-5　中山大学中山眼科中心互联网人工智能区域联盟服务链接

# 第15章

## 中医新冠肺炎智能辅助诊断系统

## 15.1 研究背景和意义

新冠肺炎疫情是一次重大突发公共卫生事件，对我国及世界医疗卫生体系提出重大挑战，也对全世界经济社会造成较大冲击。国家上下努力为科学防控和应对疫情等重大突发公共卫生事件、减轻其对我国经济社会的影响、完善国家治理体系和提升社会管理能力提供决策支撑和对策建议。

中医在此次疫情的治疗及预防方面都发挥了重要作用，北京科技大学项目组在大数据和知识驱动下中医专病智能辅助诊断系统的研发基础上，结合国家卫生健康委员会公布的相关方案以及各省市卫生健康委员会和中医药管理局公布的相关防治、诊断等方案以及各医院公布的方案，结合中医基础理论及中医温病、疫病辨证论治理论及医案数据，快速展开了新冠肺炎中医智能辅助诊断系统研发工作，该系统基于中医辨证论治，融合大数据、知识图谱等技术，完成中医临床智能辅助诊断；功能包含患者四诊信息采集、疾病辅助诊断、药物治疗等模块；在新冠肺炎疾病诊断的各个阶段帮助医护人员做出诊断治疗。系统已完成测试并将投入临床应用，以更好地为新冠肺炎的中医诊断、治疗和预防提供辅助诊断服务，助力疫情防控。

## 15.2 医案大数据及大规模中医诊断知识库

### 15.2.1 中医医案大数据

中医医案，即中医的病历，因其详细记录了中医辨证论治的过程，成为中医经验传承的主要方式。并且，在几千年的发展过程中，我国中医学者们通过实践积累了大量的经典医案。探索如何有效利用这些经典医案，不仅是中医经验知识传承的迫切需要，更是促进中医现代化的迫切需要。

辅助诊断决策技术研究的数据主体为中医医案。对于人工智能领域来说，数据与特征的质量决定了基本所有机器学习项目最终结果的上限。因此，医案数据处理是中医智能辅助诊断系统研究工作的基础和必要步骤。

本项目医案数据来源非常丰富，既有古代经典医书上记录的经典医案；也有名老中医经过一生的经验总结，得出的经典医案；同时更多的是近、现代中医坐诊时记录的医案，并通过各类资源不断地获取、加工新的医案数据，目前有48万多份医案。

《伤寒论》为东汉张仲景所著中医经典著作，总结了前人的医学成就和丰富的实践经验，集汉代以前医学之大成，并结合自己的临床经验，系统地阐述了多种外感疾病及杂病的辨证论治，理法方药俱全，在中医发展史上具有划时代意义和承前启后的作用，对中医学的发展做出了重要贡献。而且，该书不仅为诊治外感疾病提出了辨证纲领和治疗方法，也为中医临床各科提供了辨证论治的规范，从而奠定了辨证论治的基础，被后世中医奉为经典。

本项目根据该书中的知识和完整的治疗方案、中医诊断流程，提取出基于"症—证—方"关系的半结构化经典医案数据，提取出的数据核心属性如表15-1所示。

表15-1 《伤寒论》医案核心属性

| 属性 | 含义 |
| --- | --- |
| 刻下症 | 中医术语，即一般症状的集合 |
| 中医证候 | 医生对患者病情变化的总结 |
| 方名 | 药方名称 |
| 方剂组成 | 药方的具体构成 |

由上表可以看出，由《伤寒论》提取出的完整诊断医案数据较为简单，整体也只有100多个方剂，但是根据中医理论，后代名老中医很多是基于伤寒论中的方剂变化来进行辨证论治，可以说是所有医案诊断的基础，所以在诊断优先级定为最高。

近现代医案中的大部分医案数据一方面来自国家名老中医经验传承项目在"十五"和"十一五"期间所积累的4万多份医案，这些医案来自全国209位名老中医经典医方，是具有一定的经典性的药方；另一方面，使用来自各类中医项目、经验介绍等资源中较为有经验的中医的 40 多万份医案数据，以及不断增加的中医医案。这种医案的核心属性如表 15-2 所示。

表 15-2　名老中医医案核心属性

| 属性 | 含义 |
| --- | --- |
| 医案 ID | 每条医案的唯一编号 |
| 患者性别 | 患者性别 |
| 患者年龄 | 患者年龄 |
| 出生日期 | 患者的出生日期 |
| 就诊节气 | 节气 |
| 患者主诉 | 患者对自己症状的描述 |
| 刻下症 | 中医术语，即一般症状的集合 |
| 舌质 | 舌质上的症状 |
| 舌苔 | 舌苔上的症状 |
| 脉象 | 脉搏情况 |
| 中医诊断 | 医生对于患者病症的诊断 |
| 中医证候 | 医生对患者病情变化的总结 |
| 治则治法 | 病症的治疗方法和原则 |
| 方名 | 药方名称 |
| 方剂组成 | 药方的具体构成 |

由上表可知，该部分医案是信息最为详细的数据，大体可分为患者基本信息、症状信息、诊断信息、方剂信息四个部分。

针对医案中的症状信息，由于在各医院场景化采集信息形成医案的过程中，症状信息往往是由患者口述，或者医生稍加理解录入系统中，医案中的症状信息往往使用的是口语化表达形式，同时，受限于所在地、医生个人习惯用语的影响，甚至由于时间推移，医案中对症状的描述也有所偏差，最终导致医案中的症状描述与传统中医所描述的症状术语无法匹配的情况，例如"睡眠质量差""夜寐差"，可以从语义看出这两个词语是比较相近的，然而字面上的差距却非常大。我们将其称为中医症状术语不规范问题。基于此类问题，提出了一些具有创新性的解决方法，例如基于多策略特征提取技术进行中医症状术语规范化。

### 15.2.2 大规模中医诊断知识库

针对临床经验知识点多、面广、个性化、零散化、碎片化特点，重点中医知识的多层次、多维度表示与融合技术，构建大规模中医诊断知识库。

#### 15.2.2.1 中医知识多层次、多维度表示与融合技术

机器学习模型、知识图谱等知识表示方式用于表示中医领域知识有一定的局限性。项目依据中医临床思辨特征，提出诊断知识模式表示方法。中医知识模式表达包含知识本体结构、语义关系、行为动作、语言解释、知识关联等。模式作为基本单元可表征中医诊断概念体系，纵向是概念父子式的继承体系，横向是联想式网络体系。

模式允许模糊推理、不精确推理和非单调推理。模式具有学习能力，能在推理过程中增加知识，并具有自动维护能力。基于模式知识存储是分布式的，不但体现在单个模式的个体知识之中，而且体现在模式集合的组织结构之中。

项目利用模式来构建中医知识体系（图15-1）：①模式描述中医概念之间的映射关系和对应关系；②模式表达五脏六腑本身的静态属性和动态行为；③本体、知识图谱融合在一起可以表达中医领域各类常识与诊断知识。

模式的内部结构能够表达所有和它纵向或者横向联系以及其他模式还有哪些，比如整体部分关系、包含关系、父子关系、联动关系、相似关系、互逆关系等。这些关系也可以看作是模式的静态知识，对模式的推理过程起关键的作用。

模式包含了一些默认的操作和方法，能够根据现有的知识进行推理等。另外，模式也应该有决策能力，能够在被触发的情况下对它所接受的任务进行规划，这部分需要使用模式动态知识。

模式的推理机制包括本体推理（逻辑推理）、图推理（自然推理）、联想推理、模式推理（案例推理）、近似推理。

模式知识库的基本结构包括模式结构表、功能表、策略表、三元组表，这些信息直接或者间接地与本体表中的相应信息关联起来，从而达到模式与本体之间的相互映射关系。

#### 15.2.2.2 基于表示的中医大规模中医诊断知识库构建

项目针对中医诊断知识的复杂语义特点，研究中医知识表示与融合技术。利用深度学习等技术，建立中医病、证、症、理、法、方、药、效等本体，构

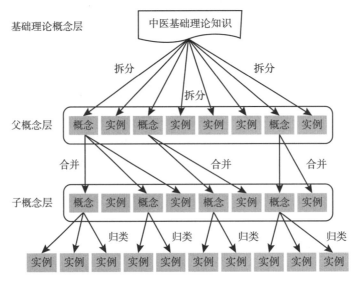

基础理论概念层

谓词性概念模型

| 谓词性概念节点 | 谓词性语义关系实例 | 注释 | |
|---|---|---|---|
| 物理 | 藏 | 肝藏血、心藏神 | 包含，被……包含的关系 |
| | 主 | 肺主气、心主脉 | |
| | 行 | 心行血 | 管理、被……管理的关系 |
| | 统 | 脾统血 | |
| | 相生 | 心相生肺，肺相生肾 | |
| | 相克 | 心相克脾、肺相克肝 | |
| 功能 | 相乘 | 土相乘水、木相乘土 | 与……相互作用的关系 |
| | 相侮 | 水相侮火、金相侮木 | |
| | 通应 | 心通应夏、肺通应秋 | |
| | 开窍于 | 肺开窍于鼻、心开窍于舌 | |
| | 在液为 | 心在液为汗、肺在液为涕 | 现象表达，有……现象表达的关系 |
| | 在体为 | 心在体为脉、肺在体为皮 | |
| | 在志为 | 心在志为喜、肝在志为怒 | |

**图 15-1　中医基础理论概念模型示意图**

建中医诊疗知识图谱（图 15-2），形成能反映"深层次"知识的知识图谱分析算法；构建融合"病—证—症—方—药"关联分析模式；基于复杂网络的"宏观—微观"感知信息的表达模式，进行复杂网络建模，重点研究同一病症下宏观、微观信息的网络拓扑，宏观、微观感知信息之间的网络关系；不同病症宏观、微观感知信息之间的网络关系，形成基于分布式计算的大规模知识图谱构建、分析挖掘、推理等技术。

项目研究文本表示及融合技术。在大语料有标签样本中预训练学习到的知

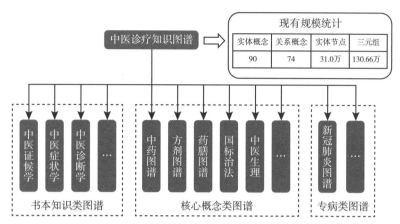

现有规模统计

| 实体概念 | 关系概念 | 实体节点 | 三元组 |
|---|---|---|---|
| 90 | 74 | 31.0万 | 130.66万 |

注：①为图谱结构更加清晰，依照子图谱特性为中医诊疗知识图谱不同部分打上相应标签，形成了上述的层次结构；②目前中医诊疗知识图谱涵盖书本/核心概念/专类等几类关键子图谱，整体 spo 三元组达130多万。

**图 15-2　中医诊疗知识图谱构成示意图**

识迁移至中医领域中不同的自然语言处理任务，解决中医领域语料不足、标签不足的问题。

项目利用基于层次递归网络的序列标注迁移学习，解决跨中医古文和现代文献的问题，重点关注百科领域到中医领域的迁移，现代语言到文言文的迁移，解决文本分类和序列标注的任务。

依据中医理论体系，结合临床诊断需要，整合碎片化中医知识体系，构建诊断过程与诊断经验、诊断决策等元知识模型，建立中医临床诊断知识库。

## 15.3　数据知识驱动下中医专病智能辅助诊断系统

### 15.3.1　数据驱动的专病诊断推荐机器学习技术

项目使用多个基学习器组合，以获得更好的效果，使组合后的模型具有更强的泛化能力。当我们训练完成得到 k 棵树，我们要预测一个样本的分数，其实就是根据这个样本的特征，在每棵树中会落到对应的一个叶子节点，每个叶子节点就对应一个分数，最后只需要将每棵树对应的分数加起来就是该样本的预测值。在特征分裂步骤利用贪婪算法，遍历所有特征的所有特征划分点，不同的是使用上式目标函数值作为评价函数。具体做法就是分裂后的目标函数值比单子叶子节点的目标函数的增益，同时为了限制树生长过深，还加了个阈值，

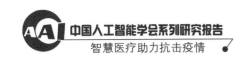

只有当增益大于该阈值才进行分裂。同时可以设置树的最大深度、当样本权重和小于设定阈值时停止生长去防止过拟合。

（1）不断地添加树，不断地进行特征分裂来生长一棵树，每次添加一个树，其实是学习一个新函数 f（x），使用二阶泰勒展开去拟合损失函数。

（2）当我们训练完成得到 k 棵树，我们要预测一个样本的分数，其实就是根据这个样本的特征，在每棵树中会落到对应的一个叶子节点，每个叶子节点就对应一个分数。

（3）最后只需要将每棵树对应的分数加起来就是该样本的预测值。

比如第一棵树的预测值是 2，第二棵树的预测值是 0.9，第三棵树的预测值是 0.01，这样 2+0.9+0.01=2.91 就是我们得到的结果，将这些残差向标签进行拟合。

结合新冠肺炎的证候、最小证集和辩证要素（中医专家结合项目组处理的新冠肺炎的各级各类中医药防治方案确定）这三层用项目组提出的向量化操作方法进行向量化表示作为我们的标签体系。

数据集的特征是症状描述语句生成的句向量，以及患者的年龄、性别，分别将向量化后的证候、最小证集和证素作为特征，并制作负样本、正负样本一起作为训练集，放入模型进行训练，对每层标签都进行二分类预测，由于一个患者可能会有多个证候、多个最小证集和多个证素，所以模型会对所有标签进行预测，若预测值大于某个阈值（超参数）则认为是诊断结果标签之一，这样就生成了证候串、最小证集串和证素串，实现了从数据出发到专病的诊断。

### 15.3.2　中医诊断知识图谱驱动下的中医诊断推理技术

中医诊断知识图谱驱动下的中医诊断推理技术的目的是通过患者对自己症状的描述，利用知识图谱中丰富的中医领域知识进行推理诊断，推荐出最可能的证候以及相应的辩证要素，辅助医生做出最佳诊断，提升诊断水平和服务质量。

根据辅助诊断的基本目标，将目标推理结果映射到知识图谱，可以定位到五脏、六腑、证候、病性四个概念上。因此，整体推理过程可以抽象为由症状出发，推理定位到图谱中实体。基于中医诊断知识库的推理示意图如图 15-3 所示。

基于知识图谱的辅助诊断：

- 根据输入的标准症状集合，推理得到相应的病位病性等诊断结论；
- 利用推理功能生成了目标元路径集合。第一步是根据输入症状集合，从

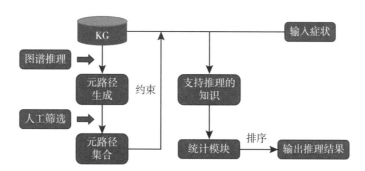

图 15-3　基于中医诊断知识库的推理示意图

知识图谱中检索相应的可支持推理用的知识；第二步则是基于检索到的知识集合，选择分数较高的结果输出作为推理结果。

### 15.3.3　专病知识库驱动下的专病辅助诊断技术

基于专病知识库（例如肺炎），根据输入症状和知识库中的症状之间的关系计算出知识库中证候对输入症状的支持度，根据支持度得到辅助诊断的结果。

输入一个症状包含主症、发生因素、症状程度等多个属性和知识库中的症状进行匹配，对匹配项赋予一定的权值，权值受输入症状是否为主症影响，若为主症权值相对比较大。中医中症状的属性对症状的影响很重，所以在知识库中找到输入症状的匹配项后，进一步比较两者之间症状属性的关联性，属性分为八个维度去比较，各个维度相似度越高，知识库中的匹配项症状的权值增值也就越大。这样就可以纵向和横向同时对症状的语义进行扩展，进一步强化平衡症状的权重得分。

知识库中的症状对于输入症状有了相对的得分之后，再按照证候对知识库中的症状进行分类融合，得到每个证候的得分也就是每个证候对输入症状的支持度。基于这个支持度去排序得到辅助诊断的结果就具有一定说服力了。

将辅助诊断的结果与证候联系起来。将诊断结果与知识库中证候相关知识项进行匹配，对知识库中的匹配项进行加分，再将诊断结果中包含的知识库中相关项的得分进行更新，以此得到诊断结果在五行等方面的表现。

### 15.3.4　中医专病智能辅助诊断系统

依据辨证论治认知机制和中医临床诊断模型，以中医理论和临床知识为基础，综合集成多种诊断决策方法，形成中医专病智能辅助诊断系统。

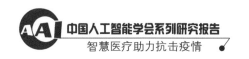

### 15.3.4.1 数据与知识驱动的多层次诊断决策技术

体现中医特色的智能决策，融合大数据、知识工程和人工智能技术，基于中医临床认知机理，基于中医多体系、多层次、多维度认知框架与辨证论治机理，构建多体系、多层次诊断决策技术。

基于大数据的诊疗决策策略与证据的获取技术，实现多源临床诊断决策策略与证据的获取；按照病证方药以及病因病机等主题，建立多层次深度学习模型和集成学习模型。

基于表征学习，研究半监督主动学习技术实现文献半自动化条文知识标注、分类方法与中医药知识图谱构建。基于知识图谱分析给定术语在知识图谱中的位置以及与之存在语义关系，确定概念扩展语义特征，形成基于知识寻径的推理决策技术。

基于案例推理的诊断决策技术。基于关键症状的中医案例表示方法，形成结合机器学习模型的案例检索策略，以提高案例检索的效率和精度。基于差异集案例检索方法与机器学习模型相融合，通过学习用户行为形成自动修正能力，更加理解药物和症状的"语义"，以增强泛化能力；提出基于派生重演法的案例修正方案可以起到辅助决策的作用。

基于知识图谱推理的诊断决策技术。知识图谱由图中的节点以及节点间的关系构成，推理过程中形成一条特定的推理路径。项目针对推理过程，形成基于贪心算法（Greedy Algorithm）的知识寻径问题，选择最佳的贪心策略以帮助问题求解。

### 15.3.4.2 中医临床智能辅助诊断决策融合技术

基于意象思维的辨证论治机制与临床诊断框架，推理技术与八纲辨证、脏腑以及六经辨证等中医辨证论治过程模型与方法结合，研究中医辨证要素的动态变化，形成多层次、多维度四诊合参以及病证、病因、病机、病位、病性、病势与转归等中医诊断决策融合技术。

利用复杂问题求解理论，构建多源临床诊断原理知识库，形成融合的诊断推理决策方法。中医诊断决策问题的复杂性在于其动态性和结构的层次性，即本体意义上表现出的概念层次性和粒度性。中医诊断决策问题求解方法与过程本身也具有明显的层次性。因此，将定性推理分析求解问题结合，解决复杂问题的描述和定性定量分析。

定性推理是通过对系统的结构、行为和功能、描述以及它们之间的关系和因果性，从而有效地完成求解任务的跨领域推理方法，使问题求解过程、方法、知识得以结构化地表达。定性推理可以实现常识推理、非确定性推理、动态与时态推理以及因果性推理等复杂推理。对于中医诊断决策，定性推理适应诊断决策问题表示求解问题层次、定性定量的推理的结合以及定性推理与本体论之间存在的内在的联系。系统的描述主要包括三个方面：①系统结构的描述；②系统行为的描述；③系统功能的描述。这些定性描述是可以基于本体论来完成的。

用定性的方法来进行系统结构描述就是用定性的形式表示实际系统的结构和体现实际系统的物理量及其相互作用关系。结构是确定定性推理模型的关键。根据所求解问题的不同采用不同的结构模型；行为是实际系统的定性状态及其变化过程，行为描述是用定性的形式表示实际系统中的物理量及其相互作用构成结构的整体行为。

中医诊断决策问题求解算法的主要功能是帮助分析和解决问题矛盾冲突。其实质是为了解决矛盾问题进行一系列变换和定义的逻辑过程。这个过程是一个多层次多目标，并涉及定性定量不同类型的推理的求解。在中医诊断决策问题求解过程中，将定性和定量推理相结合可以完成诊断决策问题的推理求解。在算法中，定性和定量推理相结合，实现多层次问题的求解。

基于定性推理构造的分层推理模型，实现了基于本体基元的系统分析建模，并定义了元诊断决策模型的过程和框架。定性推理过程与诊断决策问题过程与融合在一起，中医诊断知识库作为定性推理的知识库提供对于推理的支持。根据定性推理和本体论的观点，基于本体论的定性推理建模，就可以实现多层次变粒度诊断决策问题求解建模。参照求解算法给出诊断决策问题的求解：

Step 1  基于本体基元构造诊断系统结构模型与系统功能模型，若该模型具有粒度层次，则构造层次模型。

Step 2  问题分析，由脏腑经络系统功能模型与结构模型的矛盾，确定诊断层次。

Step 3  问题识别并进行问题公式化。

Step 4  选择诊断模式，通过定性推理模型找出病证矛盾所在。

Step 5  构造存在疾病的物质场模式。

Step 6  采用定性或定量推理进行功能状态判断，确定系统的理想状态。

Step 7  根据诊疗可用资源进行推理。

Step 8  根据诊断层次进行分层次推理求解。

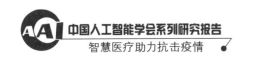

中医诊断知识库寻求类似的解决方法，应用基于案例的推理，根据辨证论治原则解决诊断与治疗问题，应用标准解知识库产生诊断治疗方案。

Step 9　依据诊断结果进行状况分析，防止出现新的疾病。

## 15.4　中医新冠肺炎智能辅助诊断系统

新冠肺炎一经出现，我们就陆续收集和梳理了国家卫生健康委员会、中国中医药出版社等国家层面标准或指导意见，北京市中医管理局、上海市疫情防控领导小组、上海市卫生健康委员会、广东省中医药局等直辖市和省级指导意见（部分省直接采用国家层面指导意见），跟踪收集上述标准或指导意见的最新版本，对上述标准或指导意见进行结构化处理和校对，并统一入库，分析版本之间过渡的原因和差异，并重点对温病学、疫病等中医相关的理论进行集中加工，以及不同地区、不同人群对诊疗标准的细微影响，最终支撑知识抽取和知识图谱建设。

结合以上介绍的技术，快速展开了新冠肺炎中医智能辅助诊断系统（系统诊疗过程示意图如图 15-4 所示）研发工作，包含患者四诊信息采集（图 15-5）、疾病辅助诊断（图 15-6）、病因病机分析（图 15-7）、药物治疗等模块；在新冠肺炎疾病诊断的各阶段帮助医护人员做出诊断治疗。

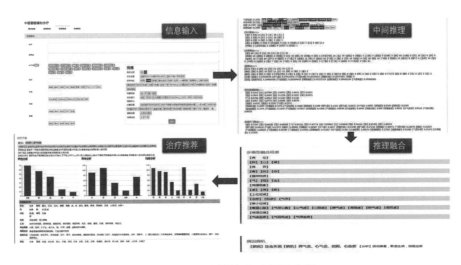

**图 15-4　系统诊疗过程示意图**

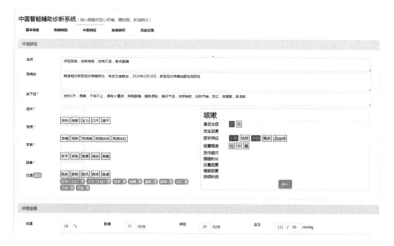

图 15-5　中医临床四诊、体格检查信息采集

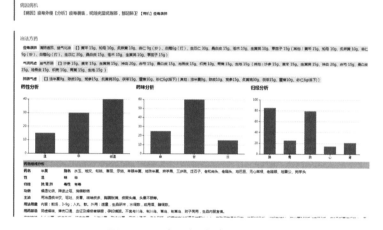

图 15-6　中医智能辅助诊断结果

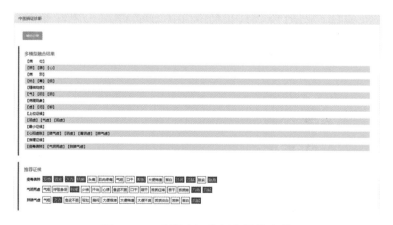

图 15-7　病因病机分析和推荐方药

# 第**16**章

# Airdoc人工智能助力企业
# 抗疫复工两手抓

习近平总书记在中央政治局会议中强调，在毫不放松抓好疫情防控工作的同时，要统筹做好疫情防控和经济社会发展工作。建立与疫情防控相适应的经济社会运行秩序，有序推动复工复产，使人流、物流、资金流有序转动起来，畅通经济社会循环。

复工就是稳就业，复产就是稳经济。有序推动复工复产是统筹做好疫情防控和经济社会发展工作的紧迫任务，也是把疫情影响降到最低的一个重要着力点。疫情当前，受伤的是企业，但能第一时间捕捉到新机会的也是企业。长时间歇业对企业构成非常大的经营压力，企业复工诉求非常强烈。从宏观层面来看，企业的处境也直观反映了经济发展现状，尽快推动复工复产，涉及稳增长、稳就业等一系列重大问题。

Airdoc认真贯彻落实习近平总书记重要指示和党中央决策部署，发挥各方面积极性、主动性、创造性，自主研发出人工智能复工风险筛查，助力企业做到抗击疫情和经济发展两手抓、两不误，夺取疫情防控和经济社会发展双胜利。

## 16.1 人工智能助力复工风险排查

企事业单位复工复产阶段应该如何进行防控？仅测体温是远远不够的，许多不发热的患者，尤其是当前存在大量的无症状感染者将会被漏掉。对于员工的健康状况排查和监测有许多指标需要重视：

（1）生理指标，例如体温、血氧、呼吸、心率等；

（2）来自工作地、居住地的环境风险因素，包括人口密度、返程人口、附近环境的疫情情况等（图 16-1）；

**工作地点**　　　　　　　　　**居住地点**

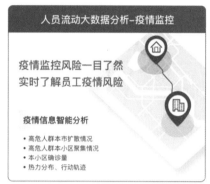

图 16-1　大数据分析环境风险

（3）通过问卷系统获取被排查者的暴露史和其他症状；

（4）排查重症风险，如有高血压、糖尿病这些基础疾病的患者存在心、脑、肾、血管这些靶器损害，脏器功能基础差，这类患者都容易有心血管系统的病变，在得了肺炎之后，炎症发热，单单心跳增快就会加重心脏负荷，加重心肌缺血，更不要说炎症本身、肺炎缺氧还可能影响心肌功能。因此，不论是在抗疫初期还是复工复产阶段，这类人群都是重点关注的对象。

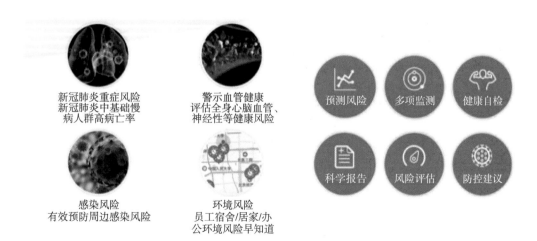

图 16-2　360°风险排查

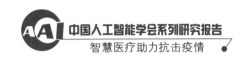

Airdoc 基于人工智能技术研发出一套复工排查方案——通过客观检测、环境分析、健康预警等维度进行 360 度风险排查，包括风险预测、多项相关监测、健康自检等（图 16-2），生成科学的个人和企业团体报告，给出风险评估，以及不同风险的分级管控和防控建议（图 16-3）。

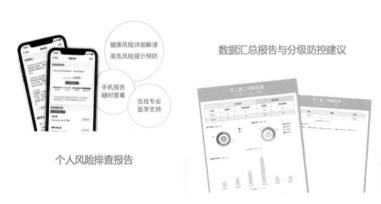

图 16-3  一份个人风险排查报告，一份企业数据汇总报告

以首家使用此方案的阳光集团为例（图 16-4），从 2020 年 2 月 26 日至 28 日，两天半的时间，阳光集团实现了万人复工风险排查。在这一过程中，共部署 20 台人工智能排查设备，平均每小时排查人数 163 人（图 16-5），单台设备累计最高排查人数 629 人，总共用时 45 个小时，统计了如下指标——重症风险、生命体征、接触风险以及环境风险，形成了最终的风险等级评估结果（图 16-6）。

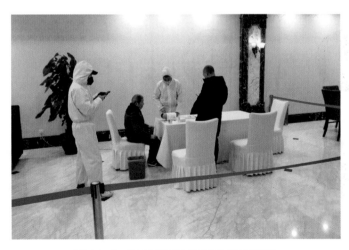

图 16-4  阳光集团复工风险排查现场

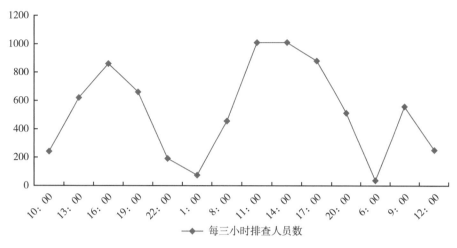

图 16-5　分时段排查人数

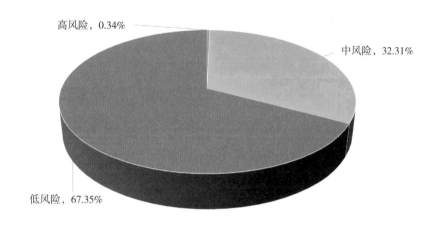

·高风险　·中风险　·低风险

图 16-6　阳光集团排查结果风险分布图

## 16.2　信息安全有保障，技术领先显身手

Airdoc 提供的人工智能复工风险排查方案，使用国家公安部 e 公民信息加密系统，全程数据传输实施了最高等级的信息安全保护措施，保障信息不泄密。方案是通过对员工健康风险监测、生命体征测量、感染风险调查、疫情环境监控四大维度，应用先进的人工智能和大数据技术，对企业员工进行的全方位风险排查。尤其是通过血管透视仪，对员工心脑血管及其他基础慢病的健康风险进行评测，相当于给每个人对新冠肺炎的"抵抗力"做出了判断。

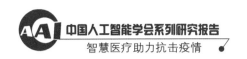

## 16.3 风险评测为先，分级防控在后

根据全体员工的风险排查结果，阳光集团通过数据的统计分析，进行了针对性的分级防控措施，对员工风险级别为高、中、低的不同群体进行归类（图16-7），并有效执行防控预案。

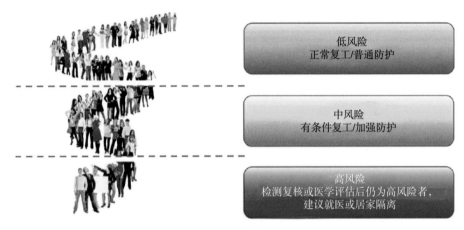

**图16-7 分级防控建议**

### 16.3.1 高风险员工

需检测复核或医学评估后才能复工。提示身体健康状况有较高风险，或有未满隔离期的新冠肺炎接触史等危险因素，若复核或医学评估仍为高风险，建议及时就医并隔离。

（1）如果出现呼吸道感染症状如咳嗽、流涕、发热等，及时向上级报告，建议离开集体工作场所。

（2）如果需要隔离，按照有关要求隔离观察。

（3）如果需要就医，请在做好防护的情况下就医。

### 16.3.2 中风险员工

有条件复工，经过综合评估可能有危险暴露史或者身体状况不佳，如果感染新冠肺炎可能会发生重症，建议强化防护。

（1）规范洗手，建议使用消毒洗手液。

（2）正确佩戴口罩，工作期间严禁摘下口罩。

（3）增强体质和免疫力，均衡饮食、适量运动、作息规律。

（4）强烈建议步行、骑行或乘坐私家车、班车上下班。如必须乘坐公共交通工具时，务必全程佩戴口罩。

（5）加大空间间隔，工作场所与其他人员间隔至少1米以上。

（6）加强健康监测，每次进入工作场所进行体温等测量。

（7）如果出现呼吸道感染症状如咳嗽、流涕、发热等，及时向上级报告，离开集体工作场所。

### 16.3.3　低风险员工

可以复工，身体健康状况无异常，无可疑暴露史，建议做好自我防护。

（1）勤洗手：正确洗手是预防呼吸道感染的最有效措施之一。

（2）正确佩戴口罩。

（3）增强体质和免疫力，均衡饮食、适量运动、作息规律。

（4）建议步行、骑行或乘坐私家车、班车上下班。如必须乘坐公共交通工具时，务必全程佩戴口罩。

（5）每日进行健康监测。

Airdoc 人工智能复工风险排查方案对员工的实际状况进行精确分类和定位，并且形成了针对高风险、中风险、低风险的防控建议和指导，助力企事业单位科学复工复产。此外，还加入员工状况定期跟踪与健康档案管理，进一步对员工健康和企业安全运行提供长效保障。